Leben Lernen

Die Reihe »Leben Lernen« stellt auf wissenschaftlicher Grundlage Ansätze und Erfahrungen moderner Psychotherapien und Beratungsformen vor; sie wendet sich an die Fachleute aus den helfenden Berufen, an psychologisch Interessierte und an alle nach Lösung ihrer Probleme Suchenden.

Alle Bücher aus der Reihe ›Leben Lernen‹ finden Sie unter:
www.klett-cotta.de/lebenlernen

Traumatherapie mit Kindern und Jugendlichen erfordert, neben guten Kenntnissen der Entwicklungspsychologie und der Bindungstheorie, passende Diagnoseinstrumente und ein breites Spektrum an altersgerechten Interventionen. Das Buch vermittelt diese Voraussetzungen einer gelingenden Traumaarbeit praxisorientiert und durch viele Falldarstellungen konkretisiert. Handlungsleitend sind dabei in allen Phasen der Behandlung die Grundsätze der Psychodynamisch Imaginativen Traumatherapie nach Luise Reddemann: eine von Mitgefühl und Respekt getragene therapeutische Beziehung, die Orientierung an Ressourcen und die Einbeziehung von Imaginationen, welche gerade Kindern und Jugendlichen in spieltherapeutischen Szenen leicht zugänglich sind. All dies stärkt das Vertrauen der jungen Menschen und hilft, die Verletzungen zu heilen.

Luise Reddemann, Silvia Höfer,
Fee Schäfer

PITT mit Kindern und Jugendlichen

Die Psychodynamisch Imaginative Traumatherapie in der Praxis

Klett-Cotta

MIX
Papier | Fördert
gute Waldnutzung
FSC® C083411

www.klett-cotta.de

Cover: Jutta Herden, Stuttgart
unter Verwendung einer Abbildung von dinamazanik/iStock by Getty Images
Fotos auf den Seiten 124, 152, 169, 226: Roland Bengel, Reutlingen
Gesetzt von Eberl & Koesel Studio, Kempten
Gedruckt und gebunden von CPI – Clausen & Bosse, Leck
ISBN 978-3-608-89309-0
E-Book ISBN 978-3-608-12041-7
PDF-E-Book ISBN 978-3-608-20624-1

Bibliografische Information der Deutschen Nationalbibliothek
Die Deutsche Nationalbibliothek verzeichnet diese Publikation in der
Deutschen Nationalbibliografie; detaillierte bibliografische Daten
sind im Internet über http://dnb.d-nb.de abrufbar.

Inhalt

www.klett-cotta.de/fachbuch

FACHBUCH

Psychologie | Psychotherapie | Psychiatrie | Psychoanalyse

Schattauer

Fachbuch Klett-Cotta

Herbst 2022

Neue Bücher

Lesetipps

Infos

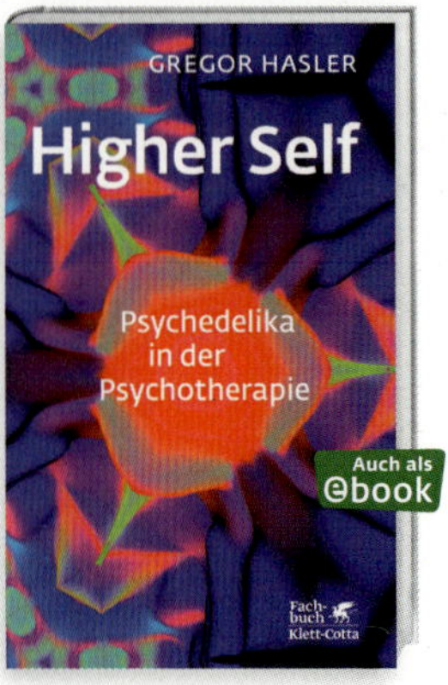

Gregor Hasler
Higher Self
Psychedelika
in der Psychotherapie

ca. 256 Seiten, gebunden
ca. € 30,– (D). ISBN 978-3-608-98462-0
Erscheint am 19. November 2022

Sich wieder mit der Welt und sich selbst verbinden

Psychopharmaka wirken vorwiegend durch Veränderungen der Gehirnchemie. Psychedelika dagegen bedienen einen der stärksten Wirkfaktoren von Psychotherapie: Sie ermöglichen Bewusstseinserweiterung durch direkte Erfahrung. Der Psychiater Gregor Hasler erklärt, wie genau LSD, Psilocybin, MDMA (Ecstasy), Ketamin und Esketamin erlebte Einsicht fördern und wie sie die Neuroplastizität verstärken.

Psychedelika-Psychotherapie ist eine Methode, sich der Welt und sich selbst wieder anzunähern. Bei schwer traumatisierten Menschen ist die Annährung allgemein besonders schwierig und auch gefährlich. Hier kommt der Helioskop-Effekt von Psychedelika zu Hilfe: Sie haben einen Schutzfaktor »eingebaut«, der es erlaubt, mitten in seinen Schmerz zu schauen, ohne dabei wie von der Sonnenhitze der Gefühle verbrannt zu werden. So können Psychedelika als wichtige Katalysatoren psychotherapeutischer Prozesse dienen.

Gregor Hasler,

Prof. Dr. med., ist ordentlicher Professor für Psychiatrie und Psychotherapie der Universität Freiburg in der Schweiz, Chefarzt und Leiter der psychiatrischen Forschungsabteilung des Freiburger Netzwerks für Psychische Gesundheit. Seine Forschungsschwerpunkte sind neurowissenschaftliche Psychiatrie, bio-psycho-soziale Interaktionen, Stress, Depression und Essstörungen. Haslers vielfältige wissenschaftliche Publikationen wurden mehrfach mit Preisen ausgezeichnet.

Udo Baer

Mit Kindern über Krieg reden

Erste Hilfe für schwierige Gespräche

ca. 144 Seiten, broschiert
ca. € 20,– (D). ISBN 978-3-608-98683-9
Erscheint am 24. September 2022

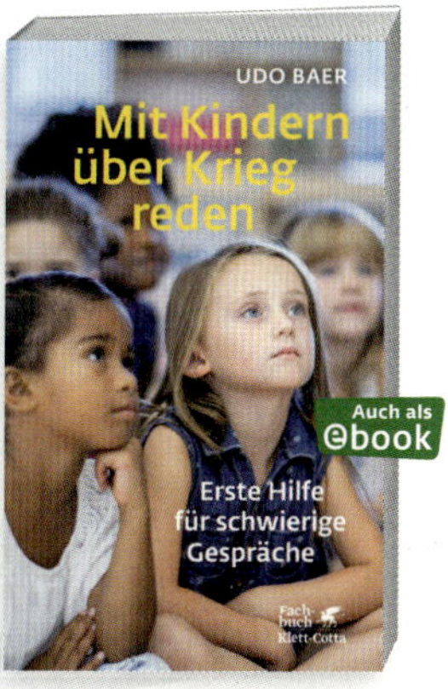

»Was ist eigentlich Krieg?« Wie wir Kindern Angst nehmen und Sicherheit geben

Dieses Buch liefert Antworten und konkrete Hilfen für schwierige Gespräche. Das Thema reicht über die aktuellen Ereignisse hinaus. Es wird immer wieder Kriegshandlungen und Kriegsfolgen geben, die diese Fragen aufwerfen.

Das neue Buch von Udo Baer wendet sich an alle, die mit Kindern und Jugendlichen zu tun haben. Der Autor widmet sich seit vielen Jahren der Unterstützung von Kindern, Jugendlichen und deren Bezugspersonen. Auch in seinem neuen Buch geht er einfühlsam auf zahlreiche Fragen ein. Und er differenziert sowohl nach Altersgruppen als auch nach den Settings Elternhaus, Kita und Schule.

Udo Baer,

Dr. phil., Diplom-Pädagoge, ist Mitbegründer des Pädagogischen Instituts Berlin, Seminarleiter, Leiter von Forschungsprojekten, Mitbegründer der Zukunftswerkstatt *therapie kreativ*, Vorsitzender der »Stiftung Würde« sowie erfolgreicher Buchautor zu Themen der Kinderpsychologie und Pädagogik.

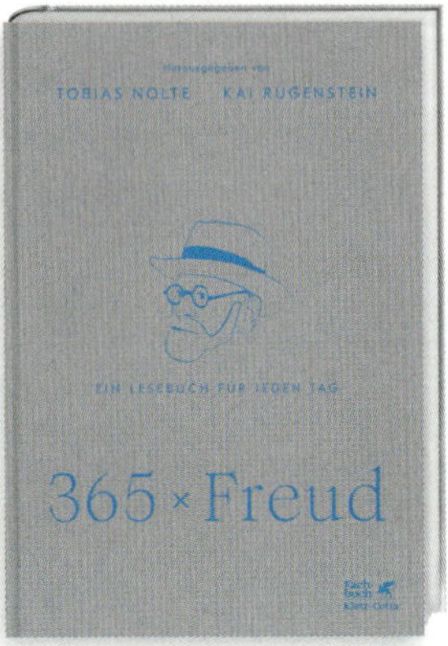

Tobias Nolte,
Kai Rugenstein (Hrsg.)
365 x Freud
Ein Lesebuch für jeden Tag

ca. 400 Seiten, gebunden
ca. € 28,– (D). ISBN 978-3-608-98444-6
Erscheint am 24. September 2022

Nehmen Sie Freud mit auf Ihre Couch!

Über 250 renommierte VertreterInnen der internationalen Psychoanalyse und bekannte Persönlichkeiten aus Literatur, Kultur und Philosophie nehmen Sie mit auf eine ganz besondere Reise durch das Freudianische Universum. In 365 ausgewählten Freud-Zitaten erhalten Sie überraschende und erhellende Einblicke in Freuds Werk und Biografie und einen kreativen Zugang zu den Grundkonzepten der Psychoanalyse. Ein kurzer Kommentar gibt vertiefende Impulse und reichert das jeweilige Zitat durch die persönliche Perspektive der Kommentierenden an.

Ein originelles und unterhaltsames Buch sowohl für Freud-KennerInnen als auch für jene, die ihm neu begegnen wollen.

Tobias Nolte, M. Sc., Arzt und Psychoanalytiker, ist klinisch-wissenschaftlicher Mitarbeiter am University College London und Senior Researcher am Anna Freud National Centre for Children and Families, London. Er arbeitet als Psychoanalytiker in eigener Praxis und ist Supervisor für mentalisierungsbasierte Therapie.

Kai Rugenstein, Dr. phil., Dipl.-Psych., ist Psychoanalytiker in eigener Praxis in Berlin, Dozent, Supervisor und Lehrtherapeut an der Psychologischen Hochschule Berlin sowie Lehrbeauftragter an der International Psychoanalytic University.

Gerhard Roth, Michael Koop
Schule mit Köpfchen
Erkenntnisse aus der Hirnforschung für den Unterricht nutzen

240 Seiten, broschiert
€ 25,– (D). ISBN 978-3-608-98651-8
Erscheint am 20. August 2022

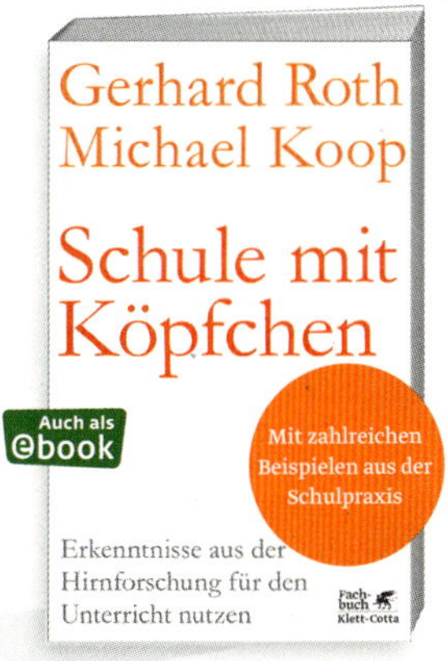

Wie hirngerechtes Lehren und Lernen gelingt

Zu den herausfordernden Aufgaben von Lehrerinnen und Lehrern gehört es, ihren Schülerinnen und Schülern erfolgreiches Lernen zu ermöglichen. Hierzu liefern die Erkenntnisse der Neuro- und Kognitionswissenschaften einen wichtigen Beitrag. Das vorliegende Buch zeigt, wie diese Erkenntnisse konkret im Schulalltag genutzt werden können, wie Lehr- und Lernsettings aussehen, die selbstständiges Lernen ermöglichen, und welche Rolle dabei Motivation, Konzentration, Fleiß und Wiederholung spielen.

Die Autoren ermutigen alle Unterrichtenden, neue Wege zur Verbesserung ihrer Unterrichtsqualität zu gehen. Sie erläutern die wissenschaftlichen Grundlagen und zeigen deren Anwendung anhand zahlreicher praktischer Beispiele aus dem Schulunterricht. Ein motivierendes und nachhaltiges Praxisbuch für jede Lehrerin und jeden Lehrer.

Gerhard Roth, Dr. phil., Dr. rer. nat., ist Professor für Verhaltensphysiologie und Entwicklungsneurobiologie am Institut für Hirnforschung der Universität Bremen und Direktor des Roth-Instituts Bremen und Bern. In diesem Rahmen betreut er die Lehrerfortbildung in der privaten Leibnizschule in Elmshorn und Kaltenkirchen bei Hamburg.

Michael Koop unterrichtet an der Gesamtschule Bremen-Ost Mathematik und Sport und leitete mit Gerhard Roth über acht Jahre das dort initiierte Projekt »Reform des Schulunterrichts an der GSO«.

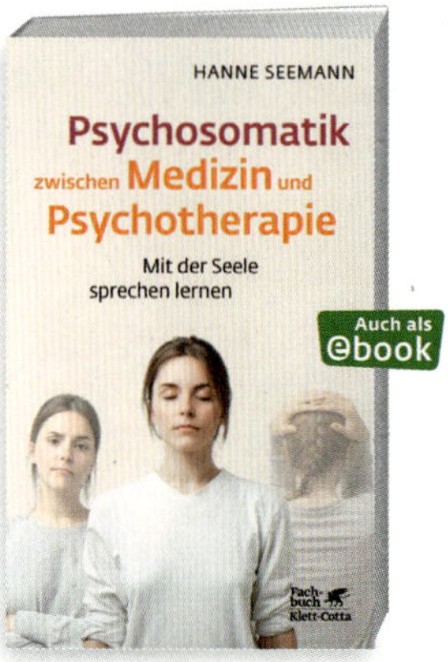

Hanne Seemann
Psychosomatik zwischen Medizin und Psychotherapie
Mit der Seele sprechen lernen

ca. 144 Seiten, broschiert
ca. € 20,– (D). ISBN 978-3-608-98664-8
Erscheint am 20. August 2022

Psychosomatische Störung – alles ist Kommunikation

Nicht wenige Menschen leiden unter teils heftigsten ungeklärten Schmerzen, chronischer Erschöpfung, Magen-, Darm- und Atemstörungen oder anderen Symptomen. »Ohne Organbefund« heißt es dann nach einer oft jahrelangen Odyssee durch das Gesundheitssystem.

Warum tut uns der Körper so etwas an? Hanne Seemann, Expertin für Psychosomatik seit mehr als 30 Jahren, hat eine einleuchtende, noch viel zu wenig beachtete Erklärung: Über solche Störungen kommuniziert unsere Seele mit uns. Wenn der Mensch und seine Lebensumstände, sei es der Beruf, die Beziehung, der Wohnort o. a. nicht mehr zusammenpassen, wenn Wünsche, Sehnsüchte, Lebensziele hartnäckig verleugnet und nicht gelebt werden, dann spricht sehr oft der Körper zu uns. Wie sich Betroffene selbst auf die Spur kommen oder kluge Fachleute ihre PatientInnen darin unterstützen können, zeigt dieses lebenskluge Buch.

Hanne Seemann,

Dipl.-Psych., Psychologische Psychotherapeutin, Hypnotherapeutin, arbeitet in eigener Praxis in Leon-Rot bei Heidelberg. Sie hält Vorträge und gibt Workshops sowie Seminare für Ärzte und Psychotherapeuten. Zahlreiche erfolgreiche Bücher zum Thema »Psychosomatische Störungen«.

Cornelia van Eys

Krebs – ein Begleitbuch für die Seele

ca. 176 Seiten, broschiert
Mit Download-Material
ca. € 20,– (D). ISBN 978-3-608-86023-8
Erscheint am 20. August 2022

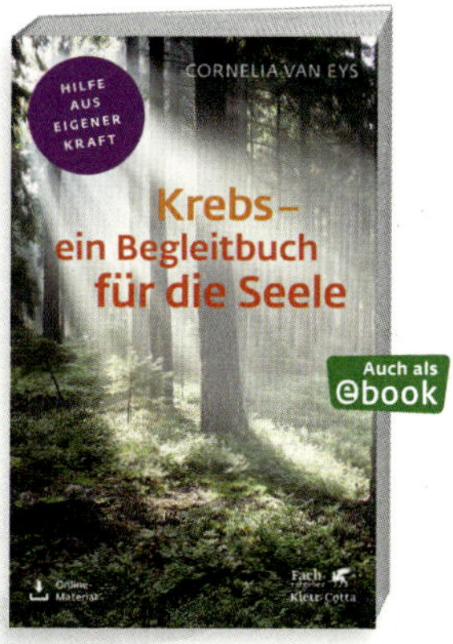

Der kompetente Wegbegleiter in schweren Zeiten

Eine plötzliche Krebsdiagnose ist nicht nur körperlich, sondern auch seelisch eine große Herausforderung – trotz heute stark verbesserter Behandlungsmöglichkeiten. Cornelia van Eys, die seit zwei Jahrzehnten KrebspatientInnen psychoonkologisch betreut und selbst an Krebs erkrankte, gibt in diesem Buch ihre Erfahrungen und Anregungen für Betroffene und deren Angehörige weiter. Sie informiert über die neuesten wissenschaftlichen Erkenntnisse zur Einheit von Körper, Seele und Geist sowie deren mögliche Auswirkungen auf eine Krebserkrankung und bietet eine Fülle an erprobten Maßnahmen zur Selbststabilisierung an. Ziel ist es, psychische Belastungen zu reduzieren, einen guten Umgang mit Ängsten und heftigen Emotionen zu finden, Kraftquellen für sich zu erschließen und Übungen, etwa aus der Energetischen Psychologie, der Meditations- und Achtsamkeitspraxis in den Alltag zu integrieren.

Cornelia van Eys,

Dr. med., ist Fachärztin für Allgemeinmedizin, Psychotherapie; Weiterbildungen in psychodynamischer Einzel- und Gruppentherapie, Coaching, Psychoonkologie, Hypnotherapie und PEP nach Dr. Michael Bohne; sie arbeitet in eigener Praxis in Aachen.

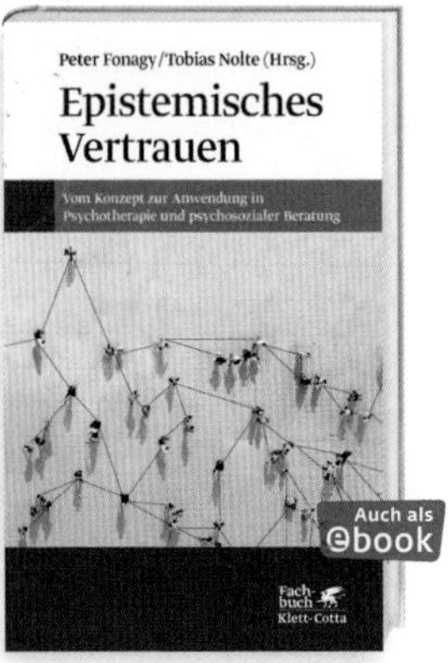

Peter Fonagy, Tobias Nolte (Hrsg.)
Epistemisches Vertrauen
Vom Konzept zur Anwendung in Psychotherapie und psychosozialer Beratung

ca. 304 Seiten, gebunden
ca. € 40,– (D). ISBN 978-3-608-98674-7
Erscheint am 19. November 2022

Epistemisches Vertrauen – Das Grundlagenwerk

Das Konzept des Epistemischen Vertrauens ist das zentrale Charakteristikum für die Beziehungsarbeit und Veränderungsprozesse in der Mentalisierungsbasierten Therapie, findet aber darüber hinaus auch schulenübergreifend Eingang in andere Therapieansätze.

Das Buch führt praxisbezogen in das Konzept ein und gibt einen umfassenden Überblick über die entwicklungspsychologischen Grundlagen. Unter der Herausgeberschaft von Peter Fonagy und Tobias Nolte stellen führende deutsche und britische ExpertInnen die therapeutische und psychosoziale Arbeit mit epistemischen Störungen in vielen Bereichen dar.

Peter Fonagy, Dr. phil., Dipl-Psych., Psychoanalytiker, ist Professor am University College London und leitet das Anna Freud National Centre for Children and Families in London. Er gilt als einer der weltweit führenden Köpfe der Psychotherapieforschung.

Tobias Nolte, M. Sc., Arzt und Psychoanalytiker, ist klinisch-wissenschaftlicher Mitarbeiter am University College London und Senior Researcher am Anna Freud National Centre for Children and Families, London. Er arbeitet als Psychoanalytiker in eigener Praxis und ist Supervisor für mentalisierungsbasierte Therapie.

Robert Bering, Sonja Thüm
Kompendium Traumafolgen
Verlauf, Behandlung und Rehabilitation der komplexen PTBS

Reihe »Traumafolgestörungen – vorbeugen, behandeln und rehabilitieren«
ca. 344 Seiten, gebunden
ca. € 45,– (D). ISBN 978-3-608-98406-4
Erscheint am 19. Oktober 2022

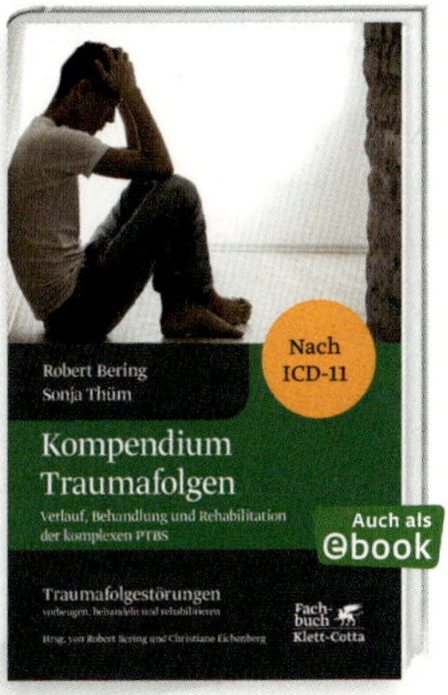

So gelingt die Versorgung der kPTBS nachhaltig

Die Einführung der komplexen Posttraumatischen Belastungsstörung (kPTBS) in die ICD-11 ist ein Meilenstein für die Psychotraumatologie.

Warum hat die Aufnahme so lange gedauert? Wie unterscheidet sich die kPTBS von der klassischen Verlaufsform? Wie ist sie zu diagnostizieren und zu behandeln? Zu welchen Beeinträchtigungen führt die kPTBS in der Lebensgestaltung und wie können diese rehabilitiert werden?

Dieses Kompendium bietet allen TherapeutInnen, die schnittstellenübergreifend arbeiten möchten, wertvolle Hilfestellungen zur Diagnostik (nach ICD-11 und ICF) und Behandlung der kPTBS. Ein besonderer Fokus liegt auf der erfolgreichen Rehabilitation, die als Türöffner für die Lösung medizinischer, beruflicher und sozialer Problemstellungen dient.

Robert Bering, Prof. Dr., war Mitgründer und zuletzt Chefarzt des Zentrums für Psychotraumatologie / Klinik für psychosomatische Medizin der Alexianer Krefeld GmbH. Heute lehrt er an der Universität zu Köln und ist Chefarzt der Regionspsychiatrie Mitte-West in Dänemark.

Sonja Thüm, Dr. med., ist Fachärztin für Psychiatrie und Psychotherapie und niedergelassen in eigener Praxis in Neuwied. Sie lehrt an der Universität zu Köln und an der HSD Döpfer Hochschule.

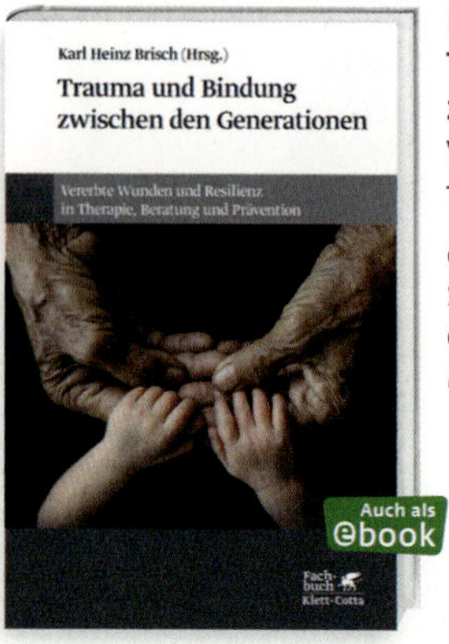

Karl Heinz Brisch (Hrsg.)
Trauma und Bindung zwischen den Generationen
Vererbte Wunden und Resilienz in Therapie, Beratung und Prävention

ca. 304 Seiten, gebunden mit Schutzumschlag
ca. € 40,– (D). ISBN 978-3-608-96588-9
Erscheint am 24. September 2022

Den transgenerationalen Teufelskreis durchbrechen

Neue beeindruckende Forschungsergebnisse belegen die gravierenden Auswirkungen von traumatischen Erfahrungen bis in die nachfolgenden Generationen.

Doch wie überträgt sich traumatische Angst der Eltern auf die Kinder- und Enkelkindergeneration? Welche Rolle spielen dabei epigenetische Mechanismen? Warum leiden manche Menschen kaum unter »vererbten psychischen Wunden« und andere sehr? Welche Schutzfaktoren gibt es und wie können sie in der Therapie und Prävention eingesetzt werden? Diese und weitere spannende Fragen beantworten renommierte, internationale Experten in dem vorliegenden Band zu generationsübergreifenden Traumata.

Karl Heinz Brisch,

Univ.-Prof. Dr. med. habil., gilt als der führende Bindungsexperte im deutschsprachigen Raum und ist Vorstand des weltweit ersten Lehrstuhls für Early Life Care und Leiter des gleichnamigen Forschungsinstituts an der Paracelsus Medizinischen Privatuniversität (PMU) in Salzburg.

Stephan Doering
Resonanz – Begegnung – Verstehen
Implizite Kommunikation in der therapeutischen Beziehung

ca. 256 Seiten, gebunden
ca. € 35,– (D). ISBN 978-3-608-98513-9
Erscheint am 19. Oktober 2022

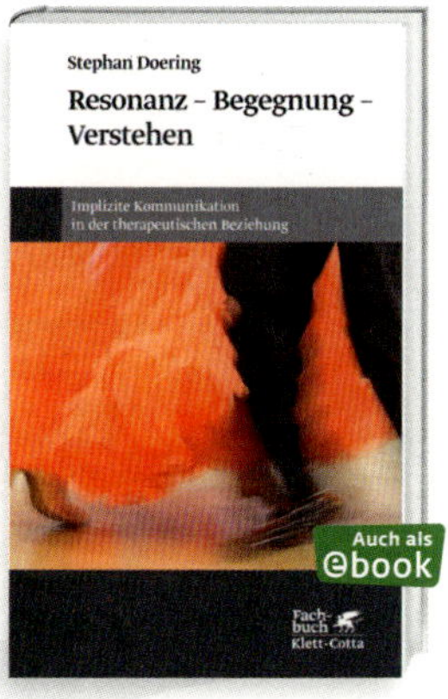

Vom magischen Moment in der Psychotherapie

Wie kommt es zum wortlosen Verstehen in der therapeutischen Beziehung? Wie wird Resonanz erzeugt? Wie werden unbewusst Informationen ausgetauscht?

Dieses Buch verbindet eindrücklich die empirischen Befunde zur impliziten Kommunikation mit den psychoanalytischen Konzepten und den klinischen Phänomenen in der Therapiestunde.

Der magische Moment bleibt bestehen, doch werden einige Schleier gelüftet: Akustische, visuelle, motorische, taktile, propriozeptive und olfaktorische Botschaften rufen im Gegenüber in Millisekundenschnelle eine Reaktion hervor. Diese impliziten Interaktionen bestimmen die Chemie, die Wellenlänge zwischen Therapeut und Patient.

Der Autor zeigt, wie PsychotherapeutInnen diesen Kanälen mehr Beachtung schenken können, so dass auch dort ein Verstehen gelingt, wo die Worte fehlen.

Stephan Doering,

Univ.-Prof. Dr. med., Facharzt für Psychosomatische Medizin und Psychotherapie, Facharzt für Psychiatrie und Psychotherapie, Psychoanalytiker, Leiter der Klinik für Psychoanalyse und Psychotherapie, Medizinische Universität Wien, dort Lehrstuhl für Psychoanalyse und Psychotherapie.

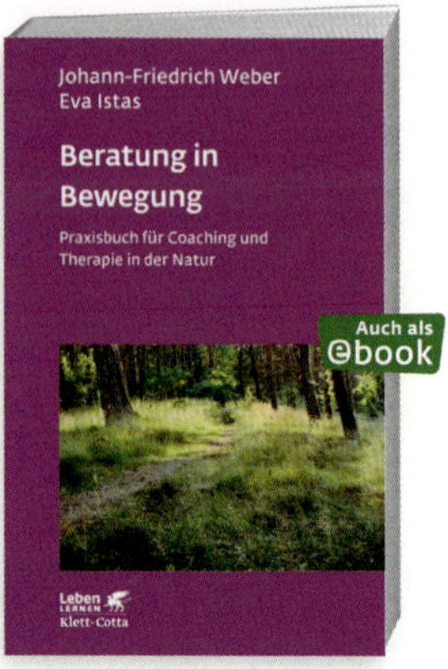

Johann-Friedrich Weber, Eva Istas

Beratung in Bewegung

Praxisbuch für Coaching und Therapie in der Natur

Leben Lernen 337
ca. 256 Seiten, broschiert
ca. € 30,– (D). ISBN 978-3-608-89282-6
Erscheint am 19. Oktober 2022

Über die positiven Einflüsse von Bewegung und Naturerleben auf die Psyche haben schon Philosophen und Ärzte der Antike berichtet. Für Coaching, Beratung und Psychotherapie sind die heilsamen Effekte des Reflektierens außerhalb des Praxisraumes noch neu zu entdecken.

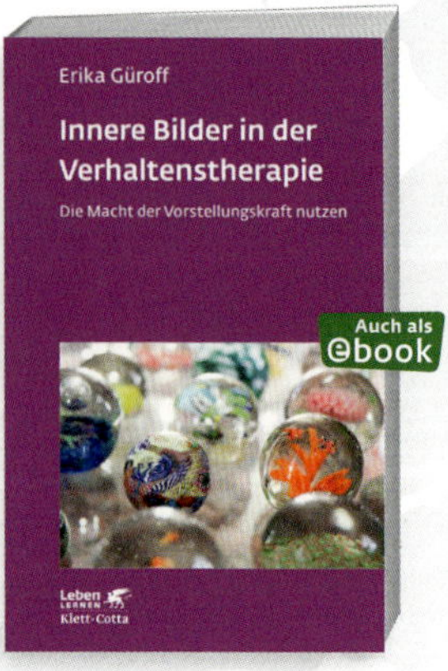

Erika Güroff

Innere Bilder in der Verhaltenstherapie

Die Macht der Vorstellungskraft nutzen

Leben Lernen 336
ca. 240 Seiten, broschiert
ca. € 28,– (D). ISBN 978-3-608-89275-8
Erscheint am 24. September 2022

Unser Denken und Sprechen ist durchwoben von Bildern und Metaphern, etwa wenn uns gleich »der Kragen platzt« oder »das Herz aufgeht«. Was uns im alltäglichen Sprachgebrauch meist nicht bewusst ist, lässt sich in der Psychotherapie zum Nutzen des Klienten gezielt einsetzen.

www.klett-cotta.de/fachbuch

KAPITEL 1

Einleitung

LUISE REDDEMANN

Grundlagen der Psychodynamisch Imaginativen Traumatherapie und ihre Übertragung auf die Arbeit mit Kindern und Jugendlichen

Nach Übernahme der Leitung einer psychosomatischen Klinik 1985 stand ich vor der Herausforderung, mit besonders belasteten, nämlich traumatisierten, Patient*innen zu arbeiten. Leider wurden die Hintergründe ihrer schweren Leiden damals selten erkannt. Das Wissen über Trauma und die Theoriebildung waren zu dieser Zeit in Deutschland noch nicht fortgeschritten. Wir haben damals viel gesucht und vieles erprobt, bis es dann zur konkreten Formulierung dessen kam, was ich später als Psychodynamisch Imaginative Traumatherapie (PITT) bezeichnete und was zügig verbreitet und angewendet wurde. Das Konzept wurde also für Erwachsene entwickelt, und zwar für die Behandlung von komplex traumatisierten Patientinnen und Patienten (Reddemann 2001/2022 und Reddemann 2011/2021).

In diesem Buch geht es um die Beschäftigung mit grundlegenden Bedürfnissen von Kindern, und darum, wie in der Psychotherapie mit traumatisierten Kindern und Jugendlichen gearbeitet werden kann, wenn man die Prinzipien der Psychodynamisch Imaginativen Traumatherapie nutzt.

Zunächst möchte ich kurz auf die Grundgedanken des PITT-Ansatzes eingehen, um im zweiten Schritt zu zeigen, wie diese auf die Arbeit mit Kindern und Jugendlichen übertragbar sind.

Grundprinzipien von PITT

1) In der Therapie mit PITT geht es stets um das Bemühen, eine tragfähige, Sicherheit und Halt gebende und von Mitgefühl getragene therapeutische Beziehung zu ermöglichen. Und es geht auch um eine Bejahung und Würdigung der Symptomatik – nicht zuletzt unter dem Aspekt der Widerständigkeit der Patient*innen gegen zerstörerische äußere Bedingungen. Alle Versuche der Patient*innen, mit der traumatischen Erfahrung fertig zu werden und diese ins Selbst zu integrieren, sind zu würdigen.

2) Orientierung an Ressourcen ist ein weiteres unverzichtbares Merkmal von PITT. Konkret bedeutet das ein konsequentes Aufspüren von ressourcenvollen Momenten im Leben der Patientin oder des Patienten. Wir interessieren uns so detailliert wie möglich dafür, wie sich die Patient*innen fühlen, wie es ihnen körperlich geht, was sie denken, was sie wahrnehmen, wenn sie uns von Erfahrungen berichten, die für sie angenehm waren. Daher streben wir in der PITT eine gezielte Nutzung und *Förderung* all der Möglichkeiten, die die Patient*innen ohnehin zur Verfügung haben, an, mit dem einzigen Unterschied, dass sie nun innerhalb einer sicheren Beziehung noch bewusster erprobt werden können. Es sei betont, dass jedoch, quasi als »Basso continuo«, das Wissen um und der Umgang mit Leiden immer da sein sollte.

3) Wir beziehen die Erkenntnisse der Ego-State-Theorie in unsere Arbeit mit ein. Es hat sich als sehr hilfreich erwiesen, mit »jüngeren Anteilen« von Trauma-Patient*innen zu arbeiten – mit dem Ziel, dass sich zunehmend »erwachsene Anteile« der Person um »jüngere, verletzte Anteile« kümmern können. Die Fähigkeit, sich selbst zuzuwenden und beruhigen zu können, ist ein wichtiger Schritt hin zu mehr Autonomie und Ganzheit. Die Arbeit mit Imaginationen leistet hier einen wichtigen Beitrag.

4) Wir folgen auch in der PITT dem dreistufigen Behandlungskonzept *Stabilisierung, Traumakonfrontation, Integration.* Allerdings mit wichtigen Abweichungen zu vielen anderen Traumabehandlungs-

ansätzen: Wir halten die Stabilisierungsphase für essentiell, und sie kann in jeder Phase der Behandlung wieder nötig werden, z.B. wenn Krisen auftauchen. Die Stabilisierungsphase ist in der PITT nicht als zeitlich terminierte, erste Behandlungseinheit zu verstehen. Die zweite Phase, die traumakonfrontative Arbeit, unterscheidet sich in der PITT von fast allen mir bekannten Konzepten durch die Betonung äußerster Behutsamkeit. Komplex traumatisierte Menschen fordern uns auf, sehr flexibel auf sie einzugehen. Für manche ist es hilfreich, sich baldmöglichst mit ihren traumatischen Erfahrungen zu konfrontieren, für andere kann es sehr lange dauern und für nicht wenige steht es niemals an. Die Integrationsphase sollte nicht vernachlässigt werden. PITT bietet hierzu sehr konkrete Anregungen an.

Allgemeine Überlegungen zu PITT mit Kindern und Jugendlichen

Die wichtigsten Grundlagen von PITT lassen sich sehr gut auf die Behandlung traumatisierter Kinder und Jugendlicher übertragen. Der Ansatz hat sich in der Praxis bereits bewährt.

1) Für uns ist psychodynamisches Verstehen eine Ressource, die uns gerade in der Arbeit mit Kindern und Jugendlichen unverzichtbar erscheint. In der PITT mit Kindern ist es immer wichtig, den Entwicklungsstand des jeweiligen Kindes zu erkennen und auch zu nutzen, um ihm in einer sicheren Umgebung zu ermöglichen, sich zunächst spielerisch neue Lebenswelten zu gestalten, die dann im Alltag realisiert werden können und sich dort positiv auswirken. Konkret bedeutet das, dass in der Anfangsphase der Zusammenarbeit Therapeut*innen sich immer wieder vergewissern, inwieweit das Kind Halt und Orientierung braucht, um sich in einer Welt, die oft als bedrohlich erlebt wird, zurechtzufinden. Es heißt auch, dass es Neues, vielleicht bis dahin Verbotenes, ausprobieren kann und unterstützt wird im Entdecken neuer Welten; dies immer auch orientiert an seinem jeweiligen Entwicklungsstand. So kann das Kind einerseits Sicherheit und Geborgenheit in der therapeutischen Beziehung erfahren, aber auch die Erweiterung seiner bisherigen Grenzen erleben.

2) In der Behandlung hat sich das dreiphasige Vorgehen bewährt, das schon Pierre Janet empfiehlt, – ohne dass es sich hier um ein Dogma handeln sollte: **Zunächst** Kennenlernen, Vertrauen schaffen und mehr äußere und innere Stabilität anstreben und therapeutisch unterstützen. **Danach** Annäherung an extrem belastende Erfahrungen und, wenn möglich, genaues Aufarbeiten dieser Erfahrungen. Dazu gehört dann immer auch die Einladung zur Imagination günstigerer Entwicklungsbedingungen in der Zukunft. PITT bietet auch jungen Patient*innen die Möglichkeit einer emotionalen und intellektuellen **Integration** an, indem unerklärliche und befremdliche Erfahrungen, die bisher gemacht wurden, in ein Erklärungs- und Interpretationsschema eingeordnet werden können. Sich selbst besser verstehen und akzeptieren zu können, verhilft zu mehr Selbstkontrolle, wirkt stressmindernd und ermöglicht so, dass **Neues** erprobt werden kann. Wir halten auch Psychoedukation und Erklären für sinnvoll, weil wir kognitive Bedürfnisse anerkennen und für wichtig halten.

3) Ein sehr geeignetes Vorgehen, das in der PITT fest verankert ist, ist die Imaginationskompetenz junger Patient*innen zu nutzen, um insbesondere unterstützende, ja möglicherweise heilsame Vorstellungen anzuregen und zu fördern. Imaginationen und das Spiel als Ausdruck schöpferischer Prozesse, wie sie gerade jungen Menschen nahe sind, können so viel Raum erhalten, wie es dem Kind entspricht. In der Heilkunde, mehr noch in der *Heilkunst,* galt imaginative Kompetenz schon seit Paracelsus als das Wesentliche des Heilungsprozesses. Konkret heißt das, im Spiel oder im Tagtraum neue Lebensentwürfe zu entdecken. In der therapeutischen Arbeit ist dem Kind dabei zu helfen, diese neuen Entwürfe zum Leben zu erwecken. Dazu braucht es in aller Regel die Einbeziehung der Bezugspersonen, die diesen Prozess so kundig wie möglich unterstützen.

Mittlerweile wird in der *Psychotherapieforschung* gefordert, dass Praktiker*innen ihr Tun an die jeweiligen Bedürfnisse der Patient*innen anpassen. In jedem Fall geht es um ein Bemühen, Patient*innen zu sich selbst zu ermutigen und anzuerkennen, dass es sehr viele verschiedene Lebenswege und Lebenslösungen gibt. Diese Prinzipien gelten für Erwachsene und im Besonderen für Kinder und Jugendliche. Komplex traumatisierte Patient*innen können wir selten auf einem ganz sicheren Gelände begleiten, wir wissen wenig und gehen mit ihnen gemeinsam verschiedene Wege, um zu einem besseren Verstehen und daraus abgeleitetem neuen Handeln zu gelangen. Dazu können auch, aber nicht nur, Angebote von manualisierten therapeutischen Schritten gehören, die Therapeut*in und Patient*in Orientierung und Halt geben können.

Das Hauptanliegen dieses Buches ist es daher, einen in der Praxis erprobten Leitfaden anzubieten und zu kreativen Wegen zu ermutigen, die die Leser*innen am besten gemeinsam mit ihren Patient*innen (er)finden.

Es geht um Neubeginn, d.h., wir sollten neue emotionale, aber auch kognitive und Handlungserfahrungen ermöglichen. Und das ist eben nicht nur die Konfrontation mit dem Trauma, sondern vor allem die Erfahrung einer haltgebenden, mitfühlenden Beziehung sowie insbesondere die Erfahrung, Neues zu entdecken und zu erleben.

Dies wiederum bedeutet für die PITT, dass es in der Behandlung von Kindern – und auch von Erwachsenen – mit Traumafolgestörungen um verschiedene Facetten der Nachbeelterung qua Imagination geht. Imaginative Selbstbegegnung und Selbstfürsorge können ein wesentlicher Faktor für einen ressourcenorientierten Umgang mit sich selbst sein bzw. werden; immer getragen von einer haltgebenden therapeutischen Beziehung sowie der Ermöglichung der Erfahrung des Neins und der Widerständigkeit gegen unterdrückende Lebenszusammenhänge.

Gelingende emotionale Zuwendung – was wir aus der Bindungstheorie heute wissen

Kinder sind auf verlässliche Versorgung von Bedürfnissen durch Bezugspersonen angewiesen. Je jünger sie sind, umso verlässlicher sollten ihre Bedürfnisse nach Genährtsein allgemein und durch liebevolle Berührung auf körperlicher und Berührtwerden auf psychischer Ebene befriedigt werden. Dies führt zu lebensnotwendigen Erfahrungen von Sicherheit, Anerkennung und Bindung.

Zu Beginn des Lebens sollten Bezugspersonen in der Lage sein, nonverbal und verbal Halt, Sicherheit und Geborgenheit durch Körperkontakt sowie die Vermittlung von Erfahrungen des Sich-getragen-Fühlens vermitteln. Ältere Kinder und Jugendliche suchen Kontakt auch von sich aus und suchen meist Zärtlichkeit z. B. durch Kuscheln.

Bezugspersonen benötigen die Fähigkeit zu feinfühliger Distanzregulierung. Der kleine Mensch macht dadurch Erfahrungen von Geborgenheit und Sicherheit und kann nach und nach auch erkennen, was seine eigenen Grenzen sind.

Gelingt diese feinfühlige Distanzregulierung nicht, weil sie zu intensiv und damit zu intrusiv ist – aber auch, wenn sie zu wenig erfahren werden kann –, kann dies lebenslang zu Bindungsunsicherheit sowie Empfindungen von Leere und Haltlosigkeit und zu starker nicht oder kaum auflösbarer Unsicherheit führen.

Es geht somit für erwachsene Bezugspersonen beständig darum, Bedürfnisse *und* Grenzen wahrzunehmen, um diese zu kennen und zu befriedigen bzw. einzuhalten. Um Grenzüberschreitung vermeiden zu können, braucht es eine gute Einstimmung auf das Kind. Gelingt diese nicht, sollte die Bezugsperson in der Lage sein, im Nachhinein ein Zuviel oder Zuwenig zu reparieren, und sie sollte ermutigt werden, ihr Wissen über kindliche Entwicklung zu erweitern, um diese angemessen unterstützen zu können.

Inzwischen ist bekannt, dass Berührung und Erfahrungen von Gehaltensein, Getragensein und Geborgenheit schon pränatal erlebt werden können und wie bedeutsam für die spätere Entwicklung diese frühen Erfahrungen sein können.

Nach der Geburt wird Berührung, die wir als mitfühlend beschreiben können, wesentlich; sie kann Halt, Sicherheit und Geborgenheit vermitteln sowie die Erfahrung, dass ein anderer Mensch zuverlässig verfügbar ist und Grenzen gewahrt werden. Es ist zu betonen, dass Berührung durch alle Sinneskanäle erlebbar werden kann. So sprach z. B. Kohut davon, dass das Kind »den Glanz in den Augen der Mutter« braucht.

Es gibt Erkenntnisse zur Bedeutung des frühen »Gestillt«-Seins durch Mütter wie Väter. Gehaltensein und gelungene Eltern-Kind-

Interaktionen wurde in den letzten Jahrzehnten in der Bindungsforschung als Voraussetzungen für die Entwicklung sicherer Bindungen auch im späteren Leben beschrieben.

Fehlt die frühe Erfahrung von Gehaltensein, Getragensein und Geborgenheit, resultieren daraus Kontaktbindungsstörungen. Wir nennen geglückte und beglückende emotionale Zuwendung daher auch »berührend«, und das kann beglückend erlebt werden, ein ganzes Leben lang!

Zunehmend lernt das Kind durch einen jederzeit herstellbaren Kontakt zur Sicherheit spendenden Bezugsperson in den ersten Lebensjahren, dass es sich auch alleine sicher und geborgen fühlen kann. So lernt es Vertrauen in andere, in sich selbst und in die Welt zu entwickeln. Neugierde, Erkundungsraum und Autonomie nehmen dadurch zu.

Heute wird der Berührung zum frühen Bindungsaufbau mehr Rechnung getragen: Mutter, Familie und Kind können nach der Geburt zusammenbleiben, um die frühe Mutter-Kind-Bindung zu unterstützen, frühe Bezugsperson-Kind-Interaktionen werden dadurch gefördert. Denn ab den 70er-Jahren des vorigen Jahrhunderts wurde zunehmend erkannt, dass Rooming-in von zentraler Bedeutung ist und dass Babys Traglinge sind. Berührung, Nähe, Kuscheln und Zärtlichkeit befriedigen die natürlichen Bedürfnisse nach Geborgenheit, Trost und Gehaltensein.

Ältere Kinder wollen den Körper und Körpergrenzen bewusster erfahren, erforschen und erkunden, einschließlich der Geschlechtsorgane. Später wird auch das Erkunden des anderen Körpers interessant, was meist – eher sinnwidrig – »Doktorspiele« genannt wird.

Für Erwachsene besteht die Aufgabe und die Verantwortung, Grenzen zu setzen und zu schützen, wo Kinder dies noch nicht vermögen.

Missbrauchte Kinder

Das Bedürfnis nach Halt gebenden Bezugspersonen im Zusammenspiel mit kindlicher Abhängigkeit ist also hoch bedeutsam. Vernachlässigung einerseits sowie Gewalt und sexualisierte Gewalt andererseits negieren kindliche Bedürfnisse und schädigen nachhaltig.

Etwa 90 % der Kinder und Jugendlichen werden von Tätern missbraucht, die sie kennen, werden sogar Opfer einer Bindungsperson. Es gilt: Je früher Gewalt stattfand, je schwerer sie war hinsichtlich Intensität, Bedrohlichkeit, Nähe des Täters und je geringer die schützenden Faktoren, desto schwerer kann die spätere daraus resultierende Symptomatik sein.

Je jünger das Kind, desto kürzer ist auch die zurückgelegte Wegstrecke guter Lebenserfahrungen und damit verknüpft das Vorhandensein von Bewältigungsstrategien und Abwehrmechanismen.

Gefährdet sind Kinder am meisten durch die Zerstörung von Sicherheit bietenden emotionalen Bindungen, Selbstwertkonzepten und inneren Leitbildern. Es ist für das Kind besonders irritierend und belastend, dass die Person, die Schutz geben sollte, zum Gefährder wird. Traumatisierende Folgen sind daher umso gravierender, wenn Täter diejenigen Erwachsenen sind, die Schutz und Fürsorge bieten sollten. Kinder sind dadurch ganz sich selbst überlassen und können sich häufig nicht schutzsuchend an die Bindungspersonen wenden.

Verletzungen der kindlichen Bedürfnisse finden auf allen existentiellen Ebenen statt, nämlich körperlich, emotional, geistig und spirituell.

Kinder erleben dadurch:

- Missbrauch des Zärtlichkeitsbedürfnisses
- Missbrauch der Wünsche nach einer verlässlichen, dyadischen Beziehung
- Missbrauch des Urvertrauens (denn die Vorstellung, die Eltern könnten etwas »Falsches« oder »Böses« tun, ist dem Kind bis ins Grundschulalter fremd)
- Missbrauch der Bereitschaft zu Loyalität und Gehorsam
- Missbrauch der Bereitschaft des Kindes zu ödipalen Phantasien
- Missbrauch der Fähigkeit des Kindes, eine liebevolle, zärtliche Annäherung von einer sexuellen Ausbeutung zu unterscheiden
- Missbrauch der Angst des Kindes vor Zerstörung der Familie (Schweigegebot)

Es werden also die natürlichen Bedürfnisse von Kindern, die sich arglos und vertrauensvoll in der Regel an Bezugspersonen annähern – oder auch an Personen aus der Familie, Bekannte, Verwandte –, erschüttert. Nicht selten geschieht diese Enttäuschung der Bedürfnisse durch missbräuchliches Verhalten von Geschwistern, häufiger als früher angenommen.

Grenzverletzung wird in den genannten Fällen als normal hingestellt, als etwas Gutes, Lustvolles. Dem Kind wird suggeriert, dass diese Grenzverletzungen schön sind, das Kind dies auch will und es genießt, z. B. wenn das Kind Körperreaktionen von Erregung zeigt.

Durch schleichende – sexualisierte und andere – Grenzverletzungen fühlen Kinder und Jugendliche sich zutiefst verunsichert und können Berührungen meist nicht einordnen; das Kind fühlt sich auf hochambivalente Weise beantwortet, fühlt sich manchmal zunächst sogar gut, ja sogar geliebt und gesehen. Darüber hinaus möchte es niemanden verletzen oder beleidigen und beschämen. Es hat gelernt, brav sein zu müssen, oder es spürt, dass es gefährlich werden kann, sich zu wehren; insbesondere dann, wenn das Kind von der anderen Person abhängig ist oder gar Drohungen folgen. Kinder, die emotional unterversorgt sind, mit einer Sehnsucht nach Bindung, Nähe, Geborgenheit und Trost, sind besonders gefährdet.

Die Folgen sind:

- Verlust von Vertrauen in andere Menschen; sich nicht oder nur oberflächlich oder sehr schwer auf Beziehungen einlassen können.
- Beziehungen ständig auf die Probe stellen müssen; zur Schmerzabwehr vermeiden, was berührt – emotional und körperlich.
- Den eigenen Körper als Feind erleben und sich nicht spüren, berühren lassen können.
- Verlust von Familie, wenn die Gewalt in der Familie stattfand.
- Aufgeben von Hoffnung auf Schutz und Geborgenheit durch die Herkunftsfamilie.
- Belastende Erfahrungen schwer verarbeiten können aufgrund von positiven und/oder ambivalenten Gefühlen gegenüber dem Täter.

Von Gewalt Betroffene befinden sich in einem Dilemma ambivalenter Gefühle:

- ausgenutzt – bevorzugt
- schutzbedürftig – Schutz gebend
- klein – überlegen

Diese Folgen sind also gravierend und vielfältig. Nach Egle et al. (2016) ist die Missachtung des Rechts auf körperliche Unversehrtheit das größte gesundheitliche Problem in Deutschland.

Bewältigung anstehender Entwicklungsaufgaben

Wenn man davon ausgeht, dass die schwerwiegendsten Traumatisierungen wie Vernachlässigung, Gewalt und sexualisierte Gewalt mehrheitlich in der Familie geschehen, erscheinen präventive Vorgehensweisen am allerwichtigsten.

Die gute Botschaft ist, dass Trauma-bezogene Interventionen eine gute Alltagsbewältigung und Bewältigung anstehender Entwicklungsaufgaben unterstützen können. Das Ziel ist jedoch, neben der Bearbeitung schmerzhafter Erfahrungen, Wohlbefinden im Alltag und im Leben zu finden. Therapie ausschließlich als gezielte Bearbeitung traumatischer Erfahrungen zu definieren, halten wir für problematisch und oft für zu einseitig. Therapie sollte nach unserer Ansicht in erster Linie der besseren Bewältigung anstehender Alltags- und Entwicklungsaufgaben dienen. Dazu bedarf es oft mehr als nur der Bearbeitung traumatisierender Erfahrungen. Denn sehr häufig können von Bezugspersonen traumatisierte Kinder viele Fähigkeiten, die gesund aufwachsende Kinder entwickeln, nicht erlernen. An erster Stelle steht hier wohl, in einem ausreichenden und angemessenen Maß anderen Menschen vertrauen zu können.

Während der letzten Jahre macht sich in der Psychotherapie immer mehr ein Denken breit, wonach mit der »richtigen« Technik jedes Problem bewältigt werden kann. Therapeut*in und Patient*in geraten unter einen normativen Druck dessen, was – möglichst schnell! – erreicht werden sollte. Diesem Denken widersetzen sich vor allem junge Menschen, denn sie befinden sich in unterschiedlichen Entwicklungsphasen und verfolgen allein schon deshalb unterschiedliche Interessen, die sich so nicht alle manualisieren lassen. Das bedeutet, dass es darum geht, dass Therapeutin oder Therapeut sehr konkret eingeladen sind, das Kind als Gesamtpersönlichkeit zu erfassen und sich aus dieser allgemeineren Haltung heraus dann auch noch auf die Traumatisierungen einzustellen und an den daraus sich ergebenden Schädigungen zu arbeiten. Das heißt immer auch, der Gesamtpersönlichkeit des Kindes zu begegnen, genau zu erkunden, was es im jeweiligen Moment benötigt, und so gut es geht, darauf zu antworten, sowie großes Interesse an vorhandenen Ressourcen zu zeigen und ressourcenvolles Verhalten zu unterstützen.

Wampold et al. (2010, S. 931) haben eine Liste möglicher Faktoren erstellt, die wichtig für eine erfolgreiche Behandlung posttraumatischer Störungen sind. Die hier genannten Faktoren gelten auch für komplexe Traumafolgestörungen. Sie schwingen auch in der Arbeit mit Kindern und Jugendlichen mit:

- Entwicklung und Förderung einer sicheren, respektvollen und vertrauenswürdigen therapeutischen Beziehung
- Gemeinsam erarbeitete Vereinbarungen über die Aufgaben und ggf. Ziele der Therapie
- Die Förderung von Hoffnung und der Aufbau eines Gefühls von Selbstwirksamkeit
- Die Möglichkeit, über die traumatischen Erfahrungen zu sprechen
- Sorge um die Sicherheit der Patientin oder des Patienten, insbesondere im Fall von Viktimisierung, wie sie bei häuslicher und sexualisierter Gewalt geschieht
- Hilfsangebote, wie Patient*innen erfahren bzw. lernen können, Reviktimisierung zu verhindern
- Benennen der Ressourcen der Patient*innen, ihrer Stärken, Überlebensfertigkeiten sowie intra- und interpersonaler Ressourcen und der Aufbau von Resilienz
- Das Erlernen von Copingmechanismen
- ggf. Exposition
- ggf. – bei älteren Kindern – Sinngebung für traumatische Erfahrungen

- Patient*innen fördern, Veränderungen sich selbst zuzuschreiben
- Ermutigung, soziale Unterstützung herbeizuführen und zu nutzen
- Prävention von Rückfällen

Von Interesse erscheinen Empfehlungen von Brooks und Goldstein (2001/2007, S. 263), wie man Resilienz bei Kindern fördern kann:

Die Autoren empfehlen, Kindern dabei zu helfen, Vorstellungen von persönlicher Einflussnahme zu entwickeln. Kompetenzstärkend sind Aktivitäten, die gut und mit Freude ausgeführt werden und für deren Ausführung man positive Rückmeldung erhält. Das Wichtigste sei, dass diese Erfahrungen als persönliche Stärke wahrgenommen werden. Resiliente Kinder können Hilfe annehmen und gleichzeitig erkennen, dass sie »die eigentlichen Baumeister ihrer Erfolge« sind. Es hilft Kindern, resilient zu werden, wenn sie keine Furcht vor Fehlern haben, sondern erfahren, dass man aus Fehlern lernen kann. Des Weiteren empfehlen Brooks und Goldstein, Kindern dabei zu helfen, dass sie tätige Anteilnahme erlernen. Als sehr wichtig beschreiben sie außerdem die »Vogelperspektive«, die zu Problemlösefähigkeit und Entscheidungskompetenz verhelfen kann. Dabei werden verschiedene Optionen erkundet, mit Hindernissen wird gerechnet und Rückschläge können als Erfahrungen verbucht werden. Brooks und Goldsteins Empfehlungen lese ich als ermutigende Anleitung.

Wir sollten wissen, dass sich wiederholende traumatische Ereignisse mit fortgesetztem und oft sehr raschem Verlust von Ressourcen einhergehen, insbesondere bei jungen Menschen, die bereits in der Vergangenheit traumatisiert wurden, und dass ein akuter Ressourcenverlust die Belastung durch früheren Ressourcenverlust verstärkt.

Die Grundlage unseres Tuns ist, wie bereits dargelegt, dass wir eine sichere, haltgebende Beziehungserfahrung ermöglichen, sodass aufgrund der gemeinsamen Arbeit traumatische Erinnerungen nicht mehr so quälen und ein Leben mit dem Wissen darüber möglich erscheint, ohne dass der junge Mensch sich davon überwältigt fühlt, und dass sich dadurch der traumatische Stress zurückbilden kann.

Dies wiederum führt dazu, dass vertiefende Erfahrungen in der Therapie möglich werden.

Denn es ist in den letzten Jahren immer klarer geworden, dass die therapeutische Beziehung vermutlich einer der wichtigsten Faktoren für Besserung und Heilung ist, und die Interventionen so zu gestalten sind, dass sich verletzte Menschen sicher genug fühlen, auch neue Erfahrungen in Betracht zu ziehen.

Trostbereitschaft, Verständnis und Mitgefühl sollten stets leitend sein. Unsere Vorstellungskraft ermöglicht, dass wir vieles nachholend gutmachen können, wenn auch nicht alles. Daher sind neben einer haltgebenden und mitfühlenden Beziehung Imaginationen, die den inneren verletzten Anteilen vermitteln können, dass die Therapeutin oder der Therapeut und das ältere Ich verstehen, wie schlimm die Erfahrungen waren, von großer Bedeutung. Und eine ebenso wichtige Vermittlungsleistung ist, dass es Selbstanteile gibt, die sich mitfühlend und tröstend verletzten Anteilen zuwenden können. Dies geschieht einerseits vorbereitend während der Arbeit mit verletzten Anteilen in der Stabilisierungsphase und später ggf. noch einmal am Ende jeder traumakonfrontierenden Sitzung.

In einer entsprechenden Therapiesitzung könnte also geschaut werden, welche Anteile sich zeigen. Meist sind diese Anteile jünger als der junge Mensch, der bei uns in der Praxis sitzt. Ihn ermutigen wir nun, Wege zu finden – oft ja im Spiel –, die man auch Nachbeelterung nennt, das bedeutet liebevolle, altersangemessene Zuwendung zum »jüngeren Ich«, Trost, Bestätigung, Ermutigung, Beruhigung etc. Dies mag zunächst Aufgabe der Therapeutin oder des Therapeuten sein, nach und nach kann das Kind dann erfahren, dass es sich selbst trösten und versorgen kann durch die Kraft der inneren Bilder und durch entsprechendes Handeln im Spiel. Viele unserer erwachsenen Patient*innen haben uns berichtet, dass sie von dieser Kompetenz profitieren konnten.

Bezogen auf das Gebiet der Psychotraumatologie sollten wir uns der Frage nach dem Kontinuum von seelischer Gesundheit und Krankheit, von der Fähigkeit von Menschen, mit Traumafolgen fertig zu werden, immer wieder stellen, wie auch Fragen danach, wie sehr Menschen durch Traumatisierungen beschädigt sein können.

Für mich ist Fürstenaus (z.B. 2004/2017) Vorschlag vom »beidäugigen« Blick auf die Patientin oder den Patienten der angemessene Weg, mit »Krankheits- und Gesundheitsideologie« ins Gleichgewicht zu kommen.

Schon Carl Rogers (1980/2019, S.70) hat von einer »Selbstaktualisierungstendenz« gesprochen, von einer Sehnsucht, alles zu werden, was man sein könne. Das heißt, es gibt eine Sehnsucht, ja Notwendigkeit nach Wachstum, Selbstentfaltung und Autonomie. Karen Horney meinte: »Wir werden frei, uns selbst wachsen zu lassen, wir befreien uns selbst auch zur Liebe und zu Mitgefühl mit anderen ... ob für uns selbst oder für andere, das Ideal ist die Befreiung und Förderung der Kräfte, die zu Selbst-verwirklichung führen« (Horney 1950/1975, S.14). Wenn wir in der PITT von der »inneren Weisheit« sprechen, so ist auch dies gemeint: Dass Patient*innen selbst am besten wissen, was sie brauchen. Mit einem jungen Menschen auf stimmige Art zu erkunden, »was sagt dir dein Innerstes, deine innere Weisheit, dein innerer Arzt«, kann sehr befreiend wirken.

Die zentralen Anliegen von PITT mit Kindern

Traumatisierte Patient*innen brauchen die Sicherheit einer therapeutischen Beziehung im Sinne von Ermutigung, Akzeptanz und Mitgefühl. Manchmal brauchen sie auch Anregungen, die aber in einer Haltung gegeben sein sollten, dass diese Anregungen angenommen werden können oder auch nicht. Sie benötigen uns auch, um ihnen Mut zu machen, genauer hinzusehen und die Gegenwart immer bewusster zur Verfügung zu haben – wenn sie das wollen. Wir sollten uns immer wieder selbstkritisch fragen, ob wir mit der »inneren Weisheit« des Patienten mitgehen und ihn darin unterstützen, sich diese zugänglich zu machen. Und bei Kindern geht es darum, ihnen altersentsprechende Antworten und Angebote zu geben.

Vordringliche Anliegen nach PITT sind also:

- Eine Vertrauensbasis schaffen
- Leiden würdigen und ihm Raum geben, Mitgefühl zeigen
- Die Entwicklung einer sicheren und als haltgebend erfahrenen therapeutischen Beziehung ermöglichen

- Selbstwirksamkeit fördern sowie gelingende Affektsteuerung und Hoffnung unterstützen
- Verbindungen zu anderen Menschen erkunden und fördern
- für Sinnfragen offen sein, sie aufgreifen und ernst nehmen und für Trost offen sein

Basal ist die *Förderung von mehr Stabilität*, also Ich-Stärke, wenn die vorhandene ungenügend ist.

Schließlich ist bekannt, dass auch kleine Menschen, wenn sie sich selbstbestimmt fühlen, leichter lernen und offener sind für Neues. Da eine Psychotherapie eine neue Lernerfahrung darstellt, ist auch dies ein einleuchtender und nachvollziehbarer Grund, die Beziehungserfahrung für die Patientin oder den Patienten auf der Basis von Selbstbestimmung und Selbstkontrolle zu gestalten.

Vieles, was jungen Patient*innen an Aggression oder Passivität angelastet wird, ist reaktiv zu verstehen und hat genau genommen damit zu tun, dass sie sich überwältigt fühlen und dieses Überwältigtsein mit Aggression oder Vermeidung abwehren. Daraus ergeben sich Konsequenzen und Empfehlungen:

1. Man weiß heute, dass die Anerkennung von Leid und Leiden für den Aufbau einer hilfreichen Beziehung wichtig ist.
2. Es geht um die Ermöglichung guter, wertschätzender Beziehungserfahrungen, die dem Empowerment der Patientin oder des Patienten dienen.
3. Alle persönlichen und altersentsprechenden Ressourcen sind zu berücksichtigen und wir sollten helfen, diese zu aktivieren, indem sie gemeinsam mit der Patientin oder dem Patienten erkundet werden; viele Patient*innen sind sich ihrer Ressourcen nicht bewusst, daher sollten wir Mut machen, sie bewusster und häufiger zu nutzen, nicht um das Schreckliche zu beschönigen, sondern um ein Gegengewicht zur Verfügung zu haben.
4. Lösungen der Patient*innen werden, wo nötig, als Traumakompensation respektiert, ggf. auch benannt. Erst danach können auch Alternativen gesucht werden.
5. Alle Bewältigungsformen sollten als der Selbstheilung dienend

bzw. gedient habend anerkannt werden, so lange bis gesündere zur Verfügung stehen.
6. Interventionen, die stark konfrontativ sind, sollten, solange die therapeutische Beziehung nicht tragfähig ist, nicht verwendet werden.

Früher oder später mag sich qua Übertragung etwas von der traumatischen Erfahrung szenisch wiederholen, jedoch sollte die Therapeutin oder der Therapeut sich bemühen, dass neue Erfahrungen ermöglicht werden im Sinne der optimalen Differenz zu früher gemachten Erfahrungen.

Sicher werden wir nicht immer vermeiden können, dass sich traumatische Erfahrungen bereits während der ersten Begegnung reinszenieren. Es erscheint mir wichtig, dass Therapeut*innen wissen, dass sie einen großen Einfluss darauf haben, ob dies geschieht oder nicht, auch wenn sie nicht die Macht haben, dies stets zu verhindern.

Allzu leicht wurden Probleme in einer Therapie ausschließlich der Pathologie der Patientin oder dem Patienten zugeschrieben. Dies hat sich glücklicherweise in den letzten Jahren gewandelt. Denn seit Langem wissen wir, dass »der Arzt als Arznei« (Balint 1957/2019, S. 300) wirkt oder im Gegenteil. Das gilt analog für Therapeut*innen. Wir können durch unser Verhalten Hoffnung oder Hoffnungslosigkeit ermöglichen, die Bereitschaft, mit uns zu arbeiten oder mit uns zu kämpfen.

Die Gründe für sein Verhalten in der therapeutischen Beziehung nur im Patienten zu suchen, ist ein fundamentaler Irrtum. Zwar mag es im Lauf der Therapie darum gehen zu erkennen, welche Gründe im Patienten liegen könnten. Die Auswirkungen des Therapeutenverhaltens werden jedoch in der PITT genauso klar in den Blick genommen. Es geht in der PITT darum, auch das Recht der sehr jungen Patient*innen auf Selbstbestimmung zu achten und sogar zu verteidigen.

Es geht immer um die Behandlung des ganzen Menschen. Und es geht um die Wirksamkeit einer Beziehung. Jeder Mensch weist Besonderheiten auf, die ihn von anderen Menschen unterscheiden, dies gilt ebenso für Menschen mit psychischen Störungen. Milton Erickson hat das elegant so formuliert: »Jeder Mensch ist ein Individuum. Die Psychotherapie sollte deshalb so definiert werden, dass sie der Einzigartigkeit der Bedürfnisse eines Individuums gerecht wird, statt den Menschen so zurechtzustutzen, dass er in das Prokrustesbett einer hypothetischen Theorie vom menschlichen Verhalten passt« (Erickson 1979, zit. nach meg-hypnose.de).

In der Arbeit mit Kindern formulieren wir für die PITT, dass ein gutes Arbeitsbündnis entscheidend durch die Haltung der Therapeutin oder des Therapeuten geprägt wird, die oder der sich aktiv dafür einsetzt, dass Regression möglichst auf der inneren Bühne und im Spiel stattfindet. Dies ist in der Arbeit mit Kindern und Jugendlichen entsprechend ihrer Bedürfnisse und altersentsprechenden Notwendigkeiten anzupassen.

Zentral ist das von Mitgefühl getragene Verhalten der Therapeut*innen. Dieses drückt sich zum einen durch ein tiefes Verstehen aus, was an Mitgefühl gebraucht wird, zum anderen durch das Erkennen, welche Hindernisse bestehen und weshalb. Das heißt, dass es um Möglichkeiten heilsamer Erfahrungen in der Behandlung durch Äußerungen von Mitgefühl durch die Therapeutin oder den Therapeuten geht, die zu tieferem Verstehen führen können.

KAPITEL 2

Psychotherapeutische Arbeit mit traumatisierten Kindern und Jugendlichen

In der psychotherapeutischen Behandlung von Kindern ist der Faktor Zeit wichtig: Entwicklung läuft rasant ab unter Öffnen und Schließen von teilweise aufeinander aufbauenden Entwicklungszeitfenstern und der Notwendigkeit, in rascher Folge individuelle und interaktionelle Entwicklungsaufgaben zu meistern. Schon die normalen Entwicklungslinien sind enorm vielgestaltig und von vielen Variablen abhängig. Und, so vielfältig die Ursachen für Traumatisierung im Kindes- und Jugendalter sein können, so komplex sind die Wirkfaktoren für die Entstehung einer Traumafolgestörung in dieser Altersgruppe. Darüber hinaus wandelt sich das Erscheinungsbild der Traumafolgestörung mit der Zeit; auch durch die interaktionellen Konsequenzen der Traumafolgen ändert die »Störung« ihr Gesicht. Bei all dem leben Kinder und Jugendliche immer in Wechselseitigkeit und Abhängigkeit von für sie verantwortlichen Erwachsenen, welche immer auch auf (therapeutisch) notwendige Veränderungen vorbereitet und für diese gewonnen werden müssen.

Wir, Silvia Höfer und Fee Schäfer, wenden PITT seit Ende 1990/ Anfang 2000 in der psychotherapeutischen Arbeit mit Kindern und Jugendlichen an, zunächst jede für sich in der eigenen Praxis. Silvia Höfer, Diplompädagogin und Kinder- und Jugendlichenpsychotherapeutin mit Vorerfahrung im Bereich der Heimerziehung, ist psychotherapeutisch qualifiziert in personenzentrierter Psychotherapie, Verhaltenstherapie sowie u.a. in Sandspieltherapie. Fee Schäfer ist Fachärztin für Kinder- und Jugendpsychiatrie sowie Psychoanalytikerin. Wir sind langjährige PITT-Therapeutinnen und für die

PITT-Weiterbildung akkreditiert. Gemeinsam gründeten wir, von Luise Reddemann beauftragt und ermutigt, 2018 im Rahmen der Fachkonferenz PITT (https://fachkonferenz-pitt.com) eine Arbeitsgruppe zur Entwicklung des Aufbauseminares »PITT mit Kindern und Jugendlichen«. Dieses kann im Anschluss an das PITT-Basiscurriculum besucht werden. Das Seminar macht die in diesem Buch gesammelten Früchte unserer Arbeit mit Selbsterfahrungselementen und konkreter Fallarbeit praktisch erfahrbar. PITT kann nicht nur theoretisch verstanden und manualisiert angewendet werden, es will und muss erfahren und begriffen werden.

Schutzbedürftigkeit achten, Leid würdigen und mitfühlend auf Augenhöhe Lösungen finden

Kinder und Jugendliche bedürfen eines besonderen Schutzes, was gesellschaftlich formaljuristisch seinen Ausdruck findet, z. B. durch die Vorgaben des Kinder- und Jugendhilferechts (Dürbeck 2022) und das Grundgesetz (Bundesministerium für Justiz und Bundesamt für Justiz) sowie das internationale Kinderrecht (UNICEF). Und doch haben Kinder und Jugendliche noch immer nicht dieselben Rechte wie Erwachsene. Vor allem sind sie immer und in vielerlei Hinsicht abhängig von den sie versorgenden Erwachsenen. Je jünger ein Kind, desto stärker und konkreter sind diese Abhängigkeiten. Nicht selten leben Kinder und Jugendliche mit mindestens einer (Bezugs-)Person, die absichtlich oder unabsichtlich schädigt oder in der Vorgeschichte schädigte oder bei Schädigung assistierte (z. B. Festhalten bei ärztlich notwendigen Eingriffen). Oder es muss, widerwillig, ein Umgangsrecht wahrgenommen werden. Nicht selten haben Bezugspersonen eigene traumatische Erfahrungen, Erkrankungen und/oder weitere psychosoziale Belastungen. Oft sind sie zu sehr mit sich selbst beschäftigt (z. B. Trennungssituation, monetäre Probleme o. Ä.), um sich in angemessener Weise und in ausreichendem Umfang um ihr Kind kümmern zu können. Doch auch schädigende Bezugspersonen verhalten sich oft zugleich fürsorglich.

Im Kindesalter kann jedes traumatische Ereignis einen Riss in der Bezugspersonen-Kind-Beziehung bedeuten. Denn selbst wenn die Eltern gar nicht die Möglichkeit hatten, die Situation zu verhindern, bleibt im Kind eine grundsätzliche Verunsicherung (im Sinne von: Warum hat Mama/Papa nicht verhindert, dass …?). Vor diesem Hintergrund haben Kinder und Jugendliche im Alltag in der Regel keine Wahl, sie müssen sich mit den Bezugspersonen und ihrem Umfeld arrangieren – auch wenn dies bedeutet, sich selbst zu verraten.

Die besondere *Schutzbedürftigkeit* von Kindern und Jugendlichen ist auch psychotherapeutisch von Bedeutung. Behandle ich mein Gegenüber würdevoll, so achte ich dessen Grundbedürfnisse und Grenzen. Der junge Mensch erhält Anleitung darin, seine Bedürfnisse sowie seine Grenzen wahrzunehmen, diese selbst wertzuschätzen und zu beachten. Als Therapeutinnen versuchen wir dies auf der Basis einer feinfühligen Distanzregulierung und durch mitfühlendes Nachfragen zu vermitteln. Die Beziehung gestaltet sich auf Augenhöhe. Die therapeutischen Interventionen werden immer auf die Bedürfnislage und den Therapieprozess des jungen Menschen abgestimmt. Auch bei Minderjährigen muss sorgsam darauf geachtet werden, wann sie welchen therapeutischen Interventionen gewachsen sind und ob im Einzelfall eine Intervention nicht zu einem späteren Zeitpunkt vom (jugendlichen) Kind besser ausgehalten und dann auch wirklich mit heilender Wirkung weiterverarbeitet werden kann. Ein Herabsehen oder Besserwissen gegenüber den Kindern und Jugendlichen ist zutiefst unethisch und steht einem hilfreichen Therapieprozess entgegen. Die PITT-Arbeit mit der ihr zugrunde liegenden respektvollen und würdeorientierten Haltung ermöglicht es uns, sowohl die Bedürfnislage und Grenzen der Kinder zu erkennen, als auch die fachlich notwendigen Interventionen zu setzen. Dabei können immer das Entwicklungs- und Heilungstempo der Klient*innen sowie deren Ressourcen, die es sich immer lohnt herauszuarbeiten, einbezogen werden.

Zum respekt- und würdevollen Arbeiten gehört bei traumatisierten Menschen, *das Leid ebenso zu würdigen wie das Gelingende*. Gerade bei (jüngeren) Kindern wird dies oft übersehen. In der Praxis begegnen uns immer wieder Bezugspersonen, welche von der Traumadiagnose völlig überrascht sind, da sie glaubten, ihr Sohn oder ihre Tochter seien »zu klein (gewesen), um das richtig mitzukriegen« oder hätten »Ereignisse vergessen, weil sie noch klein waren«. Oder es begegnen uns Bezugspersonen, welche nur die den Alltag erschwerenden Verhaltensweisen, »was alles nicht klappt«, wahrnehmen. Die Dinge, welche den Kindern und Jugendlichen trotz widriger Umstände gelingen, werden in der Alltagsbelastung häufig völlig aus den Augen verloren. Scheinbare Defizite stehen symptomorientiert im Fokus, das dahinterstehende Leid wird, ebenso wie die vom Kind aktivierten Überlebensstrategien, immer wieder übersehen. Kinder leiden oft anders als Erwachsene. Ein Kind kann zutiefst leiden oder trauern und trotzdem lachen und mit Freunden spielen oder anderweitig aktiv sein. Da die kindlichen Aktivitäten dem Entwicklungsprozess dienen, werden sie vom Organismus so lange wie möglich aufrechterhalten. Gesellschaftlich normierte Verhaltensweisen bezüglich Emotionsausdruck und Affektregulation sind bei Kindern noch nicht vollständig ausgeformt. Alters- und entwicklungsentsprechend unterscheiden sich auch die Symptome, die für eine Traumatisierung sprechen, bei Kindern von denen der Erwachsenen.

Erfährt das Kind, dass das von ihm erfahrene Leid gewürdigt wird, ermöglicht dies dem Jungen oder dem Mädchen, das zunächst Unverständliche schrittweise zu verstehen und adäquat einzuordnen. Sein Empfinden von Recht, Unrecht, Schmerz usw. wird validiert. Genauso gilt es, individuelle kindliche Reaktionen auf Traumata wertzuschätzen und zu würdigen. Scheinbar »falsche« Emotionen oder scheinbar dysfunktionales Verhalten sind Überlebensleistungen und der Versuch, den weiteren individuellen ganzheitlichen Entwicklungsprozess oder gar das Überleben sicherzustellen. Darüber hinaus sind diese Überlebensstrategien wichtige Ressourcen für unsere Arbeit. Suchen wir, *auf Augenhöhe* mit den jungen Klient*innen und von (Selbst-)Mitgefühl getragen, nach funktionaleren (oder heilsamen) individuell passenden Alternativen, Auswegen, Verbesserungen, Veränderungen oder gar Lösungen, kann sich in den Betroffenen Zuversicht sowie Hoffnung auf Heilung und eine lebenswerte Zukunft entwickeln.

Begleitende Arbeit mit Bezugspersonen – Wer ist unser Auftraggeber?

In der Arbeit mit Kindern und Jugendlichen haben wir es – wenn sie noch minderjährig sind – immer mit mehreren Kooperationsparteien zu tun. An erster Stelle sind hier die leiblichen Eltern bzw. die Sorgeberechtigten zu nennen. Sie müssen, da Kinder bis zum 7. Lebensjahr nicht und Kinder/Jugendliche bis zum 18. Lebensjahr nur beschränkt geschäftsfähig sind (BGB §§ 104 ff.), in die Behandlungen einbezogen werden. Da Jugendliche nach der gängigen Praxis der Kostenträger ab dem 15. Geburtstag als einwilligungsfähig gelten, dürfen Jugendliche ab diesem Alter auch allein und ohne Erlaubnis ihrer Sorgeberechtigten den Arzt oder Psychotherapeuten aufsuchen. Mit Einverständnis der Jugendlichen bzw. jungen Erwachsenen werden Bezugspersonen jedoch oft auch über das 16. Lebensjahr hinaus in die psychotherapeutische bzw. psychiatrische Arbeit einbezogen. Die kostenübernehmenden Krankenkassen gewähren für die begleitende Arbeit mit Bezugspersonen im Rahmen einer Psychotherapie i. d. R. »Bezugspersonenstunden« im Schlüssel 4:1; d. h. auf jede vierte Behandlungsstunde mit dem jungen Menschen kommt eine Beratungsstunde für die Bezugspersonen. Dieser Schlüssel kann je nach Bedarf verändert werden, z. B. auf einen Schlüssel von 3:1 oder sogar von 2:1, wenn die Bezugspersonenarbeit intensiviert werden muss. Doch trotz der vom Gesetzgeber vorgesehenen Zusammenarbeit zwischen Therapeut*in und Bezugspersonen kann es für ein Kind (überlebens-)wichtig sein, den therapeutischen Raum eltern- bzw. bezugspersonenfrei für sich gestalten und nutzen zu dürfen. So gilt unsere inhaltliche Schweigepflicht immer zunächst gegenüber dem Kind bzw. dem Jugendlichen – sofern keine akute Eigen- oder Fremdgefährdung von ihm ausgeht und keine akute Kindeswohlgefährdung besteht. Denn in der Arbeit mit komplex traumatisierten Kindern und Jugendlichen gilt es, in einem ersten Schritt sorgfältig zu prüfen, ob wir es mit »Täter«-Bezugspersonen zu tun haben, und im zweiten Schritt sorgfältig zu klären, ob und in welcher Weise wir, das Wohlergehen unserer jungen Patient*innen im Blick, mit diesen Angehörigen arbeiten können.

Als Kinder- und Jugendpsychotherapeut*innen und -psychiater*innen haben wir also meist mindestens zwei Auftraggeber – Patient*in und Bezugsperson; nicht selten haben wir so von Anfang an unterschiedliche Aufträge. Darüber hinaus gibt es i.d.R. noch weitere »Auftraggeber«, z.B. durch zerstrittene Eltern, Geschwister, Schule oder Kindergarten, Großeltern, Jugendamt, Jugendhilfeeinrichtungen oder gar durch einen Anwalt. Und über all dem steht noch der gesetzliche Auftrag, das Kindeswohl im Blick zu haben und nötigenfalls zu handeln. Vor diesem Hintergrund ist die Aufgabe, den im Patientenrechtegesetz (§§ 630a ff BGB 2013) geforderten »informed consent« herzustellen, in der psychotherapeutischen Behandlung von Kindern und Jugendlichen eine Herausforderung ganz eigener Art. Da gilt zu erkennen, wer welche Intention hat, und abzuwägen, was für das Kind das Beste ist. In sehr vielen Fällen ist dem Kind *nicht* unbedingt am meisten geholfen, wenn es aus dem Umfeld genommen wird oder ausschließlich das Symptom behandelt wird!

So gilt es, das Kind *und* die Bezugsperson für eine Veränderungsbereitschaft sowie zur Mitarbeit zu gewinnen. Auch für die Arbeit mit den Bezugspersonen (sofern sie keine *absichtlich* schädigenden Bezugspersonen sind) hat sich die mitfühlende, würde- und ressourcenorientierte Haltung, die der PITT innewohnt, als hilfreich erwiesen. Oft gelingt es so, die Bezugspersonen für eine Mitarbeit zu gewinnen und eine größere Balance zu finden zwischen Entlastung für sich selbst und Verantwortungsübernahme für das Kind und seine Belange. Denn letztlich ist dem Kind am wirkungsvollsten geholfen, wenn es gelingt, das ganze Familiensystem dabei zu unterstützen, sich besser selbst helfen zu können.

Bedeutung des Spiels in der Behandlung komplex traumatisierter Kinder und Jugendlicher

In der psychotherapeutischen und psychiatrischen Behandlung insbesondere junger Kinder kommt dem Spiel eine besondere Bedeutung zu. Es ist altersadäquates Ausdrucks-, Lern- und Verarbeitungsmedium von Kindern, teils bis in die Vorpubertät hinein.

Das Spiel dient dem Ausprobieren von Neuem, der Erprobung von Handlungsabläufen, dem Verstehen von (Handlungs-)Zusammenhängen sowie dem Begreifen des Ursache-Wirkungs-Prinzips. Zudem verarbeiten Kinder im Spiel ihre alltäglichen Erlebnisse und Erfahrungen. Bei nicht belasteten Kindern ist dies problemlos möglich, es gelingt ihnen, sich auch in emotional anspruchsvollen Spielsituationen altersadäquat zu regulieren. Im traumatisch intrusiven oder dissoziativen Spiel dagegen versagt die Fähigkeit zur Selbstregulation. Das emotional belastete Kind braucht erwachsene bzw. therapeutische Unterstützung, um wieder Zugang zu Möglichkeiten der Selbstregulation zu finden. Erst dann ist die Selbststeuerung durch das Kind selbst wieder möglich.

Die PITT stellt hierfür eine schonende Methode dar, welche die Bindungsbedürfnisse der Kinder im therapeutischen Setting berücksichtigt und dadurch das innere System beruhigen kann. Die von Luise Reddemann beschriebenen Methoden lassen sich zudem kind- und altersgerecht in Spielsequenzen einweben. Auch können die Imaginationen kindgerecht als eigenständige Regulations- und Selbstfürsorgemöglichkeiten vermittelt werden, die die Kinder für sich allein oder mit Unterstützung wohlgesonnener und fürsorglicher Bezugspersonen durchführen können. Damit sind sie in der Lage, sich selbstwirksam selbst bemächtigen und erleben, dass sie wieder Sicherheit empfinden sowie Steuerungsmöglichkeiten über sich und ihre Affekte haben können. Traumabedingtem Kontrollverlust und Hilflosigkeitsempfinden kann so wirksam entgegengewirkt werden.

KAPITEL 3

Komplexe Traumatisierung im Kindes- und Jugendalter

»Shit happens – die Kunst ist, nicht darin unterzugehen«

(Zitat Therapiejugendlicher, 16 Jahre)

Das Dasein auf dieser Welt bringt Situationen mit sich, in denen das eigene Leben in Gefahr ist oder in denen man den Tod oder die Lebensgefahr anderer miterleben muss. Es gibt ganze Zeiträume, in denen die Integrität der Seele vom Zerbrechen bedroht ist; wenn Körper, Geist und Seele in höchster Alarmbereitschaft sind, das innere Stressniveau massiv ansteigt; wenn kämpfen nicht möglich ist und flüchten auch nicht; wenn eigentlich nichts mehr geht, geht oft noch ein bisschen, und irgendwie überlebt man es – zumindest größtenteils – irgendwie; bis zur nächsten Situation oder zum nächsten Zeitraum. Ob diese Erfahrungen traumatisch verarbeitet werden, eine Traumafolgestörung auslösen oder gar eine chronisch komplexe Entwicklung anstoßen, entscheidet sich vor dem Hintergrund der Vorbelastungen und Schutzfaktoren sowie durch den Ablauf der Erfahrung und der Bedingungen im Anschluss daran. In diesem Kapitel soll es darum gehen, was ein Trauma ausmacht und was seine Auswirkungen auf die kindliche Entwicklung sein können.

3.1 Neurobiologie und Trauma

Das menschliche Gehirn ist wandelbar, bis ins hohe Alter hinein. Das kindliche Gehirn jedoch befindet sich in rasanter Entwicklung und im permanenten Austausch mit der Umwelt.

Hirnentwicklung und Trauma

Die kindliche Entwicklung und die Entwicklung des kindlichen Gehirns stehen in enger Beziehung zueinander und unterliegen einer komplexen Interaktion verschiedenster Einflüsse: genetisch, epigenetisch, (vor-)geburtlich, (früh-)kindlich sowie inter- und innerpersonell. Wie bereits erwähnt wandelt sich unser Gehirn ein Leben lang. Allerdings geschehen die frühen Veränderungen, vor der Geburt und in den ersten Monaten und Jahren, schneller und nachhaltiger. Das kindliche Gehirn entwickelt sich schon im Mutterleib im steten Austausch mit seiner Umwelt. Bereits in den ersten acht Schwangerschaftswochen entsteht genetisch angelegt und epigenetisch beeinflusst, die organische Grundlage für unser Gehirn. Ab der neunten Schwangerschaftswoche werden neuronale Netzwerke massiv aufgebaut und recht bald wieder ab- und umgebaut. Ab dem zweiten Schwangerschaftsdrittel (bis ins Kindergartenalter) geht gut 50 % der ursprünglichen Zellmasse wieder zugrunde. Das Volumen des Gehirns nimmt dabei jedoch nicht ab, sondern zu. Es läuft einerseits ein »intrazelluläres Selbstmordprogramm« (Roth & Strüber 2018) ab und zeitgleich wird neugebildet (Axone), neuverknüpft (Synapsen) und über bessere Ummantelung der Nervenfasern (Myelinisierung) die Übertragung verbessert. Dabei bleiben nur die Verbindungen erhalten, die regelmäßig genutzt werden. Alles, was wiederholt erlebt und getan wird, wird gebahnt (alles, was nicht wiederholt erlebt und getan wird, bildet sich zurück). In der frühen Phase der Hirnentwicklung (bis ca. drei Monate nach Geburt) sind die Einflüsse von außen unmittelbar motorischer und sensorischer Art. So haben beispielsweise die Vorlieben und Essgewohnheiten der werdenden Mütter einen direkten Einfluss auf den kindlichen Geschmack. Das Neugeborene ist noch sehr mit der Entwicklung seiner motorischen und sensorischen Koordination beschäftigt. Erst mit zunehmendem Alter und zunehmender Ausbildung assoziativer neuronaler Verschaltungen wirken vom assoziativen Kortex generierte innere Abbilder der äußeren Welt, also Vorstellungen der Umwelt, stabilisierend auf bereits vorhandene neuronale Verschaltungsmuster. Dies bedeutet, dass für die Verarbeitung neuer Erfahrungen mit zunehmendem Alter immer bedeutsamer wird, welche Erwartungen ein Mensch bereits mitbringt.

Damit im Laufe der Hirnentwicklung Neues erlernt oder erworben werden kann, muss es zu wiederholten, permanenten oder drastischen Störungen der bereits etablierten neuronalen Verschaltungen kommen. Jede Störung des Bekannten beantwortet das Gehirn mit einer unspezifischen Notfall- oder auch Stressreaktion (Hüther 2003). Diese Antwort dient primär der Wiederherstellung des inneren Gleichgewichtes. Sind die äußeren Umstände bzw. die Reaktion auf sie so, dass die Störung behoben werden kann, wird die unspezifische Reaktion gestoppt und es läuft eine kontrollierte Stressreaktion ab, die zu einer Effizienzsteigerung und Spezialisierung der bereits zuvor etablierten Regelkreise führt. Eine kontrollierte Stressreaktion auf eine Herausforderung stabilisiert also bestimmte Bereiche der bisherigen Hirnentwicklung. Bei einer Belastung, die auch mit der unspezifischen Stressreaktion nicht lösbar ist, kommt es zu einer sogenannten unkontrollierbaren Stressreaktion. Hierbei werden kortikale und limbische Strukturen sowie das zentrale und periphere noradrenerge System langanhaltend aktiviert. Es kommt zu einer wechselseitigen Verstärkung, welche in einer massiven und langanhaltenden Cortisolausschüttung mündet. Diese Prozesse führen insgesamt zu einer Destabilisierung vorbestehender neuronalen Verschaltungen. Dabei werden jene Verbindungen, die für die Beendigung des Stressreaktionsprozesses *un*geeignet sind, ausgelöscht und solche, die sich als geeignet erweisen, verstärkt. So fördert auch eine unkontrollierbare Stressreaktion die Hirnentwicklung, indem sie zur Modifikation und Reorganisation zuvor etablierter Regelkreise beiträgt.

In der kindlichen Entwicklung bauen sich unkontrollierbare Belastungen in der Regel langsam auf, die von ihr ausgehende Bedrohung steigert sich nach und nach. Der kindliche Organismus hat dabei Zeit, sich anzupassen (vgl. Hüther 2003). Die zugehörigen allmählichen neuronalen Destabilisierungsprozesse zeigen sich äußerlich oft als Entwicklungsstillstand oder (teilweise) Entwicklungsregression. Im Normalfall gelingt es jedoch, neue Denk- und Verhaltensmuster zu finden und diese zur Bewältigung einzusetzen.

Dann wird eine Bahnung der zur Problemlösung eingesetzten neuronalen Verschaltungen in Gang gebracht. Dabei führt diese Entwicklung oft zu einer grundlegenden Veränderung des Denkens, Fühlens und Handels einer Person. Ein physiologisches Beispiel für eine solche Entwicklung ist die Pubertät, in der natürlicherweise eine körperliche, psychische und soziale Neu- und Umorientierung nötig wird. Für Kleinkinder wird dies auch wunderbar in dem Buch »Oje, ich wachse« beschrieben (van der Rijt & Plooij et al. 2019).

Die beschriebenen Prozesse laufen in allen Altersstufen ab und sind, wie wir gesehen haben, wichtige Entwicklungsmotoren. Dabei gibt es sensible Perioden der neuronalen Entwicklung, innerhalb derer gemachte Erfahrungen festlegen, welche Verbindungen stabilisiert und welche eliminiert werden. Im Anschluss an solch eine sensible Periode wird die neuronale Entwicklung auf molekularer Ebene aktiv gebremst. Dadurch können die erworbenen Fähigkeiten wiederholt und neuronal stabilisiert werden. So wird erreicht, dass durch frühe Erfahrungen eine Anpassung an die individuelle Umwelt erfolgt und angemessene Fähigkeiten, stabile Erwartungen und Verhaltensmuster ausgebildet werden können (Takesian & Henschel 2013). Spätere Erfahrungen des Kindes zeigen sich in einer graduellen Verstärkung, Abschwächung oder Überlagerung der bestehenden Verbindungen. Ein Beispiel für eine solche sensible Periode ist die soziale und emotionale Entwicklung, die in den ersten zwei Lebensjahren besonders geprägt wird. Dies legen Untersuchungen nahe, die an Kindern aus den rumänischen Waisenhäusern der Ceausescu-Zeit durchgeführt wurden. Die Zeit in den Waisenhäusern war geprägt von nahezu fehlender individueller Aufmerksamkeit und kaum vorhandenen Sozialkontakten. Kinder, die während der ersten zwei Lebensjahre von nordamerikanischen oder westeuropäischen Familien adoptiert wurden, entfalteten sich innerhalb der neuen Familien meist relativ normal. Diejenigen Kinder, die jedoch nach dem zweiten Lebensjahr in ähnliche Familienkonstellationen adoptiert wurden, entwickelten deutlich häufiger psychische Störungen, die mit zunehmender Zeit in der Adoptivfamilie sogar noch problematischer wurden (Gunnar & van Dulmen 2007). Die Erfahrung von

Nähe und Zuwendung sind in den ersten zwei Lebensjahren nötig, um eine normale psychische Entwicklung zu gewährleisten; fehlen diese Erfahrungen, hat dies einen langfristigen und tiefgreifenden Einfluss auf die psychische Entwicklung. Gerald Hüther (2003, S. 100) schreibt:

> Je früher während der Individualentwicklung (derartige) stabilisierende oder auch destabilisierende Erfahrungen strukturell im Gehirn verankert werden, desto tiefgreifender und nachhaltiger bestimmen sie die weitere Nutzung und Ausformung der bis dahin bereits etablierten neuronalen Verschaltung und damit auch die in der Vorstellungswelt einer Person verankerten Erfahrungen und die von ihr gehegten Erwartungen. Die mit Abstand wichtigste Erfahrung, die jeder Mensch während seiner frühkindlichen Entwicklung machen kann, ist die, daß er in einem sozialen Umfeld Schutz und Geborgenheit findet. Die zweite wichtige Erfahrung ist die, daß er durch eigenes Handeln in der Lage ist, eine Bedrohung oder Störung seines inneren Gleichgewichts unter Kontrolle zu bringen. Nur wenn es gelingt, diese beiden Grunderfahrungen fest im kindlichen Gehirn zu verankern, kann im weiteren Leben eine optimale Balance zwischen Bindungsfähigkeit und Selbstvertrauen entwickelt werden.

Wenn nun aber für die oben beschriebene unkontrollierbare Belastung keine Problemlösung gefunden werden kann, kommt es zu einer anhaltenden unkontrollierbaren Stressreaktion. Die damit einhergehende Destabilisierung führt über kurz oder lang zu einem Zusammenbruch der integrativen Regelmechanismen (neuronal, endokrin und immunologisch). So entstehen die unterschiedlichsten körperlichen oder psychischen Störungen. Diese können oft eine »Notlösung« sein, indem sie, verbunden mit Kosten für die eigene Entwicklung, die belastenden Situationsfaktoren so beeinflussen, dass sie irgendwie aushaltbar werden (vgl. Hüther 2003). Versagt jedoch auch dieser kompensatorische Mechanismus des Notlösungssymptoms, stirbt das Kind. Ein tragisches Beispiel hierfür ist der Versuch von Friedrich II. (1194–1250). Er wollte herausfinden, welche Sprache Kinder entwickeln würden, »wenn sie heranwüchsen, ohne dass jemand mit ihnen redete. Er gebot also den Pflegemüttern und Ammen, den Kindern die Brust zu geben, sie zu baden und waschen, aber nicht mit ihnen zu sprechen. Er hoffte dadurch zu entdecken, ob sie die älteste Sprache, also hebräisch, oder griechisch, lateinisch oder vielleicht die Sprache ihrer Eltern sprechen würden. Aber alle seine Bemühungen in dieser Hinsicht waren vergeblich, denn alle Kinder starben. Sie konnten ohne das Streicheln, die liebevollen Gesichter und die zärtlichen Worte ihrer Pflegemütter nicht leben …« (Montagu 1971, S. 68 f).

Ähnlich gefährlich für die kindliche Entwicklung sowie für das Überleben des Kindes sind schwere seelische Belastungen, welche plötzlich und unterwartet einsetzen. Dies ist für die meisten traumatischen Ereignisse typisch. Eine hierdurch ausgelöste akute massive unkontrollierbare Stressreaktion geht mit einer Destabilisierung einher, die kaum bis gar nicht für reorganisierende Prozesse genutzt werden kann. In der Regel entstehen so irreversible Schäden, die bis zum Nervenzelltod führen (v. a. im Bereich des Hippocampus). Dies führt unter anderem auch zu Prozessen, die das Gedächtnis beeinflussen und verändern.

Lernen und Trauma

Wie wir gesehen haben, sind neue Situationen, auch sehr belastende, grundsätzlich zunächst einmal Lernsituationen. Stehen Bewältigungsmöglichkeiten zur Verfügung oder werden Lösungen gefunden, ist Lernen möglich, i. S. v. Erweiterung von Bewältigungsstrategien (Lernen durch Herausforderungen). Fehlen Bewältigungsmöglichkeiten bei starkem oder extremem Stress, hat dies weitreichende Folgen für die physiologischen Regulierung bis hin zum Abbau bestehender Nervenbahnen und -strukturen (Lernen ist nicht oder nicht mehr möglich). Dieser Zusammenhang lässt sich sehr gut mit dem Modell des »Window of Tolerance« (vgl. Siegel 1999) verdeutlichen. Erregung oder Stress wird interindividuell ganz unterschiedlich erlebt, d. h., wir haben alle unser ganz eigenes Stresserleben. Was aber bei uns allen gleich ist: Lernen, »sich entwickeln«, »etwas verändern« sind nur möglich, wenn wir uns in einem Zustand wacher Aufmerksamkeit, in einem Bereich des mittleren Stressniveaus oder auch im sogenannten »Fenster der optimalen Erregung« befinden. Fällt unser innerer Stresspegel *unter* ein bestimmtes inneres Niveau, werden wir müde, fallen in Trance, schlafen ein oder liegen im Koma. Steigt der Stresslevel *über* einem bestimmten Pegel, engt sich unser Denken immer mehr ein: Gefühle können extrem wahrgenommen werden oder wie abgeschaltet sein, wir haben uns nicht mehr ganz bis gar nicht unter Kontrolle, der Körper stellt sich auf Kampf oder Flucht oder Erstarrung ein – unser Handeln wird immer mehr von Überlebensreflexen bestimmt. Wir tun das, was nötig ist, ohne lange darüber nachzudenken.

Der bis hierhin beschriebene Zusammenhang zwischen innerem Stresslevel und Lernen ist letztlich unspezifisch. Er lässt sich in vereinfachter Form auch für eine Psychoedukation heranziehen, wenn »Blackouts« bei Klassenarbeiten und Referaten bestehen. Denn letztlich geht es auch hier in »verdünnter« Form darum, dass erhöhte Stresslevel die Wahrnehmung und das Verhaltensrepertoire einengen. Während einer traumatischen Erfahrung kommt es jedoch zur massiven und längerfristigen Erhöhung des Stressniveaus *und* vor allem zu Veränderungen der Informationsverarbeitung im Gehirn: Wahrnehmung und Verhaltensrepertoire sind nicht nur eingeengt, sondern zugespitzt auf Überleben determiniert; die Informationsverarbeitung und -speicherung wird auf so nachhaltige Weise verändert, dass es zur »Erschütterung des Welt- und Selbstbezuges« (Fischer & Riedesser 2003) kommt. Unmittelbare Traumafolge bedeutet dann vereinfacht, dass Körper, Geist und Seele sich in einem mehr oder weniger andauernden Zustand von Hochstress befinden – mit Phasen des ganz oder teilweise »Abgeschaltetseins« – und dass Lernen, »sich entwickeln«, »etwas verändern« massiv erschwert bis verunmöglicht sind.

Gedächtnis und Trauma

»Eine umfassendere Definition des Gedächtnisses lautet, daß es die Art ist, auf die vergangene Ereignisse die zukünftige Funktionsweise beeinflussen« (Siegel 1999, S. 38). Wir sammeln Erfahrungen, um das, was in Zukunft auf uns zukommt, bewältigen oder beeinflussen zu können. Unser Gedächtnis ist also eine Art Schatzkammer zur Aufbewahrung und Verfügbarhaltung gemachter Erfahrungen. Dabei brauchen unterschiedliche Erfahrungen, unterschiedliche Aufbewahrungsweisen und -orte, ein *multiples Gedächtnissystem*. Dieses lässt sich grob in zwei Unterbereiche aufteilen: das *explizite bzw. deklarative Gedächtnis* und das *implizite bzw. prozedurale Gedächtnis*.

Die Inhalte, die im expliziten Gedächtnis gespeichert werden, lassen sich unterteilen in *episodisch* (zeitlich und örtlich bestimmbare Situationen, die in einer bedeutsamen Beziehung zur Person stehen), *autobiographisch* (Episoden im lebensgeschichtlichen Kontext) und *semantisch* (faktische Wissensinhalte und Kenntnisse). Die Bildung, die Speicherung sowie das Abrufen expliziter Gedächtnisinhalte geschieht unter Einbeziehung höherer kognitiver Funktionen sowie in Abhängigkeit von aktiver Aufmerksamkeit und fokussierter Konzentration (im Fenster der optimalen Erregung). Die Versprachlichung dieser Inhalte gelingt i. d. R. mühelos und sie sind narrativ veränderbar (z. B. werden der Fisch, den ich gefangen habe, und die Mühe bei seinem Fang mit jeder Erzählung größer, aber ich erinnere mich immer weniger genau an meine Sinneswahrnehmungen und Gedanken rund um den Fang).

Das implizite Gedächtnis ist die Schatzkammer der erlernten *und* eingeübten Fertigkeiten, der automatisierten Gewohnheiten und Handlungen. Es beherbergt auch eine Art Notfallarchiv für Erfahrungen, die im Rahmen traumatischer Ereignisse gemacht wurden. Die Bildung, die Speicherung sowie das Abrufen impliziter Gedächtnisinhalte bleiben unbewusst, sind ohne zeitliche, räumliche oder personale Organisation und hängen in ihrer Aktivierung nicht von höheren kognitiven Funktionen ab. Sie sind i. d. R. schwer zu versprachlichen und eher intuitiv und körpernah.

Aber wie kommen die Erfahrungsschätze in die Schatzkammern? Wir stehen im ständigen Austausch unserer Umwelt und mit uns selbst. Über die Sinnesorgane nehmen wir wahr, was um uns herum und in unserem Körper passiert. Dieses Wahrnehmen erfolgt vorwiegend unbewusst und nur zu einem sehr kleinen Teil bewusst.

Zusammenfassung der multiplen Gedächtnissysteme	
Explizites (deklaratives) Gedächtnis	▪ abhängig von aktiver Aufmerksamkeit und fokussierter Konzentration ▪ mühelose Versprachlichung ▪ narrative Bahnung/Überschreibung
▪ episodisches Gedächtnis	zeitlich und örtlich bestimmbare Situationen, die in einer bedeutsamen Beziehung zur Person stehen
▪ autobiographisches Gedächtnis	Episoden im lebensgeschichtlichen Kontext
▪ semantisches Gedächtnis	faktische Wissensinhalte und Kenntnisse
Implizites (prozedurales) Gedächtnis	▪ erlernte Fertigkeiten, automatisierte Gewohnheiten und Handlungen ▪ Prozesse bleiben unbewusst und sind ohne zeitliche, räumliche oder personale Organisation ▪ in der Regel verbal nicht erklärbar und nicht auf Sprache angewiesen ▪ es braucht zur Aktivierung keine höheren kognitiven Funktionen

Alle eingehenden Sinnesreize kommen über ihre jeweiligen Kortexareale zum Thalamus, dem sogenannten »Tor zum Bewusstsein«. Er fungiert als Filter dafür, welche Informationen bewusst, also explizit, und welche Inhalte automatisch, also implizit, verarbeitet bzw. beantwortet werden müssen. Für diese wichtige Aufgabe ist der Thalamus eng mit dem limbischen System verbunden. Dabei reguliert der Hypothalamus jene Funktionen, die im Sinne des allgemeinen Überlebens wirken (Essen, Schlafen, Paarung etc., aber auch Herzschlag, Atemfrequenz u.Ä.), während die Amygdala u.a. für Belange des unmittelbaren Überlebens zuständig ist.

Besteht *keine* akute Gefahr für Leib und Leben, ist der Hippocampus (Seepferdchen) zuständig für die Konsolidierung der Gedächtnisinhalte, also den Übergang vom Kurzzeit- ins Langzeitgedächtnis und damit letztlich für die Generierung expliziter Gedächtnisinhalte, die dann in verschiedenen Bereichen des Kortex (Großhirnrinde) gespeichert werden.

Ist das körperliche oder seelische Überleben akut gefährdet, löst die Amygdala die entsprechenden körperlichen Prozesse aus (Aktivierung und Inhibierung von Hormonen, Transmittern usw.), welche die reflexhaften Überlebensstrategien (Kämpfen, Flüchten oder Todstellreflex) ermöglichen. Dabei werden höhere kognitive Funktionen blockiert und dissoziative Mechanismen aktiviert. Dies spart Zeit sowie Energie und dient als Überlastungsschutz vor tödlich hohen Erregungsniveaus. Die unter diesen Bedingungen generierten Gedächtnisinhalte sind für die erinnernde Person *nicht* zeitlich und örtlich bestimmbar und auch *nicht* im lebensgeschichtlichen Kontext integriert. Das aktive Abrufen der Erinnerung kann erschwert und das Versprachlichen derselben verunmöglicht sein. Eine Symbolisierung der Erlebnisinnhalte kann ebenso wenig stattfinden wie eine narrative Umformung oder Überschreibung. Die Amygdala verknüpft die Erfahrung mit den dazugehörigen (extremen) Emotionen und speichert diese als Erinnerungsfragmente. Diese Fragmente sind i. d. R. mit bestimmten Sinneswahrnehmungen assoziiert und durch diese abrufbar. So können einzelne Sinneswahrnehmungen als Trigger (Auslöser oder Stimulus zur Aktivierung) wirken und die gesamte Erlebniskette aktualisieren, die dann unendlich und immer wieder neu erlebt wird. Bei der erinnernden Person zeigt sich dies als Flashbacks, traumatische Träume oder Verhaltens- und Spielinszenierungen (vgl. Van der Kolk 2000).

Schnelles (Re-)Agieren kann bei Gefahr das unmittelbare Überleben sichern, deshalb bleibt die Amygdala nach Erfahrungen, die mit Leid, Schmerz oder Gefahr verbunden waren, aktiviert und behält – sozusagen immer wachsam, jederzeit schussbereit – den Finger am Abzug. Bei der Bewertung der eingehenden Wahrnehmungen sinkt dabei mit der Zeit die Auslöseschwelle und es kommt zur Generalisierung. So können starke Körperreaktionen ausgelöst werden (Übelkeit, Panik, Ohnmacht, u. Ä.), unabhängig davon, ob eine objektive Vergleichbarkeit mit der Ursprungserfahrung besteht oder eine bewusste Erinnerung daran möglich ist (= Körpergedächtnis).

Zusammenfassung der Unterschiede von Hippocampus und Amygdala in Bezug auf das Generieren von Gedächtnisinhalten	
Hippocampus = cool system of memory	Amygdala = hot system of memory
■ direkte Verbindung zum Kortex ■ in traumatischen Situationen unterdrückt ■ gehört zum expliziten Gedächtnis (»Normalarchiv«) ■ reif/funktionsfähig ab dem 3. Lebensjahr ■ kognitiv, Beschreibung von Prozeduren und Operationen ■ episodische Speicherung ■ zeitlich und räumlich orientiert: Erfahrung wird biographisch eingeordnet ■ bewusst, verbal/narrativ ■ semantisch ■ Informationen sind moderat und moderiert	■ keine direkte Kortexanbindung ■ in traumatischen Situationen aktiviert ■ gehört zum impliziten Gedächtnis (»Feuerwehr«, »Alarmsystem«) ■ Reife ab Geburt ■ emotional, automatische Durchführung von Fertigkeiten/Prozeduren ■ fragmentarische Speicherung ■ keine zeitliche und räumliche Orientierung: Erfahrung ist potentiell überall und immer (= nie vorbei) ■ unbewusst, sensorisch (sprach-los) ■ sinn-los ■ Informationen sind imperativ und leicht triggerbar

Im Wissen und Verstehen darum, wie Erinnerungen generiert werden und was bei traumatischen Situationen anders ist, liegt eine hilfreiche Kraft auf dem Weg zu Heilung oder wenigstens Linderung von Traumafolgestörungen. In der Mehrzahl der Fälle sind überlebte traumatische Erfahrungen verknüpft mit Schuld- und Schamgefühlen – da kann es entlastend sein, zu erfahren, dass das eigene Verhalten in der traumatischen Situation (dank Amygdalas beherztem, aber eben automatisiertem Zupacken) reflexhaft war und das logische Denken blockiert sowie das bewusste Eingreifen verunmöglicht. Außerdem kann gemeinsam verstanden werden, dass einige der Symptome (wie z. B. Sprachlosigkeit, Erinnerungslücken, scheinbar grundloses Ausrasten oder Flashbacks, aber auch Vertrauensprobleme) mit den übererregten Hirnbereichen (also der überwachsamen oder nervösen Amygdala) zu tun haben. Man ist also nicht verrückt oder dumm oder (für Bezugspersonen) schlecht erzogen oder (für Psychotherapeuten) widerständig oder unwillig – sondern eben traumatisiert.

Fallvignette Anika (FS)

Anika, eine meiner Patientinnen, kannte das Problem der »Sprachlosigkeit« und der Zuschreibung, »unwillig« zu sein, nur zu gut. Sie stellte sich, gerade 14-jährig, bei mir vor, nach zwei ambulanten und bald abgebrochenen Therapieversuchen sowie drei längeren Klinikaufenthalten. Ihre Arme und ihr Körper waren übersät von Narben alter und neuer Selbstverletzungen aller Art. Es ging ihr unverändert schlecht; sie wandte die in den Kliniken erlernten Skills zur Selbstregulation »bis zum Umfallen« an und verletzte sich letztendlich dennoch immer wieder. In den Sitzungen mit ihr hörte ich unzählige Male: »keine Ahnung« oder »Ich weiß nicht« oder sie schwieg gleich ganz. Und immer war dabei deutlich zu spüren, dass sie gerne etwas gesagt hätte. Meine Vorgänger*innen hatten ihr fehlende Therapiemotivation und mangelnde Mitarbeit vorgeworfen. Dabei war ich immer wieder davon beeindruckt, dass meine Patientin trotz ihrer inneren Belastung aus den vorangehenden Behandlungen so viel Hilfreiches für sich mitgenommen hatte und anwenden konnte.

Zuletzt kann das Verstehen der Zusammenhänge, die bei der Entstehung von Gedächtnisinhalten wirken, schlicht motivierend sein und Zuversicht spendend für die achtsame Suche nach Triggern sowie für die gemeinsame Arbeit an einzelnen vergangenen, sehr schmerzhaften Situationen.

Das Kapitel Neurobiologie und Trauma soll mit einem Zitat von Peter Levine (2020, S. 61) enden: »Erwachsene haben zusätzlich zu ihrem voll entwickelten Gehirn die Freiheit, sich Zugang zu Ressourcen zu schaffen, die Stress und Angst reduzieren … sie haben lauter gesunde Wahlmöglichkeiten, die ihnen dabei helfen, ihre Gefühle und Symptome zu bewältigen. … Kinder hingegen sind auf Erwachsene angewiesen, die ihre Bedürfnisse … erkennen und ihnen nachkommen.«

3.2 Ursachen für (komplexe) Traumafolgestörungen

Was eine traumatische Situation oder ein traumatisierender Zeitraum für Betroffene bedeutet, hängt unter anderem deutlich vom Lebensalter ab. Gefahr für das körperliche oder seelische Überleben, Unmöglichkeit zu Kampf sowie Flucht und ein absoluter Kontrollverlust mit überflutenden Gefühlen der Hilflosigkeit und Ohnmacht sind die Bedingungen einer traumatischen Situation. Kinder sind oder erleben sich durch andere Dinge existentiell bedroht als Erwachsene. Und je jünger ein Kind ist, desto unwahrscheinlicher ist es, dass es sich selbst durch Kampf oder Flucht helfen kann. So ist für einen Erwachsenen eine halbe Stunde allein in einem sommerlich warmen Auto nichts Besonderes oder gar eine willkommene Pause. Ein und dasselbe Ereignis kann für einen Säugling dagegen in doppelter Hinsicht gravierend sein: Allein sein, nicht gehört und beantwortet werden ist für einen Säugling ebenso eine existentiell bedrohliche Situation wie starkes Schwitzen und der daraus folgende selbst nicht stillbare Durst.

Wie ist ein traumatisches Ereignis definiert?

Fischer und Riedesser (2009) definieren in ihrem »Lehrbuch der Psychotraumatologie« ein traumatisches Erlebnis als eine erlebte oder beobachtete Situation, in der ein »vitales Diskrepanzerleben zwischen bedrohlichen Situationsfaktoren und den individuellen Bewältigungsmöglichkeiten« besteht, »das mit Gefühlen der Hilflosigkeit und schutzloser Preisgabe einhergeht und so eine dauerhafte Erschütterung von Selbst- und Weltverständnis bewirkt« (S. 78). Dabei suggerieren die Begriffe »Erlebnis« und »Situationen« kurze Zeitabschnitte. Doch können auch lange Zeiträume von »vitalem Diskrepanzerleben zwischen bedrohlichen Situationsfaktoren und den individuellen Bewältigungsmöglichkeiten … mit Gefühlen der Hilflosigkeit und schutzloser Preisgabe« geprägt sein (wie beispielsweise bei Vernachlässigung). Oder viele kleine aufgehäufte Momente (für sich genommen nicht traumatisch) bewirken in der Summe eine »dauerhafte Erschütterung von Selbst- und Weltverständnis«.

Welche Ereignisse können im Kindes- und Jugendalter traumatisierend wirken?

In der kindlichen Entwicklung sind traumatische Ereignisse oder Zeiträume nahezu immer »Katastrophen«. Passend dazu unterteilt Riedesser (2003) die Ereignisse, die zu Traumatisierung von Kindern führen können, in verschiedene Katastrophen.

a) Naturkatastrophen:	Erdbeben, Vulkanausbrüche, Hurrikane, Überschwemmungen
b) Durch Menschen hervorgerufene Katastrophen	
▪ technologische Katastrophen:	Verkehrsunfälle (Auto, Schiff, Zug, Flugzeug), Großbrände und ökologische Katastrophen (z. B. Kernkraftunfälle, Öltankerhavarie, Vergiftung des Grundwassers …)
▪ Katastrophen als Folge menschlicher Aggressivität und Grausamkeit:	Geiselnahme, Terrorismus, Folter, Vergewaltigung, Krieg, Genozid
c) Katastrophen innerhalb der Familie:	emotionale, körperliche und sexuelle Gewalt, massive Vernachlässigung, Erleben schwerer Gewalttätigkeit, schwere Trennungserlebnisse, schwere eigene und familiäre Erkrankungen, Tod

Das »objektive« Traumatisierungspotential dieser Ereignisse nimmt hierbei in der Reihenfolge ihrer Aufzählung zu, d. h., von Menschen gemachte Katastrophen verletzen die kindliche Seele mehr als natürliche und je näher der ereignisauslösende Mensch dem Kind steht, desto verheerender. Mit zunehmendem Alter und voranschreitender Entwicklung des assoziativen Kortex fällt nicht mehr nur das objektive Traumatisierungspotential allein ins Gewicht, sondern immer mehr das subjektive Beurteilen des Erlebten.

Peter Levine (2020) postuliert in seiner Definition von Trauma: »Das Trauma befindet sich im Nervensystem – nicht im Ereignis!« Und er hat im Blick, dass Kinder von Ereignissen traumatisiert werden können, die uns aus erwachsener Sicht nichtig erscheinen mögen.

Unfälle und Stürze:	Stürze: Treppen, Betten, hohe Stühle, Wickeltisch Sportverletzungen und -unfälle: beim Reiten, Fahrrad-/Skateboard-/Skifahren ... Autounfälle: Schleudertrauma, auch bei niedriger Geschwindigkeit beinahe Ertrinken und Ersticken
Medizinische und operative Eingriffe:	medizinische und operative Eingriffe: Genähtwerden, Spritzen, intravenöse Behandlungen, invasive Untersuchungen Behandlungen beim Zahnarzt lebensbedrohliche Erkrankungen und hohes Fieber länger anhaltende Bewegungseinschränkung: Gipsverband, Schiene, Streckverband, Spreizhose Vergiftungen Stress im Mutterleib und Komplikationen bei der Geburt: Nabelschnur um den Hals, Drogen, Alkohol etc.
Gewalthandlungen und Angriffe:	Mobbing: Schule, Nachbarschaft, Geschwister Angriffe durch Tiere (Hunde-, Schlangenbiss) familiäre Gewalt Gewalt miterleben: Dabeisein, stellvertretend durch Videospiele und Fernsehen Körperliche und sexuelle Gewalt, Vernachlässigung Krieg, Vertreibung und generationsübergreifende Folgen Bedrohung durch terroristische Angriffe
Verlust:	Scheidung (der Eltern) Tod eines geliebten Menschen oder Haustieres Trennung (von geliebten Menschen oder Haustieren) Verlorengehen im Kaufhaus oder in einer unbekannten Umgebung von Besitz: Verlust des Zuhauses oder anderen Besitzes durch eine Katastrophe
Umgebungsbedingte Stressfaktoren und Naturkatastrophen:	Extremen Temperaturen ausgesetzt sein (Kleinkinder und Säuglinge) Naturkatastrophen: Feuer, Erdbeben, Überschwemmung, Wirbelstürme, Orkane, Vulkanausbrüche Plötzlich auftretende laute Geräusche: Auseinandersetzungen, Gewalt, Donner etc., vor allem wenn das Kind allein ist (Kleinkinder und Säuglinge)

Aus dieser hilfreichen Tabelle möchte ich einige Ereignisse herausgreifen; nicht weil sie bemerkenswert schlimm sind, sondern weil sie deutlich machen, wie sehr die Behandlung von Kindern durch die Erwachsenensicht geprägt und gestört sein kann. Der Säugling, allein im sommerlich warmen Auto, wurde bereits erwähnt. Ein weiteres Beispiel, um die Perspektive eines Kindes zu verdeutlichen: Ein um die Ecke kommender Schäferhund, der vor Freude bellend die Vorderpfoten auf die Schultern des 4-Jährigen legt, ist vergleichbar mit einem freudig wiehernden und steigenden Pferd, mit dem sich ein Erwachsener, um eine Ecke biegend, konfrontiert sähe.

Verlorengehen kleiner Kinder, z.B. im Kaufhaus, geht für das Kind mit dem in der Definition von Fischer und Riedesser genannten »Diskrepanzerleben zwischen bedrohlichen Situationsfaktoren und den individuellen Bewältigungsmöglichkeiten« einher sowie »mit Gefühlen der Hilflosigkeit und schutzloser Preisgabe« und kann »so eine dauerhafte Erschütterung von Selbst- und Weltverständnis« bewirken. Aus Elternsicht hat sich das Kind eventuell unerlaubt entfernt oder gar versteckt oder war unachtsam. Während des Suchens bekamen die Eltern aber vielleicht auch Selbstzweifel und Schuldgefühle. In der Wiederbegegnung befinden sich Eltern in der Folge oft in einer Mischung aus Ärger und Erleichterung und haben den Trost des Kindes nicht ausreichend im Blick.

Verlust oder Tod eines geliebten Haustieres: Ein toter Hase ist aus Erwachsenensicht nichts Tragisches, für ein Kind kann er *das* »Familienmitglied« gewesen sein, welches zuvor das emotionale Überleben des Kindes sicherte.

Fallvignette Nathalie (FS)

Nathalie wurde mir mit neun Jahren von der Mutter wegen »Überängstlichkeit« und Einschlafproblemen vorgestellt. Die Mutter kam aus einem osteuropäischen Land. Sie äußerte im Vorgespräch die Sorge, es könnte bei ihrer Tochter im Kindergarten zu sexuellen Übergriffen gekommen sein. Ihre Tochter habe sich damals verändert und es sei einem männlichen Erzieher gekündigt worden. Sie habe aber nichts herausfinden können und während der wenigen Gesprächen in der Beratungsstelle sei dann die Frage gestellt worden, ob nicht Nathalies älterer Bruder ... Sie habe Sorge, etwas zu übersehen. In der differenzierten Anamneseerhebung (in diesem Fall gemeinsam mit der Tochter) zeigte sich, dass die Mutter tatsächlich einiges übersehen bzw. für »nicht so schlimm« gehalten hatte, denn da waren: ein schwerer Treppensturz im Kleinkindalter; ein Schaukelunfall mit Erschrecken über das eigene blutige Gesicht im Spiegel im frühen Kindergartenalter; allergisches Asthma mit mehrfachem Krankenwageneinsatz im Kindergarten- und frühen Grundschulalter in der Folge musste wegen Nathalies Asthma der Familienhund weggegeben werden; mehrfaches Verlorengehen in unterschiedlichen Altersstufen, einmal im Ausland und für einige Stunden; die Erfahrung in einem Aufzug stecken zu bleiben; abends in der Einschlafsituation aus dem Stockbett dem großen Bruder bei Videospielen über die Schulter schauen, deren Bilderwelt weit jenseits der Altersnorm der Patientin lag; in der Grundschule Hänseleien und noch einiges mehr. Die Patientin hatte glasklare Erinnerungen zu den einzelnen Ereignissen. Die Mutter erinnerte sich nur verschwommen und lachte bei jeder Aufzählung verlegen auf, mit Worten wie »Ach das, das war doch nicht so schlimm« oder »Aber es ist doch alles gut gegangen« und dann an mich gewandt: »Meine Nathalie war schon immer so empfindlich – sie ist die Jüngste, wir haben sie verwöhnt.« Nathalie lebte weiter entfernt und konnte nur in größeren Abständen Termine wahrnehmen. Auch wenn Nathalie von einer spieltherapeutischen Begleitung sicher profitiert hätte, ging dies aufgrund der Lebenssituation nicht. Darüber hinaus hatte ich aber auch den Eindruck, dass es hier wichtig wäre, Mutter und Tochter gemeinsam zu sehen, ihr beider Mitgefühl für Nathalies jüngere Anteile zu wecken. Im Verlauf der Behandlung erfolgten viele Versorgungen jüngerer verletzter Anteile und ich konnte quasi zusehen, wie Nathalie innerlich und dann auch äußerlich wuchs und immer selbstsicherer wurde. Auch die Mutter wurde weicher und liebevoller in der Begleitung ihrer Tochter. Die Symptomatik war rückläufig und verschwand schließlich.

Natürlich habe ich die Sorge der Mutter, es könnte im Kindergartenalter einen sexuellen Übergriff gegeben haben, nicht aus den Augen verloren, aber es gab trotz konkreter Nachfrage keinen Behandlungsauftrag seitens der Patientin zu dieser Thematik. Einen dezenten Hinweis auf die vermuteten sexuellen Übergriffe gab im Verlauf lediglich ein Traum (Nathalie träumte, sie sei wieder klein und durch die immer näherkommenden Wände ihres Kindergartenschlafraumes fast erdrückt worden). Mit der Patientin und ihrer Familie wurde vereinbart, dass sie sich jederzeit wieder melden könnten – vielleicht wenn die Pubertät einsetzt.

Ertrinken ist eine der häufigsten Todesursachen bei 3-Jährigen. Auch »fast ertrinken« ist eine existentielle Situation, die i. d. R. beim Kind, aber auch bei der beaufsichtigenden Person deutliche Spuren hinterlässt. Doch mit einem »Es ist ja alles gut gegangen« wird es oft schnell abgetan.

Medizinische Eingriffe (oder schlicht die damals notwendige krankengymnastische Behandlung nach Vojta, bei welcher die Babys sehr viel schreien und die Eltern bei mangelnder Aufklärung das Gefühl bekommen können, ihr Kind zu foltern) werden als Traumaursache ebenfalls oft übersehen oder verharmlost. Schon Erwachsene werden – trotz Patientenrechtegesetz – nicht immer richtig über die während einer Behandlung anstehenden und notwendigen Handgriffe (für Ärzt*innen oder Pfleger*innen meist Routinehandlungen) aufgeklärt. In aller Regel wird mit Kindern noch weniger geredet und noch viel zu oft mit Verharmlosung (»nur ein kleiner Pieks«) und Überrumpelung (»Da musst du jetzt kurz durch«) gearbeitet. Meist werden Eltern dann zu »Mittätern«, wenn sie ihr Kind festhalten oder allein lassen müssen.

»Gewalt miterleben …, stellvertretend durch Videospiele und Fernsehen« ist viel häufiger, als man es erwarten würde, Ursache für Erstarrungen der Seele und Entwicklungsblockaden.

Fallvignette Nicole (FS)

Nicole, 16 Jahre alt, kam mit einer atypischen Anorexie zu mir in Behandlung. Sie konnte sich glasklar an die Szenen aus einem »Tatort« erinnern, die sie heimlich mit sechs Jahren, auf dem obersten Treppenabsatz kauernd, gesehen hatte. Die Eltern hatten sie nicht bemerkt. »Aber was da mit der Frau gemacht wurde …, da ist in mir was kaputt gegangen.«

Zuletzt muss eine »Riesenkatastrophe« Erwähnung finden, die oft nicht genug im Fokus der Bezugspersonen und psychotherapeutisch Behandelnden steht: (ungehinderter) Internetzugang. Zum einen absorbieren Handy & Co die elterliche Aufmerksamkeit, sodass haltgebende Bindung weniger möglich wird und Dinge geschehen, die die (körperlich anwesenden) Eltern nicht bemerken und nicht verhindern, weil sie selbst in der virtuellen Welt unterwegs sind. Zum andern ist elterlicher Medienkonsum, wie Alkohol- und Zigarettenkonsum, vorbildgebend für die im Haushalt lebenden Kinder.

Unbeaufsichtigter und unbeschränkter Medienkonsum/Internetzugang führt zu einer verheerenden Mischung aus Verletzung der Aufsichtspflicht durch die Bezugspersonen im realen Leben und mutwilliger sowie aggressiver Übergriffigkeit durch fremde Erwachsene gegenüber Kindern und Jugendlichen im virtuellen Raum, inklusive gezielter Entfremdung vom unmittelbaren Umfeld und Einladungen zu heimlichen Treffen. Bitte schauen Sie sich den Dokumentarfilm »Gefangen im Netz« (2020) von Barbora Chalupová und Vít Klusák an! Drei jugendlich aussehende Schauspielerinnen (als wären sie zwölf Jahre alt) werden zehn Tage lang in überdekoriert-ordentlichen Zimmerattrappen mit freiem Internetzugang am PC sitzend gefilmt. Oder hören Sie den NDR- Podcast »She likes Tech – Instagram und Magersucht« (2022). Hier wird das beunruhigende Zusammenspiel von Themenvorschlagalgorithmen der Suchmaschinen, der (Schein-)Welt der Influencer*innen und der bisher straffreien Aktivitäten von sogenannten »Mager-Coaches« sowie die verheerenden Folgen für betroffene Mädchen beschrieben. Einem Kind ein Handy mit freiem Internetzugang zu geben, ist so, als stellte man es allein, mitten auf eine achtspurige vielbefahrene Autobahn – und wunderte sich dann, dass ihm etwas zustößt; alles verborgen in einem technischen Gerät, das von Erwachsenen vor allem in seiner Funktionalität gesehen wird.

Zusammenfassend kann gesagt werden: Je kleiner oder jünger ein Kind ist, desto weniger kann es auf gemachte Erfahrungen und Ressourcen als Bewältigungsstrategie zugreifen und desto nichtiger oder unbedeutender (aus unserer Erwachsenensicht) können die Auslösesituationen für Extremstress sein. Umso dringlicher ist das Kind auf den Schutz, die Beruhigung und Versorgung durch wichtige Erwachsene angewiesen. Da wir aber allzu oft mit unserer Erwachsenenbrille auf das Kind schauen, ist Folgendes immens wichtig: Wir müssen *aktiv* nach möglichen – auch kleinen – Traumata sowie nach plötzlichen Veränderungen und Auffälligkeiten beim Kind, die Traumafolgen sein könnten, fragen *(s. Abschnitt 3.4 Erscheinungsformen von Traumafolgestörungen)*. Und vor allem müssen wir die Antworten *ernst nehmen*.

Wie entstehen komplexe Traumafolgestörungen?

Im Laufe einer kindlichen Entwicklung findet sich selten nur »eine erlebte oder beobachtete Situation«. Terr (1991) unterteilt traumatische Ereignisse nach der Art ihrer Einwirkung auf das Individuum. Sie definiert ein einmaliges, überwältigendes Vorkommnis als Schock – oder Typ-I-Trauma, welches die einfache PTBS nach sich ziehen kann. Umstände, die sich längerfristig hinziehen, sind in Terrs Klassifikation Typ-II-Traumata. Khan beschrieb schon 1963 das »kumulative Trauma«; dabei wirken mehrere Ereignisse auf ein Kind ein. Jedes für sich genommen scheint nicht unbedingt traumatisierend, doch in der Summe verursachen sie seelische Verletzung. Keilson beschrieb 1979 die »sequentielle Traumatisierung« bei verfolgten jüdischen Kindern. Dabei hatte die zeitliche Abfolge einzelner Traumata ebenso starken Einfluss auf die Persönlichkeitsentwicklung des Kindes wie die Lebensbedingungen vor und nach den traumatischen Erfahrungen. Dies entspricht der heutigen (ICD-11) Definition von komplexer Traumafolgestörung (kPTBS).

Klinisch ist relevant, dass eine chronisch komplexe Traumafolgestörung oft diagnostisch *nicht mehr* (eindeutig) die Kriterien der Klassifikationsschemata erfüllt und dennoch mit erheblicher Krankheitsbelastung für die Betroffenen und ihren Bezugsrahmen einhergeht. Die Entstehung einer chronisch komplexen Traumafolgestörung

- beginnt meist früh im Leben,
- vor dem Hintergrund mehrerer traumatischer Erfahrungen i. d. R. unterschiedlichster Art,

- auf dem Boden der vorbestehenden Bindungserfahrung,
- wird beeinflusst durch die mitgebrachte Resilienz und die gesammelten Ressourcen,
- erwächst aus den Wechselwirkungen der posttraumatischen Symptome und der Umwelt sowie der Kompensation der Folgen.

3.3 Bindung und Trauma

Grundlegende Überlegungen zur Notwendigkeit positiver Bindungserfahrungen für eine gelingende Entwicklung finden sich bereits in der Einleitung dieses Buches, die hier weiter ausgeführt werden.

Kinder und Jugendliche leben in der Regel mit Erwachsenen zusammen, die zumindest versuchen, für sie emotional zur Verfügung zu stehen und sie mit allem Lebensnotwendigen zu versorgen. Die meisten Eltern lieben ihre Kinder und sie sind ihnen wichtig, sie wünschen sich das Beste für ihre Nachkommen. Die ersten Bindungen werden innerhalb der Familie aufgebaut, nach und nach erweitert sich der Lebensraum des Kindes auf sein Umfeld. Auch zu Menschen, die nicht zur Familie gehören, bauen Kinder Bindungen auf. Diese Bindungen, die wir im Laufe unseres Lebens eingehen, haben zentrale Bedeutung für uns, unsere Persönlichkeitsentwicklung und unsere Widerstandskraft gegenüber negativen und belastenden Ereignissen des Lebens. Nicht alle Bindungen haben dieselbe Qualität. Es gibt Menschen, die positive Bindungsangebote machen oder annehmen (können), und solche, die mit Bindung aufgrund ihrer eigenen Biographie Probleme haben. Zwischen Bindung und Trauma gibt es enge Zusammenhänge

Kinder und Jugendliche brauchen Bindung

Menschen können nicht ohne Bindung aufwachsen und leben. Wir sind in den ersten Lebensjahren umfänglich von anderen Menschen abhängig, weil sie uns mit Nahrung, Schlafplatz, Kleidung versorgen müssen, sonst können wir nicht überleben. In der Regel sind diese Kümmerer die Eltern. Doch diese rein äußere Fürsorge reicht bei

Weitem nicht aus. Schon Rousseau hat die Schädigungen von emotional vernachlässigten Kindern seiner Zeit beschrieben (Rousseau 1978). Seit den Studien von Bowlby und Ainsworth (vgl. Grossmann & Grossmann 2003) mit von den Müttern getrennten Kriegskindern und der Forschung von René A. Spitz zu Hospitalismus (Spitz 2005) ist die Bedeutung der frühen Bindungserfahrungen gut belegt. Spitz hat auch wissenschaftlich nachgewiesen, dass »satt und sauber« für eine gesunde menschliche Entwicklung nicht ausreichen (in: Bittner & Harms 1985). Eine emotional zugewandte Beziehung zu einem anderen Mitmenschen ist in jeder Altersgruppe notwendig für unser Dasein. Neben der Psychiatrie und Psychologie wurde auch in der Pädagogik schon früh die zentrale Bedeutung positiver Beziehungsangebote erkannt. Dies zeigen frühe Beschreibungen des sogenannten Deprivationssyndroms bei Kindern und Jugendlichen, die in der Fürsorgeerziehung waren (vgl. Aichhorn 2005).

Zwischenmenschliche Beziehung als elementarer Faktor für Entwicklung finden wir infolgedessen in verschiedenen Ansätzen der Entwicklungspsychologie (vgl. Erikson 1982, Oerter & Montada 2002). Auch in der Sozialpsychologie wird das Bedürfnis nach Bindung und Beziehung neben anderen als ein zentrales menschliches Grundbedürfnis innerhalb der Sicherheits- und sozialen Bedürfnisse verstanden (Maslow 1981). Auch in der Verhaltenstherapie findet in der sogenannten dritten Welle der Blick auf die in der Entwicklung erfahrene Bedürfnisbefriedigung über die Erstellung einer Plananalyse zunehmend Eingang (Caspar 2018).

Positive Bindungserfahrungen sind für eine gesunde emotionale Entwicklung notwendig; ungünstige bzw. defizitäre Bindungsgegebenheiten können bis hin zur Traumatisierung führen. Der Zusammenhang von erlebten Bindungsqualitäten und der Entwicklung von Traumata wurde ausführlich aufgegriffen und beschrieben von Karl-Heinz Brisch und Theodor Hellbrügge (2006, 2. Auflage). Auch die Hirnforschung betont die Bedeutung der Bindungserfahrung für die Entwicklung des Menschen im positiven/protektiven wie auch negativen/störenden/schädigenden Sinne (Roth & Stüber 2020). Genauso wie fehlende positive Bindungserfahrungen die kindliche Entwicklung schädigen können, braucht es für Kinder und Jugendliche positive Bindungsangebote, um gesund zu werden, respektive um einen durch Traumatisierung unterbrochenen Entwicklungsprozess wieder aufnehmen zu können. Von einer gesunden Entwicklung wird ausgegangen, wenn Säuglinge, Kinder und Jugendliche ihre Entwicklungsaufgaben (vgl. Oerter & Montada 2002, Erikson 1982) altersadäquat meistern können.

Sind die ersten Erfahrungen eines Menschenkindes durch Unzuverlässigkeit, Verunsicherung, Angst oder gar Gefahr für Leib und Leben gekennzeichnet, kann es das für die weitere Entwicklung notwendige Vertrauen in andere nicht entwickeln. In einer als unsicher erlebten Welt kann wiederum keine individuelle Sicherheit und kein Selbstvertrauen entwickelt werden. Dies ist aber die psychisch notwendige Basis für das die Entwicklung vorantreibende Explorationsverhalten und für eine gelingende neuronale Entwicklung des Kindes. Wenn das kindliche Vertrauen in seine Welt, seine Bindungspersonen oder in sich selbst durch als einschneidend erlebte Ereignisse massiv erschüttert wird, wird sein wichtiger Entwicklungsmotor, die Neugier bzw. die Explorationsbereitschaft, durch Angst stark eingeschränkt bzw. blockiert. Erfolgserfahrungen bleiben aus, der notwendige positive Kreislauf von Explorationsverhalten – Selbstwirksamkeitserleben – Vertrauen in ein tragendes und förderndes Umfeld sowie in die eigenen Fähigkeiten werden umgekehrt. Ein Negativkreislauf von Angst, Misstrauen, Misserfolgserwartung, Anforderungsvermeidung, Ausbleiben von Selbstwirksamkeitserleben und positivem Beziehungserleben beginnt. Die neuronalen Vorgänge werden eingeschränkt, was sich auf unterschiedliche Hirnfunktionen und damit auf das gesamte Erleben und Verhalten auswirken kann.

Fallvignette Julian (SH)

Julian wird als Kind von schwer drogenabhängigen Eltern geboren. Es ist davon auszugehen, dass er schon früh massive Erfahrungen von Vernachlässigung (Hunger, mangelnde Fürsorge, mangelnde Hygiene, keine Förderung, kaum emotionale Zuwendung) machen musste. Als er in eine Pflegefamilie gebracht wird, ist er knapp drei Jahre alt, hygienisch in desolatem Zustand, emo-

tional in einem beständigen Hyperarousal. Er war es gewohnt, sich selbst zu versorgen, sofern in diesem Alter durch Betteln und Stehlen möglich. Durch diese Deprivationserfahrungen hatte der Junge ein sehr hohes Kontrollbedürfnis entwickelt. Alles, was er nicht selbst bestimmen konnte, lehnte er massiv ab, auch unter Einsatz aggressiven Verhaltens. Lerngeschichtlich hatte er erfahren: »Wenn ich nicht alles selbst bestimmen und machen kann, bin ich verloren.« Emotional hat er verinnerlicht: »Ich kann nur mir selbst trauen, sonst wird es lebensgefährlich.«
Jegliche Anforderungen (befürchteter Kontrollverlust und damit assoziierte Lebensgefahr) hatten Triggerfunktion und führten häufig zu heftigen Intrusionen, welche sich in aggressiven Durchbrüchen oder intrusivem Spiel zeigten. Gleichzeitig konnte Julian durch die fehlende elterliche Förderung und das ausbleibende Ich-stärkende Lob für Entwicklungsschritte, die er gemacht hat, keine Selbstwirksamkeitserwartung entwickeln. Dies alles führte dazu, dass er jegliche Anforderung (auch im Schulalltag) vermied. Ergänzend zu therapeutischer Stabilisierungsarbeit (z. B. Finden eines imaginativen sowie im Spiel aufgebauten geborgenen Ortes, Entwickeln von helfenden Wesen, die ihn bei der Alltagsbewältigung »unterstützten«, Sorgen für Sicherheit im Umfeld) konnte er schließlich mit geduldiger und von Zuversicht getragener Unterstützung seiner Pflegeeltern und Lehrpersonen einen einfachen Schulabschluss bewältigen. Erst im späteren Jugendalter, als ihm – ergänzend zu den positiven Bindungserfahrungen in der Pflegefamilie – die Wirkungszusammenhänge im Rahmen der Therapie bewusst und damit zugänglich wurden und er gelernt hatte, mit seinen ressourcenvollen inneren Anteilen zu arbeiten, war er in der Lage, Anforderungen nicht mehr als bedrohliche Außenkontrolle, verbunden mit antizipiertem Versagen/Bedrohung, wahrzunehmen.

Hier wird deutlich, dass tragfähige und emotional zugewandte Bindungsangebote zentral für die kindliche Entwicklung sind. Doch auch für die Überwindung und Heilung von Traumata aus Kinder- oder Jugendzeit sind positive Bindungsangebote ein wichtiges Element der Behandlung. Deshalb braucht es nicht nur die heilsame *therapeutische* Beziehung, sondern auch positive Bindungsangebote im Alltag unserer jungen Klient*innen. Bezugspersonen müssen deshalb in die Behandlung einbezogen werden. Diese können aus dem direkten Lebensumfeld der Kinder kommen, aber auch aus dem weiteren Umfeld. Sie lernen, genau hinzuschauen, Bedürfnisse und Emotionen des Kindes angemessen wahrzunehmen, das Kind in seinen Ressourcen zu stärken, es notfalls zu schützen und sich auf jeden Fall hilfreich zu kümmern (s. Kapitel 6 *Bezugspersonenarbeit und Arbeit mit dem Umfeld*). In unserem Beispiel von Julian war es der Pflegefamilie möglich, die therapiebegleitende Beratung anzunehmen und dem Jungen trotz vieler schmerzlicher Erfahrungen, die auch die Pflegeeltern mit ihm gemacht hatten, ein stabiles und positives Bindungsangebot zu machen. Julian selbst konnte dies im Laufe der Jahre erkennen und sich immer besser darauf einlassen, der Positivkreisel konnte beginnen, wirksam zu werden.

Kinder und Jugendliche bauen Bindung auf – auch zu unsicheren Bindungspersonen

Da Bindung ein elementares und überlebenswichtiges Grundbedürfnis des Menschen darstellt, kann davon ausgegangen werden, dass Kinder und Jugendliche bemüht sind, in ihrem Umfeld Bindungen aufzubauen – und dies unabhängig davon, ob die ausgewählte bzw. zur Verfügung stehende Person in der Lage ist, einen sicheren Hafen zu bieten oder nicht. Dies hat zur Folge, dass wir in unseren Praxen immer wieder Kinder und Jugendliche sehen, die unsicheres oder desorganisiertes Bindungsverhalten zeigen.

Bindungstyp	Beschreibung	Verhalten
Sichere Bindung	Die Kinder sind emotional stabil, können ihre Gefühle altersentsprechend wahrnehmen und adäquat mit ihnen umgehen	Sie nutzen ihre Bezugsperson als sichere Ausgangsbasis. Im jungen Alter weinen sie bei der Trennung, lassen sich aber bei Rückkehr beruhigen. In der weiteren Entwicklung findet ein stimmiger Ablöse- und Verselbständigungsprozess statt. Nähe und Distanz kann gut geregelt werden
Unsicher-vermeidende Bindung	Die Kinder sind emotional nicht stabil, verbergen jedoch ihre Emotionen. Sie zeigen eine Pseudounabhängigkeit	Können die Kinder ihre Erregung nicht mehr kontrollieren, zeigen sie oft Affektdurchbrüche
Unsicher-ambivalente Bindung	Die Kinder sind in ihrem Verhalten gegenüber der Bindungsperson widersprüchlich: Sie zeigen sich sowohl anhänglich als auch abweisend	Sie leiden unter Trennung, lassen sich jedoch von der Bindungsperson nicht bzw. kaum beruhigen. Später zeigen sie Probleme in der Regulierung von Nähe und Distanz, Zuneigung und Ablehnung
Desorganisierte Bindung	Die Kinder zeigen bizarres Verhalten wie Schaukeln, Erstarren, Wegdrehen, Emotionslosigkeit, Stereotypien	Die Kinder empfinden gegenüber der Bezugsperson sowohl Sicherheit als auch Angst. Jedes Verhalten, das sie zeigen, ist subjektiv falsch, da die Bezugsperson nie einschätzbar ist. Dies ist z. B. der Fall in deprivierten, von Gewalt jedweder Form geprägten Familien. Kinder aus solchen Familien haben massive Probleme, sich auf Bindung einzulassen – sie kann sogar als gefährlich erlebt werden. Im Grundschulalter kommt es zudem häufig zu Rollenumkehrverhalten (Roth & Strüber 2020) bzw. zur Parentifizierung

Fallvignette Melanie (SH)

Nehmen wir als Beispiel für eine unsicher-ambivalente Bindung Melanie. Sie wird im Grundschulalter vorgestellt und zeigt Symptome einer posttraumatischen Belastungsstörung. Sie lebte die ersten Jahre mit der Mutter beim gewalttätigen, aber sie heiß und innig liebenden Vater. Nach regelmäßigen Gewaltexzessen gegenüber Mutter und Kind kam es zu Trennung. Der Vater bestand im Weiteren auf regelmäßigen Umgängen. Es kam zur gerichtlichen Klärung. Bei einer Gegenüberstellung kuschelte sich Melanie eng an den Vater, obwohl sie zuvor von großen Ängsten vor dem Vater berichtet hatte. Die begutachtenden Personen ließen, die im Therapiebericht benannten, ambivalenten Bindungsmuster außer Acht – das Kind musste die Umgänge wahrnehmen. In der Folge verschlechterte sich der psychische Zustand massiv. Auch die therapeutische Beziehung hatte schwer gelitten, da der Schutz, den das Kind erhofft hatte, nicht möglich war. Erst nachdem der Vater wegen weiterer Delikte inhaftiert wurde, konnte sich der Zustand des Kindes bessern. Im jungen Erwachsenenalter beschäftigte sich Melanie in einem weiteren Behandlungsabschnitt mit ihren ambivalenten Emotionen gegenüber dem Vater und konnte sich dann angemessen emotional lösen.

In dieser Fallvignette erkennen wir, dass wir in der Traumaarbeit mit Kindern und Jugendlichen nicht nur die direkten Bezugspersonen einbinden müssen, sondern dass wir zudem auf das richtige Urteil bzw. die richtige Einschätzung durch andere Berufsgruppen angewiesen sind.

Fallvignette Johannes (SH)

Ausgeprägtes desorganisiertes Bindungsverhalten zeigt Johannes. Der Grundschüler lebt zum Vorstellungszeitpunkt seit zwei Jahren bei der alleinerziehenden Mutter. Vorausgegangen waren Alkoholexzesse des Vaters sowie sexuelle Übergriffe auf das Kind. An Wochenenden mussten auch hier, auf amtliche Anordnung hin, Umgänge beim Vater stattfinden. In der Schule und in den ersten Behandlungsstunden zeigte sich Johannes im Bindungsverhalten deutlich desorganisiert: Er wandte sich ab, erstarrte, begann stereotyp zu schaukeln. Im Therapiesetting versteckte er sich mit schützender Armhaltung unter den Sandkästen, sobald sich die Therapeutin minimal bewegte. Wenn er im Alltag den räumlichen Abstand zu anderen nicht halten konnte, kam er in einen hochaggressiven Kampfmodus; meist stand er jedoch erstarrt und mit abgewandtem starrem Blick zur Wand oder schaukelte sitzend mit Blick nach unten, war kaum ansprechbar.

In diesem Fall gelang es, durch intensive Zusammenarbeit zwischen den Lehrkräften als wichtigen Bezugspersonen im Schulalltag das symptomatische Verhalten in kleinsten Schritten hin zur Korrektur der traumatypisch eingeengten Wahrnehmung zu ändern. Intensive Stabilisierungsarbeit in der Therapie und sensibler Umgang mit der Problematik sowie die Anwendung von Stabilisierungsmöglichkeiten im Schulsetting (z.B. konnte sein Bedürfnis nach räumlichem Abstand geachtet werden, ihm wurde ein für ihn »sicherer« Bereich im Klassenzimmer angeboten, was eine wichtige Selbstwirksamkeitserfahrung und beginnende Selbstbemächtigung darstellte: genau zu schauen und zu überprüfen »Ist es wirklich gefährlich?«) war für Johannes wichtig und er konnte dort erste Schritte in Richtung Beziehungsaufnahme machen sowie Vertrauen in sich selbst und seine Fähigkeiten aufbauen. Er bekam im therapeutischen und schulischen Rahmen emotional Kontrolle zurück, die Beschulung konnte selbstwertstärkend und Sicherheit vermittelnd fortgesetzt werden.

Fallvignette Sabine (SH)

Sabine, eine 17-jährige Jugendliche, zeigte ausgeprägtes unsicher-vermeidendes Bindungsverhalten. Sie lebt seit ihrer Kindheit in einer Wohngruppe. In der Therapie möchte sie vor der Berufsausbildung ihre »Biographie und die früheren Traumata verarbeiten«. Grund für die Herausnahme aus der Familie war Gewalt des Vaters und des deutlich älteren Bruders. Die Mutter zeigte sich hilflos, aber Sabine zugewandt. Im Wohngruppenalltag hatte Sabine kaum Anbindung an andere Jugendliche oder Mitarbeitende; sie schildert sich als wenig an Beziehungen interessiert.

Teils könne sie jedoch »ausflippen«, wenn es ihr zu nah und zu eng werde. Ganz früher habe sie zu einzelnen Mitarbeiterinnen Beziehung gesucht, nach dem zweiten Mitarbeiterwechsel habe sie »keine Beziehung mehr gebraucht«. Auch zur Mutter habe sie »keine Beziehung«, diese habe sie nie verstanden und ihr gegen die väterliche Gewalt keinen Schutz bieten können. Im Grunde sei sie von ihr immer enttäuscht worden. Mit Stillhalten und Nichtauffallen sei sie immer gut gefahren, dann hätten sich Vater und Bruder mit den Schlägen eher an die Mutter gehalten. Immer wieder habe sie deswegen Schuldgefühle. Weil sie jedem misstraue und keine Beziehungen eingehe, habe sie auch keine Konflikte mit anderen, was sehr angenehm sei.

Durch ressourcen- und bedürfnisorientierte Stabilisierungsarbeit (z.B. Reflektieren und Zuordnen des damaligen Verhaltens in der Vergangenheit beim jungen Kind, Benennen von Recht und Unrecht, Herausarbeiten des Erwachsenen-Ichs) konnte Sabine zunehmend Schuldgefühle abbauen, in Beziehung zu sich selbst gehen, innere Helfer aktivieren und auf dieser Basis die frühen Traumata bearbeiten und im Zuge der Integrationsarbeit eine positive Ich-Identität entwickeln und mehr Nähe zulassen.

Was sind die Folgen unzureichender Bindung in traumatisierenden Situationen?

Traumatisierte Kinder und Jugendliche waren Situationen ausgeliefert, die sie als existentiell bedrohlich und denen sie sich selbst hilflos ausgeliefert erlebten. Hierzu zählt auch, wenn Bindungspersonen in vom Kind bedrohlich erlebten Situationen nicht anwesend waren oder nicht schützten bzw. nicht schützen konnten. Dies stellt eine Verletzung des Bindungsbedürfnisses dar und führt zu einer Schädigung der Bindungssicherheit bzw. festigt Bindungsunsicherheit. Ungünstige emotionale Verarbeitungsmuster sind häufig die Folge.

So begegnen uns in den Behandlungen häufig junge Menschen, die sich *die Schuld für das Geschehene* geben: Sie seien nicht ausreichend lieb gewesen oder hätten Anforderungen nicht erfüllt, deshalb habe

Papa oder Mama die Kontrolle verloren. Wegen ihnen würden sich die Eltern streiten und schlagen. Sie seien »nicht richtig«, nicht so, wie es die Bezugspersonen erwarteten, deshalb hätten sie alles verdient, was ihnen angetan werde bzw. angetan worden sei. Es gibt auch Kinder und Jugendliche, die sich schuldig fühlen oder in Selbstzweifel kommen, weil sie die Eskalationen nicht verhindern konnten.

Kinder können ihren Bezugspersonen nur schwer Defizite zuschreiben. Aus ihrem Bindungsbedürfnis heraus tendieren sie dazu, *psychisch bzw. physisch gewalttätige Angehörige zu idealisieren.* »Sie lieben mich, was sie machen, gehört dazu, sie erziehen mich, weil ich ihnen wichtig bin.« Kinder klammern sich nicht selten an die Hoffnung, die Eltern würden sich ändern und eines Tages werde alles gut. Die Suche nach und die Hoffnung auf Sicherheit und Fürsorge gebende Eltern ist bei bindungsgeschädigten Kindern immer präsent. Deshalb nehmen die Kinder lieber Schuld auf sich, als die Verantwortung für Gewalt den Täter*innen zuzuschreiben. Diese Tendenz, alle Verantwortung auf sich zu nehmen, wirkt sich massiv selbstwertschädigend aus – bis zum Selbsthass. Die psychischen Folgen sind sehr konkret sichtbar bei Klient*innen mit *selbstverletzendem Verhalten, Risikoverhalten inklusive Suizidalität oder Störungen im Sozialverhalten.* Bei einer anderen Klientengruppe begegnen uns junge Menschen, die sich frag- und kritiklos allem und jedem unterordnen. Damit gefährden sie sich selbst und auch andere. Es sind Kinder und Jugendliche, welche die dysfunktionale (Doppel-)Moral bzw. Wertehaltungen ihrer Bezugspersonen und ihres Umfelds übernommen haben. Diese wird dann entweder *aktiv über das Ausleben eigener Aggression gegen sich selbst oder gegen andere* ausagiert (täteridentifiziert) oder durch *passives Resignieren über eine ausgesprochene Opferhaltung und Überanpassung an dysfunktionale Systeme* (tätergebunden). Im schlechtesten Fall wird die Problematik durch solche Prozesse über Generationen hinweg weitergetragen.

Besonders herausgefordert sind auch Patient*innen, die mit schwer psychisch kranken Eltern aufgewachsen sind. Die psychische Erkrankung der Erwachsenen sind für die Kinder emotional hoch ängstigend und verunsichernd. Gleichzeitig fehlt häufig die adäquate

Validierung der kindlichen Wahrnehmung; die Kinder bleiben dann in latenter Verunsicherung darüber, was sie wahrnehmen und wie sie dies bewerten. Durch das kranke Familiensystem sind die Kinder permanent verunsichert darüber, was normal ist. Scham und Schuldgefühl verhindern immer wieder, dass sie sich Personen aus dem gesunden Umfeld anvertrauen. Sie haben keine Quelle, aus der sie ihre Resilienz stärken können. Dadurch fehlt ihnen die sichere Basis für die eigene gesunde Entwicklung (vgl. Lenz 2005 und Lenz et al. 2017).

Selbstakzeptanz im Sinne von Rogers (1983) können viele der durch Traumata beschädigten jungen Klient*innen oft nicht aufbauen. Hierfür fehlt ihnen meist die seitens der Bezugspersonen uneigennützige positive Wertschätzung. Wer diese nicht erfährt, kann keinen positiven Selbstwert aufbauen.

3.4 Erscheinungsformen von Traumafolgestörungen

Leonore Terr beschrieb bereits 1951 die klassischen Symptome der PTBS bei Kindern und machte damals schon auf die Unterschiede zur Symptomatik im Erwachsenenalter aufmerksam. Sie untersuchte die 23 Kinder der Chowchilla-Schulbusentführung, fünf und 13 Monaten nach ihrer Befreiung. Jedes der Kinder litt unter posttraumatischen Folgestörungen. Sie litten anfänglich unter (ab hier übersetzt von FS) »Fehlwahrnehmungen, Ängsten vor weiteren Traumatisierungen, Halluzinationen und Vorahnungen. Später traten posttraumatische Symptome auf, in Form von posttraumatischem Spiel, Reinszenierungen in Beziehung, Persönlichkeitsveränderungen, wiederholten Träumen (einschließlich prädiktiver Träume und Träume, in denen sie starben), Ängsten vor erneuter Entführung und ›Angst vor dem Alltäglichen‹.« Trotz der frühen Pionierarbeit von Leonore Terr und obwohl Kinder und Jugendliche besonders gefährdet sind, traumatische Ereignisse zu erleben und Folgestörungen zu entwickeln, gibt es keine einheitlichen Klassifikationssysteme für die einfache und die komplexe posttraumatische Folgestörung bei Kindern und Jugendlichen.

Immerhin findet sich inzwischen in der DSM 5 und in der ICD-11 eine allgemeine Klassifikation der komplexen Traumafolgestörung. Diese fehlte bisher auch für das Erwachsenenalter. Doch alle bisherigen Klassifikationen gehen davon aus, dass es ein Ereignis oder mehrere gibt, dem oder denen die Symptomatik zugeordnet werden kann. Aber selbst im Erwachsenenalter fehlt oft genug die Erinnerung an auslösende Situationen und im Kindesalter werden auslösende Ereignisse oft verkannt. Im Kindes- und Jugendalter kommt erschwerend hinzu, dass der Entwicklungsstand vor, während und nach der Traumatisierung einen Einfluss auf das Symptombild hat.

Traumatische Erlebnisse sowie die Reaktionen darauf können die Entwicklung eines Kindes oder Jugendlichen stark beeinträchtigen. Mögliche Reaktionen auf eine traumatische Erfahrung sind: Regression in ein früheres Entwicklungsstadium oder auch unangemessene Entwicklungsprogression sowie Stillstand der Entwicklung oder Schwierigkeiten beim Erlernen neuer Fähigkeiten (Pynoos et al. 2009). Diese Reaktionen können die Gesamtheit der kindlichen Persönlichkeit betreffen oder auch nur Teilebereiche der kindlichen Entwicklung. Es kommt gar nicht selten vor, dass bestimmte Bereiche regrediert, andere frühgereift erscheinen, wieder andere stillstehen und dass Teilbereiche wechselnd vorhanden sind oder eben nicht. Salomon und Bryant (2002) fanden in ihren Untersuchungen, dass Vorwissen und sprachliche Entwicklung einen Einfluss auf die kognitive Verarbeitung von traumatischen Erlebnissen haben. So verarbeiten jüngere Kinder weniger Details und vergessen Einzelheiten schneller als ältere Kinder oder Erwachsene. Zudem ist die Interpretation einer erlebten Situation beeinflusst durch das Vorwissen zur Situation und den Überblick in derselben. So wird beispielsweise ein Säugling im Luftschutzbunker, im Arm der Mutter, die Situation anders verarbeiten als das 8-jährige oder gar das 12-jährige Geschwisterkind.

Sandra Wieland (2011) fasst die Ergebnisse von Bruce Perry (2006) zusammen:

»[Es hängt] vom altersbedingten Entwicklungsstand des Gehirns ab […], welche Hirnareale von Misshandlung und Vernachlässigung beeinträchtigt werden. Wenn die Traumatisierungen im Säuglingsalter eintreten, sind die niederen Bereiche des Gehirns am stärksten betroffen – der Hirnstamm und das Zwischenhirn, weil sie die körperliche Funktionen und das Erregungslevel regulieren. In der Kleinkindzeit und in der frühen Kindheit ist das limbische System am stärksten betroffen und dementsprechend die emotionale Reaktivität und die Verfestigung von Bindungsmustern. In der Kindheit und Jugend sind die kortikalen Bereiche des Gehirns aktiver und dementsprechend auch stärker vom Trauma betroffen. Da frühe Traumatisierungen neuronale Prägungen unterhalb des kortikalen Levels zur Folge haben, kann das Kind, wenn es älter wird und sich in einer sicheren Umgebung befindet, auch weiterhin unbewusst auf frühe Bedrohungssignale reagieren. Das Funktionsniveau eines Kindes oder Jugendlichen kann auf das Niveau zurückfallen, das zur Zeit der Misshandlungen dominant war.« (S. 33)

Symptome in verschiedenen Altersstufen

Wir haben es in der Arbeit als Kinder- und Jugendpsychotherapeut*innen mit der besonderen Situation zu tun, dass wir als »Seelenärzt*innen« (ähnlich wie Kinderärzt*innen) von null bis 21 Jahren, für männliche, weibliche und diverse Menschlein, die gesamte gesunde Entwicklung einschließlich ihrer Normvarianten kennen müssen und darüber hinaus alle möglichen, die Seele betreffenden Pathologien, ihr Erscheinungsbild und im besten Fall auch ihre bestmögliche Behandlung. Nun hat die (chronisch) komplexe Traumafolgestörung schon im Erwachsenenalter die Tücke, dass sie sich nicht immer als im Diagnosemanual beschriebenes Vollbild zeigt. In diesem Kapitel wollen wir versuchen, aus der Literatur und der Praxis einige Besonderheiten für die verschiedenen Altersstufen zusammenzufassen. Wie wir sehen werden, ist es wichtig, diese zu kennen. Die Altersgruppen sind wie folgt eingeteilt: Säuglinge, Klein- und Kindergartenkinder, Vorschul- und Grundschulkinder, Jugendliche und Adoleszente. Diese Einteilung folgt dem Großteil der Forschung und ist auch im Praxisalltag sinnvoll. Wobei nicht aus den Augen verloren werden darf, dass diese Einteilung eine künstliche ist und in der Wirklichkeit »immer alles ganz anders sein kann« (Adler, in Eife 2020).

Säuglinge: Sie sind absolut wehrlos und maximal abhängig von sie versorgenden und Geborgenheit spendenden anderen. Sie werden von Dingen und Umständen überwältigt, die uns von außen als solche oft nicht sofort als überwältigend ersichtlich sind. Säuglinge zeigen *in überwältigenden Situationen* (eventuell) Jammern oder Wimmern, schweres Atmen, erhöhten Körpertonus und/oder fahrige Bewegungen. Wenn ihre Belastungsgrenze überschritten wird, ziehen sie sich zusammen, treten innerlich weg, erkennbar an schlaffem (oder verkrampften) Körpertonus, fehlender Mimik, glasigem oder leerem Blick. Ganz still werden, körperlich gefühllos werden, wie tot sein, ist ihre einzige Möglichkeit zu überleben. Trotz der anscheinenden äußeren Ruhe sind sie dabei innerlich im Hochstress. Auch *im Anschluss an eine überwältigende Situation* sind Säuglinge vollkommen auf Geborgenheit spendende und beruhigende andere angewiesen, um ihr inneres Stressniveau herunterregeln zu können. Der Säugling kann seine Beschwerden nicht anders als körperlich (und lautierend) mitteilen. Es kann sich ein Verhalten ähnlich wie beim Zahnen zeigen. In der Regel findet sich ein Wechsel von Protestieren und Resignieren. Was braucht ein Säugling nach einer ihn überwältigenden Situation? *Hilfreich kann sein*: eine sichere und nährende Umgebung, welche die Erfahrung ermöglicht, dass die Grundbedürfnisse gestillt und die persönlichen Grenzen geachtet werden (Wärme oder Kühle bzw. Schutz vor den Elementen oder äußeren Bedingungen; Hunger und Durst löschen; halten, schaukeln und wiegen; beruhigendes in Worte fassen (vgl. Eliaschef 2003) dessen, was vermutlich im Säugling vorgeht und was jetzt ist, immer mit der Bereitschaft, eigene Irrtümer zu erkennen und diese vorsichtig tastend zu korrigieren; spielerische Interaktion mit Blickkontakt, im Gleichgewicht zwischen Ruhe und Anregung).

Klein- und Kindergartenkinder (bis fünf Jahre): Die motorischen, sprachlichen und kognitiven Fertigkeiten dieser Altersgruppe ist noch nicht ausgereift. Auch sie können *in überwältigenden Situationen* in der Regel weder kämpfen noch flüchten und haben kaum mehr Möglichkeiten, als sich in sich zu verschließen, bei innerlichem Hochstress eventuell nach außen »gute Miene zum bösen Spiel« und »brav mit« zu machen. *Im Anschluss an eine überwältigende Situation* sind verschiedene Reaktionsweisen erkennbar, die sich jeweils vordergründig, aber auch im Wechsel zeigen können:

- externalisierend (Hyperaktivität und Aggression, Reizbarkeit und extreme Wutausbrüche, evtl. untröstliches Weinen, Ein- und Durchschlafprobleme, übermäßige Schreckhaftigkeit …),
- internalisierend (vermehrtes Auftreten von Trennungsangst sowie alterstypischer Ängste, wie Monster oder Gespenster unterm Bett u. Ä., Rückzug von Menschen, extreme Scheu, Mutismus, reduziertes Erkundungsverhalten und Spielunlust, Freudlosigkeit bis Lethargie, Nahrungsverweigerung …),
- regredierend, auf eine Entwicklungsstufe, in der es sich noch sicher fühlte (Daumenlutschen, die Brust/Flasche verlangen, obwohl schon entwöhnt, Babysprache, sekundäres Bettnässen oder Einkoten …).

Pynoos et al. (2009) fanden in dieser noch unzureichend erforschten Altersgruppe besonders häufig den »Verlust des bereits erworbenen Entwicklungsniveaus« und die oben genannten Verhaltensweise sowie Schlafstörungen mit Alpträumen ohne erkennbaren trauma-assoziierten Inhalt. Außerdem konnten die Kleinkinder »von Erinnerungen an die erlebte Situation geplagt werden« und »bei der Konfrontation mit Triggern« erstarren, zum Teil hatten sie auch Schwierigkeiten, sich an Einzelheiten zu erinnern und infolgedessen die Neigung dazu, bedrohliche Erinnerungen zu verändern. Salmon und Bryant (2002) fanden in ihren Untersuchen bei traumatisierten Kleinkindern bis sechs Jahren weniger Symptome im Bereich Vermeidung.

Noch nicht ausreichend erforscht, aber von Peter Levine (2020) gut beschrieben und im Praxisalltag zu beobachten sind: Körpersymptome wie Anfälligkeit für Verdauungsbeschwerden (Durchfall oder Verstopfung), häufiges Bauch- oder Kopfweh sowie ernsthafte Ess- und Fütterstörungen. Selten kann auch Fieber ohne grippalen Infekt ein Anzeichen für Stress sein. Muskuläre Verspannungen im Bauchraum, aber auch in der Schulter-Nacken-Region sind zu beobachten, ebenso wie ein steifes und unbeholfenes Bewegungsmuster. Eine flache Atmung kann über eine Sauerstoffminderversorgung zu Schlappheit und Müdigkeit führen, was häufig mit Faulheit verwechselt wird. Die Wahrnehmung kann eingeschränkt sein, die Sinnesqualitäten gedämpft.

Es kann darüber hinaus zu alterstypischen Bedeutungszuschreibungen kommen: Die Nachhallerinnerungen an die erlebte Situation werden oft mit mahnendem Charakter wahrgenommen und diesen wird dann magische Bedeutungen zugeschrieben, was sie noch ängstigender machen kann. Dabei kann die Mahnung von der Erinnerung abgespalten sein. So kann beispielsweise »gesehen werden« Panik oder auch einfach »nur« schlechte Laune und Gereiztheit auslösen, auch wenn das Kind sich nicht an die Situation erinnert, in der es sich »unsichtbar« machen musste. Teilaspekte des Erlebten können überwertige bis magische Bedeutungen bekommen; so können rote Autos unfallgefährdet oder per se gefährlich sein, nachdem ein Unfall mit einem roten Auto beobachtet wurde. Es kann eine besondere Faszination für bestimmt Teilaspekte des Erlebten oder für zusätzlich Phantasiertes bestehen. Es können Zwangssymptome auftreten oder ständiges Fragen zu allen möglichen Situationen als Versuch, ein Gefühl von Sicherheit und Kontrolle herzustellen.

Das *veränderte Spielverhalten* der Kinder sei hier ebenfalls beschrieben. Bei den kleinsten Kindern können sich, neben dem bereits genannten freudlosen und reduzierten Erkundungsverhalten, auch Verlust bereits erworbener Spielfähigkeiten oder Spielinhalte zeigen. Mit zunehmendem Alter können Ausschnitte des Erlebten in Erzählung, Spiel oder Verhalten wiederholt werden, häufig *ohne* erkennbar hohen Anspannungsgrad oder aber mit einem Kippen in intrusives Spielverhalten. Das Spiel bleibt ohne Phantasie und Abwechslung, wirkt von Hoffnungslosigkeit angetrieben und bringt weder Befriedigung noch Erleichterung. Im Gegenüber stellen sich oft Leere und Ideenlosigkeit ein. Häufig soll sich die Bezugsperson wie der Täter verhalten. Es kann vorkommen, dass das Erlebte exakt nachgespielt wird, dabei kann das Kind zwischen den Täter- und Opferrollen hin und her springen.

Vorschul- und Grundschulkinder (5- bis 11-Jährige): Pynoos et al. (2009) fanden in dieser Altersgruppe zusätzlich zur Kernsymptomatik häufig Konzentrations- und Aufmerksamkeitsprobleme im schulischen Kontext mit Beeinträchtigung der Leistungsfähigkeit. Nachhallerinnerungen scheinen weniger häufig als repetitive Neu- und Wiederinszenierungen des Erlebten in Beziehungen und im Spiel. Auch Schulkinder haben Schwierigkeiten, sich an Einzelheiten zu erinnern und neigen infolgedessen dazu, bedrohliche Erinnerungen zu verändern. Um traumaassoziierte Handlungen zu vermeiden, kann es zur Ablehnung von alterstypischen Aktivitäten kommen, auch wenn *kein* Traumabezug besteht. Ein- und Durchschlafstörungen bei generell unruhigem Schlaf sowie Lautäußerungen im Schlaf sind häufig. Beängstigende Träume meist ohne erkennbare Trauminhalte werden als sehr belastend erlebt. Unbeständiges, wechselhaftes Verhalten, das durch traumaassoziierte Ängste sowie Aggressionen geprägt ist, führen zu einer Reduktion des Selbstwirksamkeitserlebens und/oder zu einer erhöhten Abhängigkeit von Bezugspersonen. Leonore Terr (1951) fand in dieser Altersgruppe weniger Vermeidungssymptome, dafür eine ausgeprägte Neigung »Omen« zu glauben und die magische Vorstellung, dass bestimmte Anzeichen und Warnungen darauf hinweisen, das Trauma werde sich wiederholen.

Im Alltag ist vor allem die Konfrontation mit den Anforderungen der Schule (Leistung, aber auch Sozialinteraktionen) häufig eine Sollbruchstelle, an der die Belastung der Kinder erst sichtbar wird. Neben den schon genannten Störungen der Aufmerksamkeit und Ablenkbarkeit (Schwierigkeiten, Aufgaben zu Ende zu bringen) zeigen sich Probleme, neue Informationen effektiv aufzunehmen; meist resultieren daraus Lernschwierigkeiten. Übersteigerte Wachsamkeit kann sich zu Nervosität und Schreckhaftigkeit sowie extremer

Schüchternheit und Ängsten mit dissoziativer »Tagträumerei« steigern, aber auch zu rastloser Unruhe, ständigem »Streitsuchen« und Tyrannisieren der anderen Kinder. Untersuchungen legen für Letzteres eine Knabenwenigkeit nahe. Danach neigen Jungen dazu, ihre Ängste unter waghalsigem Verhalten zu verbergen und ihre Wut externalisierend mit Hänseln und Drangsalieren auszuagieren. Bei Mädchen hingegen scheint die Wut eher gegen sich selbst gerichtete Erscheinungsformen anzunehmen, daher werten sie eher sich selbst ab und entwickeln depressive sowie körperliche Symptome.

Auch hier zeigt sich ein *verändertes Spielverhalten*: wiederholte sprachliche und spielerische Darstellung des Erlebten oder Details davon, ohne dabei die Gefühle benennen zu können. Das Spielen des Erlebten ist geprägt von unorganisiertem Verhalten sowie starker Aufregung und unterscheidet sich von jüngeren Kindern dadurch, dass nun eventuell Schutz- und Rettungsstrategien eingebaut werden.

Die höherentwickelten sprachlichen sowie kognitiven Fähigkeiten befeuern die Neigung, sich durch Befürchtungen zu beunruhigen, »das Schlimmste« anzunehmen, abergläubisch zu sein (z. B. es bringt Unglück, auf die Fugen zwischen Gehwegplatten zu treten), aber auch zwanghafte Rituale zu entwickeln, z. B. vor dem Zubettgehen (Gebete sprechen, Spielsachen ordnen, Türen kontrollieren etc.). Gefühle können nicht gut benannt werden, v. a. Hilflosigkeit und Angst (sowie Wut) werden undifferenziert als »Durcheinandersein«, »starke Aufregung« beschrieben. In dieser Alterspanne entwickelt sich ein moralisches Bewusstsein, sodass die Kinder eventuell sehr mit der Frage beschäftigt sind, wie sie sich während der traumatischen Situation verhalten haben und was sie hätten tun können. Sie halten sich oft für schuldig, schämen sich; tragen ihr »dunkles Geheimnis« auch, um andere, die es liebt oder von denen es geliebt werden möchte, zu schützen. So sollen beispielsweise die Eltern nicht belastet werden, die nun ängstlich überwacht sein können. Die eigenen neuen Erkenntnisse und Gefühle (wie Zukunftsangst und Trauer oder auch starke Rachegefühle) können die Kinder schmerzhaft erschrecken und verwirren. Diffenrenzialdiagnosen bzw. mögliche Fehldiagnosen: allen voran ADHS, Trennungsangst und Schulphobie, aber auch psychosomatische Beschwerden, Depression und Zwang.

Als Faustformeln könnten gelten:

- Je jünger die Kinder, desto eher zeigen sich Körpersymptome und Entwicklungsbeeinträchtigungen (Stillstand oder Regression) sowie magisches Denken.
- Je älter die Kinder, desto deutlicher zeigen sich die Kernsymptome der PTBS.
- Der Schulbesuch ist ein Kristallisationspunkt für die Sichtbarwerdung der Symptome.
- Spielen ist der kindliche Versuch, sich mitzuteilen *und* sich zu regulieren.

Jugendliche (ab 12 Jahre): Pynoos et al. (2009) finden bei Adoleszenten wenig Unterschiede zum Vollbild der PTBS-Kernsymptomatik bei Erwachsenen. Die Symptome können von dieser Altersgruppe besser wahrgenommen und verbalisiert werden. Alterstypische Entwicklungsschritte wie z. B. die Autonomieentwicklung können gebremst sein, da der Versuch traumaassoziierte Reize zu vermeiden und dysfunktionale Gedanken (»Überall lauern Gefahren«) zu Ängsten führen können. Andererseits kann es auch zu einer forcierten Ablösung (Pseudounabhängigkeit) kommen. Darüber hinaus kann der Symptomenkomplex der Übererregung bei Adoleszenten zu einer verzerrten Gefahreneinschätzung führen, wodurch es zu leichtsinnigem Hochrisikoverhalten und/oder Substanzmissbrauch kommen kann. Der Symptombereich »Wiedererleben« kann bei Jugendlichen eine besondere Form annehmen: der intensiven gedanklichen Beschäftigung mit der Veränderung des eigenen Körperbildes. Dies gilt besonders infolge von körperlicher Schädigung, wie z. B. operativen Eingriffen. Selbstverletzendes Verhalten und Suizidalität werden als häufige Komorbiditäten benannt.

Ein Blick in den Praxisalltag: Schon für nicht traumatisierte Jugendliche ist diese Altersphase eine Herausforderung. Sie müssen mit ihrem sich entwickelnden, quasi »neuen« Körper zurechtkommen, die sexuelle Entwicklung und Findung einer gesunden Paarbeziehung soll genauso gelingen wie die Entwicklung zur eigenständigen Persönlichkeit mit soliden ethischen Werten und die Planung einer gelingenden Zukunft, verbunden mit Loslösung vom Elternhaus bei gleichzeitigem Gruppendruck der Peers und Leistungsdruck in der Schule – dies alles vor dem Hintergrund, dass in dieser Lebensphase »Umbaumaßnahmen« im Gehirn stattfinden. Diese betreffen vor allem die Bereiche für Neugierverhalten und Abenteuerlust sowie das Belohnungszentrum, während die Bereiche für »überlegtes, geplantes« Handeln in dieser Zeit nur nachgeschaltet aktiv sind (Konrad et al. 2013). Dass dieses »Projekt« in der Vielzahl der Fälle für die Jugendlichen selbst und für ihre Umgebung zu Chaos und Verwirrung führt, ist nicht sehr verwunderlich. In dieser so verletzlichen Phase der Persönlichkeitsentwicklung geht eine besondere Gefahr von posttraumatischem überwältigendem Stress sowie zugehörigen Themen der Schuld und Scham aus. Eine verzerrte Selbstwahrnehmung und -entwicklung mit einem gestörten Ich-Bewusstsein und den entsprechenden Folgen für die weitere Beziehungsgestaltung sind i. d. R. die Folge.

Nach oder durch Einwirkung von traumatischem Stress zeigen sich bei Jugendlichen über das »normale Maß« hinaus verstärkt Schlafstörungen, Unaufmerksamkeit, Lern- und Gedächtnisprobleme, Reizbarkeit und Aufsässigkeit gegen Regeln und Normen sowie vermehrt Leistungsunlust und »Schuleschwänzen«, aber auch Angst und Depressionen. Im Symptomenkomplex der (k)PTBS scheinen Jugendliche einen Schwerpunkt auf den Bereichen Wiedererleben (Flashbacks der traumatischen Erfahrungen) und Vermeidung zu haben.

Mehr als einmal habe ich (FS) es erlebt, dass im Rahmen der Pubertätsentwicklung alte Seelenverletzungen zutage kamen. Meist ließen sich Verbindungen zwischen den gemachten Erfahrungen und den aktuell anstehenden Entwicklungsaufgaben finden und es wurde deutlich, warum sich die Thematik gerade zu diesem Zeitpunkt zeigte. Oft findet sich eine solche Verbindung aber auch nicht und ich habe mich schon oft gefragt, ob es nicht doch auch etwas mit den Umbauarbeiten im Kopf zu tut hat. Wie beim Bau eines Hauses, bei dem im Erdaushub für den Keller die alte Fliegerbombe gefunden wird.

In jedem Fall geben sich Jugendliche die größte Mühe, Personen, Orte, Aktivitäten, aber auch Gedanken und Gefühle zu vermeiden, die mit den verletzenden Erinnerungen in Verbindung stehen. Gelingt es ihnen nicht, greifen sie oft genug zur »Selbstmedikation und Selbstbehandlung« durch Essen, Alkoholtrinken, Rauchen, Drogenkonsum oder Ablenkung durch sexuelle und andere aufregende Betätigungen oder sonstige gefährliche Abenteuer. Aus meiner Sicht gehören zu dieser »Selbstbehandlung« auch selbstverletzendes Verhalten, mit dem eine gewisse Kontrolle über überschießende Gefühle ausgeübt werden kann.

Peter Levin (2020, S. 92 f.) erstellte eine sehr nützliche »Prüfliste für Trauma-Symptome bei Jugendlichen«, die ich hier *modifiziert und ergänzt* weitergeben möchte:

- abrupte Veränderungen in Beziehungen, wie plötzliches Desinteresse an Menschen, die sie zuvor sehr mochten
- Absonderung und Rückzug
- grundlegende Veränderungen bei Zensuren, Lebenseinstellungen und/oder im Erscheinungsbild
- plötzliche Verhaltensänderung, wie lebensgefährliches Wiederholen der traumatischen Situationen oder andere Arten von Ausagieren *(inklusive selbstverletzendes Verhalten)*
- plötzliche Stimmungsschwankungen, vor allem Angst, Depressionen und Selbstmordgedanken
- Alkohol- und Drogenabusus bis -abhängigkeit
- plötzliches Desinteresse an bislang bevorzugten Hobbys oder Sportarten
- Reizbarkeit, Wut und Vergeltungswünsche oder die Unfähigkeit, Wut und Aggression zu äußern
- häufig wechselnde Sexualpartner oder übermäßige sexuelle Aktivität *oder altersunangemessene völlige Asexualität.*

Je länger die Lebensspanne, desto mehr traumatische Erfahrungen können gemacht worden sein und desto schwieriger die Zuordnung von Symptomenkomplex und Ereignis. Darüber hinaus wird immer wahrscheinlicher, dass das Ereignis gar nicht erinnert wird und/oder sekundäre sowie kompensatorische Symptome hinzukommen. Bei alldem besteht die Gefahr, dass Depressionen, Zwänge und Ängste zu schnell medikamentös behandelt werden oder die Diagnose »Borderline-Persönlichkeitsstörung« (in statu nascendi) vor Augen, Interventionen rein auf der Verhaltensebene stattfinden.

Die Faustformeln könnten lauten:

- Je älter die oder der Jugendliche,
  - desto vollständiger zeigt sich das klinische Vollbild, das auch bei Erwachsenen zu finden ist.
  - desto mehr kompensatorische Symptome, zur Ablenkung, Betäubung und/oder Kontrolle der Traumafolgesymptome, kann es geben.
- Je länger die Lebensspanne, desto größer die Gefahr der Fehldiagnose und Fehlbehandlung.

Das Symptom der Dissoziation als Sonderfall

Dissoziation ist als Symptom ein Sonderfall, denn sie hat viele »Gesichter« und Wirkungen. In ihrem wunderbaren Buch »Dissoziation bei traumatisierten Kindern und Jugendlichen« fasst Sandra Wieland die Theorie zu Dissoziation im Kindesalter sehr gut verständlich zusammen. Beim Lesen habe ich (FS) oft gedacht, »Ja, genau so ist es« oder »Das kenne ich aus der Praxis«. Vieles aus dem Buch ist direkt und vermutlich auch indirekt vermischt mit meiner Erfahrung und meinen Gedanken in dieses Kapitel eingeflossen.

Dissoziation als normales Alltagsphänomen: Bei Kindern kann das, was wir als Alltagstrance kennen, deutlich tiefer gehen und schneller in dissoziative Bereiche wechseln als bei Erwachsenen – ohne dass dies gleich pathologisch sein muss. Je jünger ein Kind, desto wechselhafter kann auch bei gesunden, nicht traumatisierten Kindern das innere »gefühlte« Alter sein. So kann sich ein biologisch fünf Jahre altes Kind im Alltag deutlich jünger gebaren und von den Eltern die entsprechenden Zuwendungen oder Versorgungen erwarten und verlangen (z. B. wie ein Baby getragen und gewiegt zu werden), um im nächsten Moment vehement sein Recht als 5-Jähriger einzufordern (z. B. ein Eis bekommen); ein Phänomen, das häufig bei älteren

Geschwisterkindern in der Zeit nach der Geburt des jüngeren Geschwisters beobachtbar ist. Im kindlichen Spiel findet es sich regelmäßig. Dissoziative Zustände sind also bei Kindern zunächst einmal ein normales Alltagsphänomen: Phantasiegeschichten, Tagträume, Spieltrance, imaginäre Gefährten u. Ä. sind letztlich Erweiterungen der kindlichen Welt. Sie eröffnen einen (Spiel-)Raum zur Verarbeitung von Beobachtetem, Antizipation von Neuem, Erprobung von zu Lernendem, Einübung von Gelerntem, aber auch für die Suche nach Lösungen für innere Konflikte. Auch haben gesunde Kinder und Jugendliche, wie auch gesunde Erwachsene, verschiedene Ich-Zustände oder Ego-States für verschieden Situationen im Alltag; vereinfacht gesagt: ein Schul- oder Kindergarten-Ich, ein Freunde-Ich, ein Eltern-Ich (bei Scheidungskindern, ein Papa-Ich und ein Mama-Ich), ein wildes, ein braves, ein fleißiges, ein faules und noch eines, wenn sie mit sich allein sind usw.; je nach Anforderung und Bedürfnis steht manchmal das eine Ich und manchmal das andere im Vordergrund, mehr oder weniger bewusst gesteuert oder mit der Zeit auch durch die jeweilige Situation konditioniert hervorgerufen.

Dissoziation als Schutzmechanismus: In Momenten der Gefahr für Leib und/oder Leben, die mit Ausgeliefertsein und überflutender Hilflosigkeit einhergehen, kann Dissoziation zu einem hocheffizienten Schutzmechanismus werden, der das akute Überleben ermöglicht. (Kleine) »Kinder und Säuglinge, die extrem bedrohliche Situationen erleben, … versuchen sich zu schützen – sie versuchen, sich von den Geschehnissen fernzuhalten. Physisch können sie zwar nicht weglaufen, aber psychisch können sie es« (Wieland 2014, S. 17). Natürlich ist dies keine bewusste Entscheidung des betroffenen Kindes, sondern eine reflexhafte psychophysiologische Reaktion des kindlichen Gehirns auf eine massive unkontrollierbare Stressreaktion. Die Schutzbarriere, welche eine Dissoziation zwischen dem Kind und seinem Erleben in der Gefahr bildet, reduziert den inneren Stress und ermöglicht so das Überleben in der Gefahrensituation. Sofern es nicht zur Bewusstlosigkeit kommt, bleibt dabei die innere Spannung bzw. der Stresslevel massiv erhöht. Als »erfolgreiche« Schutzbarriere verändert Dissoziation dabei das Körpererleben, die emotionale Wahrnehmung und schränkt die kognitive Verarbeitung des Erlebten massiv ein (s. S. 37 ff.). Levin und Kline (2020) postulieren, dass Kinder schwere Traumatisierungen ohne anhaltende Dissoziation überwinden können – vorausgesetzt, sie treffen anschließend in einer sicheren Umgebung auf haltgebende Bezugspersonen. Beruhigung der inneren Spannung kann erfolgen, wenn das erlebte Leid gewürdigt und dem kindlichen Organismus Raum gegeben wird, den eigenen Weg der Linderung zu finden, und wenn anschließend Trost gespendet wird.

Dissoziation als Symptom: Ohne die Unterstützung von sich kümmernden, sicherheitsspendenden, tröstenden und beruhigenden anderen, ist die Gefahr groß, dass die dissoziative Spannung im Kind bestehen bleibt. Dann wird ein immer größer werdender Teil der kindlichen Erfahrungen implizit gespeichert: unzusammenhängend, ohne zeitliche, örtliche und biographische Einordnung. Sie sind in Gehirn und Körper aufgenommen, aber ohne bewussten und verbalen Zugriff, in ihrer leicht triggerbaren Art. So ist die neuronale Grundlage geschaffen für spätere Nachhallerinnerungen (Flashbacks), die, ausgelöst durch Hinweisreize (Trigger), die mit der Ursprungssituation in irgendeiner Weise in Verbindung stehen, erneut dissoziativen Zustände zur Spannungs-/Stressregulation nötig machen. Dissoziation wird dysfunktional – wird zum Symptom.

Dissoziation verursacht ihrerseits Verletzungen und Symptome: Als »erfolgreiche« Bewältigungsstrategie kann Dissoziation schnell zu einer wiederholt eingesetzten bzw. einsetzenden Reaktion auf jegliche Form von Stressor werden. Mit jeder Wiederholung verfestigt sich dieser Reaktionsweg, bis hin zu einer generalisierten Abwehr. Wenn aber Herausforderungen, die bei altersangepasster, gesunder Bewältigung zu Wachstum und gesunder Entwicklung führten, generalisiert mit Dissoziation beantwortet werden, führt dies zu weiteren Störungen der Selbstwahrnehmung sowie bei der Perzeption der Welt und somit auch zu gestörten Interaktionen mit dieser Umwelt. Es ist leicht vorstellbar, dass dies weitreichende Folgen für die emotionale, kognitive und soziale Entwicklung des Kindes hat. Bleibende Dissoziationsneigung ist dysfunktional und kreiert ihrerseits Verletzungen und Symptome.

Dissoziative Symptome: Dissoziative Symptome können bei Kindern einerseits deutlich subtiler als bei Erwachsenen sein und andererseits auch ganz offensichtlich und teilweise extrem. Dennoch werden sie oft nicht erkannt oder falsch bzw. anderen Störungsbildern zugeordnet. Es gibt keine pathognomonischen Auffälligkeiten für Dissoziation, doch sollten »plötzliche Wechsel« die Behandelnden aufmerksam werden lassen. Diese »plötzlichen Wechsel« können zweimal in der Minute, stündlich, täglich oder nur ab und zu vorkommen. Die Frequenz der Wechsel scheint abhängig von der Schwere der Dissoziation, der Stärke der Dissoziationsneigung, dem Sicherheitserleben des Kindes und den Umgebungsbedingungen (Stressoren oder Auslösereize). Was ist also zu beobachten? Wonach ist zu fragen?

Plötzliche Wechsel oder Auffälligkeiten im *Verhalten*: Körperhaltung, Gang, Mimik, Gestik oder Stimme können sich deutlich verändern. Motorische Fähigkeiten verschwinden und tauchen wieder auf, ebenso wie altersgerechtes Verhalten. Vorlieben wechseln, z.B. Kleidung, Essen, Spiele werden einmal abgelehnt und ein andermal heftig eingefordert. Abwesend sein, wie eingefroren vor sich hinstarren, »Zeit verlieren«. Eventuell spricht das Kind von sich selbst in der Mehrzahl oder benennt sich selbst mit verschiedenen Namen.

Das Spielverhalten des Kindes ist schnell, sprunghaft, unzusammenhängend, ohne roten Faden, ohne Lösung, gelegentlich dominant bis destruktiv und oft zeigt sich Spielverhalten aus jüngeren Altersstufen oder im Gegenteil der Versuch (Regel-)Spiele aus älteren Altersstufen zu spielen.

Plötzliche Wechsel oder Auffälligkeiten beim *Fühlen* und Gefühlsausdruck: Die Übergangszustände moderater Gefühle fehlen. Im Erleben der Kinder steigt die innere Spannung, bis sie keinerlei Kontrolle mehr über ihr Verhalten haben (mit und ohne Amnesie hinterher). So kann beispielsweise ein eher mutiges, draufgängerisches Kind plötzlich verschreckt-ängstlich sein oder ein angepasstes Kind plötzlich hoch aggressiv. Es kann aber auch das phasenweise Fehlen von Gefühlen auffallen oder dass der Gefühlsausdruck nicht zur Situation oder zum inneren Erleben passt, z. B. Lachen, wenn etwas Trauriges passiert ist und/oder obwohl dem Kind innerlich »zum Heulen ist«.

Plötzliche Wechsel oder Auffälligkeiten beim *Körpererleben*: Die Umwelt als verändert wahrnehmen i. S. v. Derealisation (oft sprechen die Kinder vom »komischen Gefühl«, das mit und ohne erkennbaren Auslöser auftauchen kann). Symptome der Depersonalisation, wie z. B. nicht ganz im eigenen Körper sein, neben sich stehen oder sich von oben beobachten, aber auch Lähmung oder Taubheit von Körperteilen oder des gesamten Köpers, Bewusstlosigkeit, Ohnmacht und Krämpfe (ohne organische Ursache). Ebenso plötzliche Gleichgewichtsprobleme und Schwindel (wobei hier zu beachten ist, dass der Ausschluss organischen Ursachen immens schwierig ist und die Psyche auch von Körperärzten schnell als Erklärung herangezogen wird). Vorübergehende oder unerklärliche Einschränkungen von Sinneskanälen, wie Blindheit, Taubheit, Stummheit, Anosmie sowie fehlendes Schmerz-, Druck- oder Temperaturempfinden. Kein Schmerzempfinden zu haben, kann in der Notfallsituation einen Überlebensvorteil bedeuten; im Alltag, kann es lebensgefährlich sein.

Alle körperlichen Beschwerden, *die kommen und gehen* müssen an eine dissoziative Symptomatik denken lassen, z. B. Bauchschmerzen, Übelkeit, Kopfschmerzen, Rückenschmerzen. Auch Einnässen und Einkoten können eine Folge dissoziativer Zustände sein, wenn z. B. der Harn- oder Stuhldrang nicht wahrgenommen und/oder der Geruch aus der Hose nicht gerochen wird. Dabei sollte ein sorgfältiger Ausschluss somatischer Ursachen selbstverständlich sein und zugleich nicht zu einer zusätzlich schädigenden invasiven Diagnostik verleiten.

Plötzliche Wechsel oder Auffälligkeiten im Bereich der *Kognition*: Erlerntes Wissen ist manchmal da bzw. abrufbar und manchmal nicht. Konzentration ist manchmal gestört, manchmal nicht. »Vergesslichkeit«, also das Fehlen von Erinnerungen an frühere Erfahrungen, aber auch an Dinge, die gerade getan wurden oder noch getan werden wollten. Negative bis destruktive Selbst- und Weltzuschreibungen. Diese können als Gedanken vorkommen, aber auch als sogenannte »laute Gedanken« bis hin zu Stimmen im Kopf. Sie können im Extremfall auch als von außen kommend erlebt werden. Die »Stimmen« können einzeln oder zu mehreren auftreten, als unverständliches Stimmengewirr oder als phasenweise bis immer verständliche Stimme. Sie haben selten eine beruhigende und ermutigende Färbung, meist eine bedrohliche oder auch kommandierende. Gelegentlich können sie, wie die Manifestation eines imaginären Gefährten, zu von außen bedrohenden Figuren werden.

Die bisher beschriebenen Auffälligkeiten kommen auch bei anderen Störungsbildern vor, z. B. »Stimmen hören« und »Figuren sehen« bei Erkrankungen des schizophrenen Formenkreises, krasse Stimmungswechsel bei der bipolaren Störung, Konzentrationsprobleme bei ADHS und Depression, plötzliche »Vergesslichkeit« bei Angststörungen usw. und zugleich kann Dissoziation komorbid zu diesen und anderen Erkrankungen vorhanden sein.

Diagnostik der Dissoziation: Der Alltag von Kindern, die sehr früh Erfahrungen machen mussten, die sie zwangen, sich dissoziativ zu schützen und daher dissoziative Prozesse und Zustände schon ihr Leben lang »einüben«, ist geprägt von »verschwinden« und »woanders wieder auftauchen«, von Zeit- und Wissenslücken; sie erleben dies als normal. Manche brauchen die dissoziativen Strategien noch zum (psychischen) Überleben in ihrer dysfunktionalen Familie und/oder Umwelt – in der sie auch sicherlich nicht dazu ermuntert werden, hinzuspüren und über Gefühle sowie Körpererleben zu sprechen und zu reflektieren. Die Kinder, die Gelegenheit hatten zu bemerken, dass ihr Erleben und Verhalten »nicht normal« ist, werden dies in der Regel nicht äußern wollen oder können: aus Sorge, bestraft, nicht ernst genommen oder ausgelacht zu werden. Oder sie haben schlicht die Fähigkeit, es in Worte zu fassen, (noch) nicht entwickeln können. Hierzu hat Yehuda (in Wieland 2014) eine sehr beeindruckende und aufschlussreiche Fallarbeit veröffentlicht. Es gibt inzwischen gute standardisierte Diagnostik, Selbst- und Fremdfragebögen zu dissoziativem Verhalten und Erleben (s. Tab. S. 88). Doch letztlich hat es sich in der Praxis bewährt, mit fundiertem Grundwissen über Dissoziation und ihre »vielen Gesichter« genau zu beobachten sowie geduldig und detailliert Patient*in und Bezugspersonen zu befragen.

Dissoziation als Störfaktor in der Therapie: Für die Therapieplanung ist es wichtig zu wissen, ob eine dissoziative Störung oder komorbid dissoziative Symptome oder Dissoziationsneigung beim Kind vorliegen. Denn Dissoziation hat direkten und indirekten Einfluss auf die therapeutische Arbeit. So kann die Psychotherapie den psychischen Zustand eines Kindes zunächst verschlechtern, weil die dissoziative Abwehr geschwächt wird, was zu Folge hat, dass auch das erlebte Leid bewusstseinsnäher und somit wieder erlebbarer wird. Darüber hinaus wird die dissoziative Abwehr selbst dem Kind, in eventuell verstörender Weise, bewusster. Dissoziative Prozesse stören aber auch ganz konkret die therapeutische Arbeit, da sie auf der impliziten oder unbewussten Ebene verortet sind und dadurch das Bewusstmachen/-werden von konflikthaften Inhalten in der psychodynamischen Behandlung und das bewusste, konkrete Arbeiten am Symptom in der Verhaltenstherapie verunmöglichen können. Beides ist ohne Wissen um, und Beachtung von dissoziativen Phänomenen ein Kampf gegen Windmühlen. In der psychodynamischen Arbeit sind Übertragung und Gegenübertragung wertvolle Werkzeuge. Im Kern ein intersubjektives Phänomen, dienen beide normalerweise zum besseren Verständnis des Patienten. Dissoziative Prozesse beim Patienten können jedoch, über denselben intersubjektiven Weg, störend auf die Wahrnehmung und die Handlungsfähigkeit des Behandlers einwirken. So kann der Behandler während der Sitzung Probleme haben, die »Traumageschichte« des Patienten parat zu haben. Der sogenannte »Traumasog« kann sich bemerkbar machen (z. B. in Spieltempo und -inhalten). Die Verwirrung und das Chaos im Innern des Kindes sowie die Ablehnung, das Vergessenwerden des Kindes können sich auf den Therapeuten und die Therapiesitzung übertragen. Es kann die massive Hilf- und Ideenlosigkeit des Kindes empfunden werden und zu extremer Müdigkeit bis hin zur inneren Lähmung des Behandlers kommen. Auch nach der Sitzung können dissoziative Prozesse noch wirken, mit starker Müdigkeit, Stimmungsschwankungen, Bewegungsdrang und/oder (Heiß-)Hunger. Des Weiteren können nagende Gefühle der Inkompetenz und des Versagens beim Therapeuten und dadurch Abwehrverhalten ausgelöst werden. Vor der Sitzung kann sich Beklemmung, Müdigkeit oder Unlust (»Oje, heute kommt wieder …) zeigen, während der Sitzung Zweifel am Leidensdruck oder der Therapie-/Änderungsmotivation (»Der will doch gar nicht …«) sowie Wegschauen oder Ignorieren von Traumamaterial und nach der Sitzung Verdrängen und Vergessen der Stundeninhalte. Ganz allgemein kann es dazu kommen, dass dissoziative Symptome »übersehen« werden und/oder Patienten mit dissoziativer Symptomatik unbewusst nicht zur Therapie angenommen werden. Vielleicht verdeutlich dies alles, warum Selbstfürsorge für traumatherapeutisch Tätige so immens wichtig ist.

Dissoziative Prozesse therapeutisch nutzen? Einige »therapeutische Werkzeuge« haben dissoziative Prozesse als Grundlage. Imagination und Spielen sind letztendlich kontrollierte Formen der Dissoziation und können als Gegengewicht zur unkontrollierten Dissoziation eingesetzt werden. Die Verwendung des Ego-State-Modells als eine Grundlage der Therapie regt letztlich eine therapeutische Ich-Spaltung an, die Selbstmitgefühl und Selbstversorgung möglich machen und so helfen kann, schmerzhafte Assoziationen mit den traumatischen Erlebnissen zu lösen. Aber auch die Behandelnden können im Grunde dissoziative Prozesse hilfreich verwenden. Der Einsatz der beobachtenden Fähigkeit kann z.B. bei besonders rasantem Spielverlauf helfen, den Überblick zu behalten. Bei der Begleitung einer besonders belastenden Traumakonfrontation kann es helfen, handlungsfähig und somit hilfreich zu bleiben, wenn auch der Behandler um seine beobachtende Fähigkeit weiß und eventuell den eigenen erlebenden Anteil, vorübergehend am eigenen Geborgenheitsort in Sicherheit bringen kann.

Dissoziation in der Therapieplanung: Putman (1997) findet, dass Dissoziationen ohne Fragmentierung eher nach späten Traumatisierungen vorkommen, während frühe Traumatisierungen eher zu dissoziativer Selbstfragmentierung führen. Wird der dissoziative Zustand zum Dauerzustand, vor dem Hintergrund früher, schwerer und komplexer Traumatisierung, verhindert dies womöglich ganz die Entstehung eines heilen Selbst. Sandra Wieland (2014) unterscheidet für einen ersten Überblick in der Therapieplanung kindlicher Dissoziation drei Schweregrade:

Leichte Dissoziation: Die Kinder driften weg, sind nicht ganz da. Sie können dabei unaufmerksam sein oder aber sehr fokussiert auf etwas. Die bewusste Wahrnehmung der Umgebung kann teilweise bis ganz fehlen. Meist merkt das Kind seine »Abwesenheit« gar nicht. Dieses »leise« Symptom kann ergänzt sein durch abrupte Stimmungswechsel.

Moderate Dissoziation: Kinder dieser Gruppe erleben Gefühlstaubheit, fehlendes Körpererleben oder ein aus dem eigenen Körper Heraustreten (Depersonalisation). Auch kann die Umgebung als unwirklich oder unecht erlebt werden (Derealisation).

Schwere Dissoziation: Muss ein Kind für ein ausreichendes inneres Gleichgewicht oder Sicherheitsgefühl die gesamte Erfahrung mit Gedanken, Gefühlen, und Körpererleben aus seiner Wahrnehmung verbannen, wird diese Erfahrung als Ganzes implizit, also außerhalb des Bewusstseins gespeichert, und es kommt zur Selbstfragmentierung. Dieser Prozess wird wohl am anschaulichsten mit dem Model der Ego-States (s. Psychoedukation auf S. 101 f.) von Watkins und Watkins (2003) und in der Weiterentwicklung im Modell der strukturellen Dissoziation (s. Überblick im nebenstehenden Kasten) von van der Hart et al. (2008) beschrieben.

Es ist wichtig, sich klarzumachen: Auch wenn die Persönlichkeitsentwicklung im Kindes- und Jugendalter noch im vollen Gange und nicht abgeschlossen ist, können Kinder das Vollbild einer dissoziativen Identitätsstörung bzw. multiplen Persönlichkeit zeigen. Deshalb sind Kenntnisse über die Phänomene Dissoziation und Selbstfragmentierung für die Behandlung von Kindern und Jugendlichen unerlässlich.

Theorie der strukturellen Dissoziation im Überblick			
Während des traumatischen Ereignisses dissoziiert (trennt sich) das Selbsterleben in einen EP und einen ANP. Dabei ist der **EP** (**E**motional **P**ersonality/ **E**motionaler **P**ersönlichkeitsanteil) als »verletzter Teil« und/oder »verletztender Teil« an die traumatischen Erlebnisse, und hier vor allem an die überflutende Emotion, fixiert. Während der **ANP** (**A**pparently **N**ormal **P**ersonality/ **A**nscheinend **n**ormaler **P**ersönlichkeitsanteil) sich in einem Zustand der Abgelöstheit und Erstarrung befindet, mit teilweiser oder kompletter Amnesie für das Trauma. Dieser Anteil entwickelt häufig eine Phobie für die mit dem EP verbundenen Affekte. Kurzgefasst dient der EP dem Überleben des Individuums und der ANP dem Überleben der Art.			
Ebene der strukturellen Dissoziation	**Anzahl der EP und ANP**	**Entstehung**	**Folgestörung**
Primär	ein ANP und ein EP	»einfache« Traumatisierung	z. B. einfache PTBS, leichte und moderate Dissoziation
Sekundär	ein ANP und mehrere EP	(frühe) anhaltende oder multiple Traumatisierung bei halbwegs erhaltenen Bindungen	(chronisch) komplexe Folgestörungen, z. B. komplexe PTBS, moderate bis schwere Dissoziation
Tertiär	mehrere ANP und mehrere EP	frühe anhaltende und/oder multiple Traumatisierung mit (größtenteils) fehlenden Bindungen	dissoziative Identitätsstörung/multiple Persönlichkeit Cave: auch im Kindesalter möglich!

Sinn des Symptoms

Symptome sind Signalgeber dafür, dass etwas nicht stimmt im System, und *zugleich* können sie Ausdruck eines Selbstheilungsversuches sein. Die Frage muss also lauten: Warum ist genau dieses Symptom an dieser Stelle, zu diesem Zeitpunkt? Genau hinschauen, hin- und zuhören sowie hineinspüren, verbunden mit dem Abgleich mit der eigenen und der übermittelten Erfahrung, sind die Grundlagen für eine gute Diagnostik, aber vor allem auch einer guten Behandlung.

Im Zusammenhang mit traumatischen Erfahrungen in der Biographie wurden verschiedene theoretische Modelle entwickelt, um

Traumafolgesymptome einzuordnen: Handet es sich um Auswirkungen von noch nicht ausreichend »entladener« traumatischer Energie im Körper (Peter Levine 2020)? Zeigen sich regressive, notgereifte, stillstehende/blockierte Äußerungen der kindlichen Entwicklungslinie als »Notlösungen« (Hüter 2003) auf unkontrollierte Stressreaktionen? Sind die Symptome durch dissoziative Prozesse zu erklären (vgl. Wieland 2014)? Oder bleiben nach einer traumatischen Erfahrung ohne Trost und Sinngebung nur die Identifikation mit dem Täter oder dem Opfer oder dem phantasierten Retter? All diese Überlegungen können hilfreich sein. Im Einzelfall müssen wir immer individuell schauen, in der (Trauma-)Psychotherapie mehr als in der Körpermedizin – und bei Kindern und Jugendlichen mehr als bei Erwachsenen. Allen Überlegungen ist gemeinsam, dass sie versuchen, Symptomen einen Sinn zu geben, sie damit verstehbar und dann hoffentlich behandelbar werden zu lassen.

Bereits beim Thema Dissoziation haben wir gesehen, dass etwas an sich Alltägliches im Notfall eine Überlebensstrategie sein, in der Folge zum Symptom (= Signalgeber) werden kann und durch die resultierende Störung der Interaktion mit der Welt und Irritation der innerpsychischen und interpersonellen Kommunikation à la longue Entwicklungslinien gestört oder blockiert werden können (= Selbstschädigung). Es ist extrem *ent*lastend für Betroffene zu erfahren, dass, ganz allgemein, ihre Symptome auf die gemachten traumatischen Erfahrungen zurückzuführen sind. Ergo: Sie sind nicht verrückt, sondern haben Verrücktes überlebt und ihr Organismus reagiert normal darauf. Aber auch im Speziellen kann es den Betroffen helfen zu wissen:

- dass ihre Reaktionen (oder Nichtreaktionen) in der Notfallsituation uralte, nicht bewusst beeinflussbare Reflexe waren. Ergo: Sie sind nicht schuld am Verlauf der Situation im Dort und Damals.
- dass ihre direkten Traumafolgesymptome (wie sie bei der PTBS zu finden sind),
  - bei allen Tieren, also auch bei Menschen, nach traumatischen Situationen so auftreten können. Ergo: Sie sind nicht die Einzigen, die so reagieren.

  - teils als verlängerter Überlebensschutz verstanden werden können. Ergo: Die Symptome sind nicht nur störend, sondern auch sinnvoll.
- dass viele ihrer (Langzeit-)Symptome
  - Not- bzw. vorübergehende Lösungen für Unbegreifliches, Nichteinsortierbares sind. Ergo: Sie waren (wenn auch unbewusst) kreativ und haben nicht versagt.
  - Folgen der Einwirkung der Traumafolgesymptome auf sie und ihr Leben sind. Ergo: Sie sind nicht dumm, unfähig, absichtlich selbstschädigend, manipulativ, im Widerstand o. Ä.

Konkret bedeutet das: Symptome sind nicht defizit-, sondern lösungsorientiert zu betrachten und vor allem zu benennen. Es seien einige für Komplextrauma typische Symptome und ihr »Sinn« hier benannt: Unerklärliche Köpersymptome haben z. B. oft eine unglaubliche präzise Verbindung zu »Jubiläen«, können also u. a. als »Einträge im Kalender des Körpergedächtnisses« (auch ohne bewusste Erinnerung an das zugehörige Ereignis) fungieren. Das ausgeprägte Kontrollbedürfnis, die Zwanghaftigkeit und der Perfektionismus dieser Patientengruppe können als Gegenreaktion auf erlebten Kontrollverlust verstanden werden. Wenn *eigentlich* vorhandene Fähigkeiten situativ nicht zur Verfügung stehen, sollte an verletzte jüngere Anteile (s. S. 156 ff.) und ihre Versorgung gedacht werden. Negative Selbst- und Weltzuschreibungen können als maligne Introjekte oder Täterintrojekte sowie Selbstsabotage und -verletzung als Täteridentifikation gesehen und behandelt (s. S. 174 ff.) werden.

Ein für traumatisierte Kinder sehr bedeutsames Phänomen soll hier genauer betrachtet werden. Es täuscht leider regelmäßig Gutachter in Sorgerechtsstreitverfahren und ist auch für psychotherapeutisch Tätige leicht zu übersehen, weil es freundlich und leicht daherkommt (s. Fallbeispiel S. 57). Andererseits kann es für viele Probleme beim Aufbau der therapeutischen Beziehung sorgen. Pete Walker (2019) nennt es »fawn response«, Dorothea Weinberg (2005) »Täuschung« und Anette Schreeck-Fischer (1999) »Mimikry«. Gemeint ist ein freundlich-zugewandtes, schmeichelnd-unterwürfiges Verhalten gegenüber »Täter«-Menschen; oft begleitet von ablehnendem bis gemeinem Verhalten gegenüber versorgenden (ahnungs- oder hilflos, zulassenden) Bezugspersonen. Das Seelenleben der Kinder und Jugendlichen bleibt dabei starr und leer, mit eingeschränkter bis gestörter Möglichkeit, sich über Spielen oder Imaginieren selbst zu regulieren. Dieses Verhalten ist in erster Linie eine Überlebensstrategie für Kinder, die Tätern und ihren Taten noch ausgesetzt sind. So ist es nach Pete Walker das vierte »f« der Notfallreaktionen (fight, flight, freeze – und fawn response). Es ist aber auch Täterintrojektion bzw. -identifikation in statu nascendi, also ein (unbewusster) kreativer Versuch der Lösung/Selbstregulation mit auf Dauer dysfunktionaler und selbstschädigender Wirkung: zwanghafte Freundlichkeit, innere Leere und die Unfähigkeit, Nein sagen zu können, sind die Zutaten für Co-Abhängigkeit und/oder weitere »Opfer«-Erfahrungen.

Die Frage: »Warum taucht dieses Symptom an dieser Stelle und zu diesem Zeitpunkt auf?« ist also nicht nur diagnostisch relevant, sondern auch für die psychotherapeutische Behandlung von Kindern und Jugendlichen mit chronisch komplexer Traumafolgestörung hilfreich.

3.5 Diagnostik im Kindes- und Jugendalter

Die Diagnostik der PTBS im Kindes- und Jugendalter (kPTBS ICD-11) ist teils recht diffizil, die Auswahl diagnostischer Verfahren zur sicheren Codierung einer posttraumatischen Belastungsstörung begrenzt. Zum einen ist dies noch ein recht junges Feld der Entwicklung von Diagnostikinstrumenten. Zum anderen müssen unterschiedliche beeinflussende Variablen beachtet werden. Sind die Kinder noch jung, sind wir als Psychotherapeut*innen neben unseren eigenen Verhaltensbeobachtungen im Kontakt und im Spiel mit dem Kind fast ausschließlich auf die Einschätzung der Eltern bzw. der Bezugspersonen angewiesen. Für sie stehen unterschiedliche Fragebögen zur Verfügung, in welchen Diagnosekriterien abgefragt werden. Je nach Wahrnehmungsintensität und Wahrnehmungsmuster bzw. je nach eigener Betroffenheit können jedoch ausgegebene Fragebögen mitunter sehr subjektiv ausgefüllt werden. Den Bezugspersonen kann der geschulte Blick z. B. für dissoziatives oder anderes traumaspezifisches Verhalten fehlen, sodass die entsprechenden Verhaltensweisen in den Antworten der Fragebögen gar nicht auftauchen. So können Wutanfälle durchaus dissoziativen Charakter haben, was im Alltag nur schwer zu erkennen ist und deshalb leicht als Trotz oder oppositionelles Verhalten wahrgenommen wird. Um intrusives Spiel zu erkennen, braucht es einerseits einen geschulten Blick, andererseits kann nicht davon ausgegangen werden, dass Kinder immer in Gegenwart der Eltern/Bezugspersonen spielen. Bezugspersonen, welche außerhalb der Klientenfamilie stehen, haben nicht immer ausreichend Informationen darüber, was die Kinder und Jugendlichen in der Kindheit alles erleben mussten. Insofern fehlen immer wieder die in einigen Tests erfragten und für die Diagnose nach der ICD relevanten konkreten traumatischen Ereignisse. Sind die Kinder bzw. Jugendlichen erst kurz in der Fremdbetreuung, können oft nur wenige Aussagen über traumaindiziertes Verhalten gemacht werden, sofern die Kindseltern zur Befragung nicht zur Verfügung stehen. Immer wieder kommt es vor, dass Elternteile Traumaereignisse und/oder symptomatisches Verhalten des Kindes aus Scham verschweigen und erst nach längerem Therapieverlauf und ausreichendem Vertrauen in die Therapeutin oder den Therapeuten benennen. In hoch belasteten Familien fällt traumaspezifisches Verhalten oft auch gar nicht auf und die Sorgeberechtigten realisieren dies erst im Laufe der gemeinsamen Elterngespräche. Bei dissoziativen Kindern, Jugendlichen und z. T. auch den Bezugspersonen muss mitbedacht werden, dass Angaben in den Fragebögen ggf. von einem dissoziierten oder täternahen Persönlichkeitsanteil gemacht werden. Diese sind dann Täter-schonend bzw. Ereignisnegierend oder nicht wahrnehmend. Auch haben wir immer wieder mit Täter- oder Co-Täterbezugspersonen zu tun, die entsprechendes auffälliges Verhalten der Kinder und Jugendlichen aus Eigenschutz ausblenden oder bagatellisieren. Unter all diesen Aspekten ist bei der diagnostischen Testung auf PTBS immer mit abzuwägen, ob ggf. eine Nachtestung sinnvoll sein kann und unabhängig davon schon begonnen wird, stabilisierend zu arbeiten.

Was gehört zur Traumadiagnostik im Kindes- und Jugendalter?

Bis ins Jugendalter, teils bis ins junge Erwachsenenalter hinein, gehört zur Diagnostik im Bereich der Kinder- und Jugendpsychiatrie und -psychotherapie die Befragung sowohl der jungen Menschen als auch der Eltern und weiteren Bezugspersonen.

Zunächst wird die Anamnese im Interview oder mit einem diagnostischen Elternfragebogen erhoben. Hierbei ist im Hinblick darauf, dass Kinder vielfältig traumatisiert werden können, wichtig, dass diese Anamnese möglichst differenziert vorgenommen wird. Dazu gehört neben den biographischen Informationen auch die medizinische und die Sozialanamnese. Explizit abgefragt werden sollten auch solche Ereignisse, die vom Kind als zentral oder eindrücklich erlebt wurden – nicht nur diejenigen, welche laut Eltern wichtig waren. Hierzu wird das Kind bzw. der/die Jugendliche befragt. Hierbei ist darauf zu achten, dass die sprachliche Formulierung dem Verständnis bzw. dem Entwicklungsstand unseres jungen Gegenübers angepasst wird. Ergänzend gibt uns die Verhaltensbeobachtung Informationen über eventuelle Symptome. Zum Einsatz kommen danach zur Verifizierung oder zum Ausschluss von Diagnosen sogenannte Befundsysteme oder Symptomchecklisten zur Erfassung des psychopathologischen Befundes. Dies kann insbesondere bei komplexen Problemlagen recht viel Zeit in Anspruch nehmen. Gängige Verfahren sind zum Beispiel der Kinder-DIPS oder CASCAP-D. Insgesamt machen wir gute Erfahrungen damit, die Fragebogenerhebungen im Interview durchzuführen. Dies hat den Vorteil, dass schon ein erstes Kennenlernen und Vertrauensaufbau stattfinden kann. Zum Zweiten erkennen wir im Gespräch, ob die einzelnen Fragen des Erhebungsverfahrens von den Bezugspersonen/Klient*innen richtig verstanden wurden. Drittens kann bei der einen oder anderen Frage noch einmal vertieft nachgefragt werden, um so Daten ggf. nacherheben zu können. Nach Anamnese und erster Symptomerfragung können sowohl bei den Bezugspersonen als auch bei den jungen Menschen sogenannte Screeningverfahren eingesetzt werden, mit denen erfasst wird, in welchen Problembereichen eine Differentialdiagnostik durchgeführt werden sollte. Solche Screeningfragebögen gibt es sowohl für Jugendliche ab elf Jahren (z.B. YSR

11-18 R) als auch für Eltern, Erzieher*innen und Lehrer*innen (z. B. CBCL 6-18 R, TRF6-18 R). Für jüngere Kinder werden diese Bögen neben den Eltern z. B. von Fachkräften im Vorschulbereich ausgefüllt (CBCL 1½–5). Um eventuell traumatisierendes Erwachsenenverhalten zu erfassen, gibt es Fragebögen zu Erziehungsstil, Belastungs- oder Stressempfinden der Eltern/Bezugspersonen (z. B. EBSK – Eltern-Belastungs-Screening zur Kindswohlgefährdung, ESI – Erziehungsstilinventar).

Zur Einleitung der Traumadiagnostik stehen ebenfalls Screeningfragebögen für Eltern/Bezugspersonen und Kinder/Jugendliche zur Verfügung (vgl. Übersicht S. 88). Allerdings kann es sein, dass die Screeningbögen allgemein eher früh in Richtung Traumatisierung ausschlagen, da einzelne Fragen noch recht allgemein formuliert sind bzw. Symptome sich mit denen anderer psychischen Erkrankungen decken. Hier obliegt es dann der Therapeutin oder dem Therapeuten, dies einzuschätzen bzw. mittels differentieller Diagnostik nachzuprüfen. Zur Differentialdiagnostik der posttraumatischen Belastungsstörung stehen für Kinder und Jugendliche mittlerweile einige Verfahren sowohl im Internet als auch bei den Testzentralen zur Auswahl. Sie alle erfassen in der Regel mehrere Symptomcluster – aktuell noch in Anlehnung an die ICD 10 – wie z. B. Traumaereignis, Erregungsniveau, das Vorhandensein von Intrusionen oder Dissoziationen, körperliche Symptome. Auch dissoziative Symptome können erfasst werden. Wieder werden Bezugspersonen und Patient*in befragt. Für jüngere Kinder steht Bildmaterial zur Einschätzung der posttraumatischen Belastung zur Verfügung.

Allen diagnostischen Schritten ist gemein, dass sie mit aller Sorgfalt und vor allem nicht unter Zeitdruck ausgeführt werden sollten. Diagnostik ist keine technische Angelegenheit – auch in der Diagnostik machen wir Beziehungsarbeit. Um über belastende Erfahrungen zu sprechen, diese genau zu erfassen und zu schildern, brauchen die Betroffenen Zeit sowie Therapeut*innen, die testerfahren sind, aber auch verständnisvoll und geduldig zuhören, die Informationen aufnehmen und dem jungen Menschen und seinen Bezugspersonen im Kontakt mit der gebotenen Wertschätzung gegenübertreten. Unsere Klient*innen brauchen dies sowohl unter dem Aspekt

Screening- und Diagnoseinstrumente zur Erfassung von Traumafolgestörungen in deutscher Sprache

Akute Belastungsstörung	
IBS-KJ	Interview zur posttraumatischen Belastungsstörung
Traumasymptome	
TSC-KJ	Trauma-Symptom-Checkliste für Kinder und Jugendliche
CATS (7–17 Jahre)	Traumascreening für Kinder und Jugendliche der Uniklinik Ulm
CRIES 8	Childrens Impact of Event Scale
CROPS	Child Report of Posttraumatic Symptoms
IES-R	Impact of Event Scale (Jugendliche + junge Erwachsene)
DISYPS III FBB – TBS	Fremdbeurteilungsbogen zur Erfassung von trauma- undbelastungsbezogenen Störungen (Eltern + Bezugspersonen)
PROPS	Parent Report of Posttraumatic Symptoms (Eltern + Bezugspersonen)
PTBS-Diagnose	
CATS	Child and Adolescent Trauma Screen (Kinderversion, 7–17 Jahre + Bezugspersonenversion, 3–6 Jahre)
PTSDSSI	Posttraumatische Belastungsstörung Semistrukturiertes Interview und Beobachtungsbogen für Säuglinge und Kleinkinder (Eltern)
UCLA PTSD Index	Posttraumatic Stress Disorder (Ausfertigung für Kinder/Jugendliche + Eltern)
IBS-KJ	Interviews zu Belastungsstörungen bei Kindern und Jugendlichen
CAPS-CA-5	Clinician-Administered PTSD Scale for DSM-5
Kinder DIPS	Diagnostisches Interview bei psychischen Störungen im Kindes- und Jugendalter
Dissoziative Symptome	
A-DES II	Skala für dissoziative Erfahrungen von Jugendlichen
HDI	Heidelberger Dissoziations-Inventar
Messung von Belastungsreaktionen	
Levonn	Interview in Cartoon-Form für Kinder

positiver Beziehungserfahrungen als auch unter dem Blickwinkel, dass sie häufig durch die bisherigen Geschehnisse in ihrem Leben ihre Würde verloren haben und wir ihnen diese zurückgeben können und sollen.

Neben der Differentialdiagnostik zu PTBS/Traumafolgestörungen ist es immer wieder sinnvoll, ergänzend kognitive und entwicklungsspezifische Fähigkeiten zu testen. Dies ermöglicht uns einzuschätzen, welche Defizite durch die Traumatisierung bereits entstanden sind. Daraus ergibt sich, wie wir mit dem Kind, dem Jugendlichen arbeiten müssen, sodass der junge Mensch unsere Interventionen und Anregungen verstehen und für sich nutzen kann. Hierzu stehen Intelligenz- und Entwicklungstests zur Verfügung. Diese werden meist in der kinder- und jugendpsychiatrischen Praxis eingesetzt. (Komplexe) Traumatisierung von Kindern und Jugendlichen ist oft begleitet von sogenannten komorbiden Störungen. So sind häufig emotionale Erkrankungen wie Depressionen, Ängste und/oder Panikattacken sowie speziell in dieser Altersgruppe auch oppositionelle Verhaltensstörungen oder Störungen im Sozialverhalten zu beobachten. Bei Jugendlichen und jungen Erwachsenen kann es auch geboten sein zu schauen, ob sich eine Persönlichkeitsakzentuierung anbahnt. Um hier differenziert und über das jeweilige Ausmaß ein Bild zu bekommen, kommen ergänzend zu den traumaspezifischen Testungen störungsspezifische Fragebögen zur Anwendung. Dies kann auch erst im Verlauf der Behandlung stattfinden, wenn die komorbiden Störungsbilder im Zuge der Traumabehandlung nicht remittieren.

Insgesamt schwierig wird es in der Diagnostikphase, wenn die Erhebungsverfahren und Interviews von einem Patienten*innen-Anteil bestritten wird, der die Ereignisse bzw. die Symptome bagatellisiert, sie negiert, ausgeblendet oder abgespalten hat. In solchen Fällen sind die Testergebnisse unauffällig.

Fallvignette Svenja (SH)

Mit Svenja hatte sich eine Patientin vorgestellt, die psychotherapeutische Begleitung für die mit einem Neurologen bereits abgeklärte Geschlechtsumwandlung haben wollte. Die Patientin stellte sich in der ersten Behandlungsphase durchgängig sehr maskulin im Gebaren dar. Das Frausein sei eine Qual – schon immer gewesen – und ihr sehnlichster Wunsch sei eine Geschlechtsumwandlung, die jetzt anstehe und mit dem begleitenden Arzt sowie dem Endokrinologen bereits vorbesprochen sei. Bei der Anamneseerhebung stellte sich eine frühe, langandauernde und komplexe Traumatisierung durch massive körperliche, psychische und sexuelle Gewalt heraus. Svenja betonte jedoch beharrlich und durchaus glaubhaft, dass sie »diese Dinge in einer früheren Therapie bearbeitet« habe. Sie zeigte und formulierte keinerlei Belastung. Die Traumafragebögen waren in der Summe unauffällig. Es gab zwar traumatische Ereignisse, aber jegliche Symptomatik war verneint worden. Trotzdem erschien in einem späteren Behandlungstermin eine Svenja mit sehr junger kindlich-mädchenhafter und angstvoll-hilfesuchender Stimme, auf die abrupt eine sehr tiefe männliche Stimme in aggressiv-drohender Weise antwortete. Damit war deutlich, dass der Wunsch nach Geschlechtsumwandlung nicht zwangsweise damit zu hatte, dass Svenja von Geburt an in einem Körper steckte, der nicht zu ihrem geschlechtlichen Empfinden passte, sondern dass es einen Persönlichkeitsanteil gab, der männlich leben wollte, weil das weiblich Sein lebensbedrohlich gewesen war.

Diagnose nach der ICD

Zum Zeitpunkt der Drucklegung dieses Buches war das Erscheinen einer neuen Ausgabe der ICD, die ICD-11, angekündigt worden. Jedoch war sie zum Zeitpunkt der Entstehung dieses Buches noch nicht käuflich zu erwerben. Es war beim Verfassen dieses Buches davon auszugehen, dass die Kolleg*innen nach wie vor nach der ICD-10 arbeiten und diagnostizieren. Aus diesem Grund haben wir uns noch auf die zu diesem Zeitpunkt gültigen Merkmale der PTBS-

Diagnose nach der ICD-10 entschieden. Trotzdem werden im Folgenden die Anpassungen im neuen Diagnostiksystem dargestellt (vgl. Pfeiffer et al. 2019), da die ICD-11 die künftige Grundlage für die Diagnose darstellen wird.

In der ICD-11 wird die posttraumatische Belastungsstörung (PTBS) in einem gesonderten Kapitel (Trauma- und belastungsbezogene Störungen) aufgeführt. Sie ist somit nicht mehr wie noch in der ICD-10 Teil der Angststörungen, vielmehr konzentriert sie sich auf Kernsymptome. Neu ist weiterhin, dass die *komplexe* posttraumatische Belastungsstörung in den Kriterien als Diagnose erscheint. Bislang konnte diese nicht separat diagnostiziert werden, obwohl wir in den Praxen viele Patient*innen mit diesem Störungsbild sehen. Insofern ist dies ein deutlicher Schritt in Richtung differenzierter Betrachtung von Traumatisierungen. Was in der ICD-11 leider noch nicht auftaucht, sind die Folgen von Bindungs- und Entwicklungstraumata. Deprivierende Lebensbedingungen, latente Vernachlässigung – auch emotionale Vernachlässigung –, diffizile psychische Gewalt u. Ä. werden leider noch nicht erfasst. Auch in der ICD-11 wird von einem konkreten Ereignis als Auslöser der Erkrankung ausgegangen.

Doch unabhängig davon ist die PITT aufgrund ihrer prozessorientierten und am betroffenen Menschen ausgerichteten Vorgehensweise sowohl für die Behandlung der komplexen posttraumatischen Belastungsstörung als auch für die Behandlung von Menschen, die einen traumatisierenden Entwicklungs- und Bindungshintergrund haben, geeignet. Sie berücksichtigt die Individualität des Erlebens von konkreten Ereignissen genauso wie traumatisierende Lebensumstände. Personenspezifische Möglichkeiten, Hilfe anzunehmen und traumatische Ereignisse individualisiert zu verarbeiten, stehen unseren Patient*innen offen, da die PITT patientenorientiert arbeitet und sich durch die unbedingte Achtung der Würde der betroffenen Kinder, Jugendlichen und ihrer Bezugspersonen auszeichnet. Durch die in der PITT angelegte Flexibilität in der Anwendung wird sie zudem komplexen Folgen von Traumata und komplexen traumageprägten Strukturen im Umfeld unserer jungen Patient*innen gerecht.

Limitationen – die Diagnose der PTBS bei Kindern und Jugendlichen kann durch verschiedene Variablen erschwert werden

Traumasymptome zeigen sich bei Kindern und Jugendlichen je nach Alter und Entwicklungsstand unterschiedlich. Ebenfalls alters- und entwicklungsabhängig ist die Fähigkeit unserer jungen Patient*innen, ihre Symptomatik und ihr Leiden selbst zu erfassen und darüber zu berichten. Jedoch ist die Altersgruppe der Säuglinge und Kleinkinder noch nicht ausreichend bezüglich der Entwicklung posttraumatischer Stresssymptomen erforscht (vgl. Pfeiffer et al. 2019) und von daher nur unzureichend valide erfassbar.

Bei der Erfassung von posttraumatischen Stresssymptomen v.a. bei jungen und jüngeren Kindern kommt der Befragung der Bezugspersonen ein besonderer Stellenwert zu. Die Kinder verarbeiten Traumata v.a. internal, d.h., im Verhalten ist die Traumatisierung nicht immer eindeutig erkennbar. Das kindliche Spiel kann zwar Traumainhalte aufweisen, doch ist nicht jede schreckliche Szene, die im Spiel gezeigt wird, traumatischen Ursprungs. Auch ist der Inhalt des gezeigten Spiels nicht 1:1 übersetzbar (Höfer 2016). Im traumatischen Spiel können z.B. durchaus Bezugspersonen statt der wirklichen Täter auftauchen (vgl. Pfeiffer et al. 2019) oder Erinnerungen, welche das Spiel prägen, können verändert sein. Das Benennen von traumatisch verarbeiteten Erlebnissen ist jungen Kindern kaum möglich. Wegen ihres Entwicklungsalters können sie es kognitiv nur schwer erfassen und versprachlichen. Es kann demnach in Einzelfällen auch für Bezugspersonen sehr schwierig sein, die Symptomatik zu erkennen.

Des Weiteren ist insbesondere bei komplexer Traumatisierung zu beobachten, dass Kinder wie auch Jugendliche immer wieder in frühere Entwicklungsstadien regredieren und nicht (mehr) in der Lage sind, ihre Belastung valide zu verbalisieren. So kann es z.B. durchaus sein, dass eine Intelligenztestung vor der Traumabehandlung deutlich schlechter ausfällt als nach erfolgreicher gemeinsamer Arbeit an der Symptomatik. Außerdem ist bei Kindern nicht unbedingt ein Trauma-assoziierter Inhalt bezüglich Ängsten oder Alpträumen erkennbar. Vielmehr zeigen sich immer wieder Symptome, die mit anderen psychiatrischen Störungsbildern in Verbindung gebracht werden könnten, wie z. B. Trennungsängste, Konzentrations- und Aufmerksamkeitsprobleme, aber auch Wutausbrüche oder generalisierte Ängste und, damit verbunden, Probleme, sich altersadäquat abzulösen. Teils ist zu beobachten, dass Kinder bedrohliche Erinnerungen verändern, da sie sich an einzelne Inhalte von traumatischen Erlebnissen nicht mehr entsinnen. Trotzdem ist die Befragung von Bezugspersonen nicht zwingend ausreichender Ersatz für die Symptomerfassung mit dem Kind. Da Kinder – insbesondere jüngere traumatisierte Kinder – sich nicht oder nur sehr eingeschränkt zum Trauma äußern (können), sind Eltern oder andere Bezugspersonen weitgehend auf die Verhaltensbeobachtung angewiesen. Zu unterscheiden, ob ein ungewöhnliches Verhalten des Kindes nun einer Entwicklungsphase zugeschrieben werden kann oder traumatischen Ursprungs ist, kann nur schwer eingeschätzt werden. Häufig werden entsprechende Anzeichen übersehen oder anders zugeordnet. Genauso ist es jedoch möglich, dass besorgte Eltern ihr Kind traumatisiert wähnen, weil es z. B. eine Phase stark beängstigender Träume oder Trennungsschwierigkeiten durchmacht. Hinzu kommt, dass Bezugspersonen, die selbst sehr belastet, womöglich selbst traumatisiert sind, aufgrund eigener eingeengter Wahrnehmung den posttraumatischen Stress ihres Kindes nicht (zuverlässig) erkennen können.

Insbesondere die komplexe posttraumatische Belastungsstörung ist durch eine sehr diffizile Symptomatik gekennzeichnet und schwierig einzuordnen, zumal einzelne Symptome mit Entwicklungsschritten der Kinder und Jugendlichen auch wieder verschwinden und andere auftauchen können. Ist ein Kind oder eine Bezugsperson dissoziativ, kann es durchaus dazu kommen, dass ein funktionaler Persönlichkeitsanteil die Fragebögen beantwortet und das Ergebnis sich somit völlig unauffällig zeigt.

Auch kulturelle Gegebenheiten müssen in der Betrachtung der Fragebogenergebnisse bedacht werden. Je nach Hintergrund kann eine posttraumatische Symptomatik mit ihren begleitenden Verhaltensweisen religiös und/oder gesellschaftlich negativ belegt sein und aus Angst oder Scham verschwiegen, negiert oder geleugnet werden.

Eine gesicherte Diagnose der PTBS zu erstellen ist infolgedessen immer wieder erst im Therapieverlauf möglich. Ein tragendes Vertrauensverhältnis der Klient*innen wie auch der Bezugspersonen ist unabdingbar. Nur so ist es ihnen möglich, ihre Belastung zu zeigen, respektive umfassend Informationen über Geschehnisse und Beobachtungen mitzuteilen.

KAPITEL 4

Voraussetzung und Beginn der Behandlung

Menschen – Erwachsene wie auch Kinder und Jugendliche – mit komplexer Traumafolgestörung leiden unter andauerndem Extremstress und seinen Auswirkungen für ihren Gesamtorganismus und ihren Interaktionen mit der Umwelt. So komplex das Erscheinungsbild der Folgen einer komplexen Traumatisierung sein kann, so komplex ist auch die therapeutische Arbeit. Vielleicht ist das Bild eines außer Kontrolle geratenen Hochofens hier hilfreich. In der Realität wird ein solcher Hochofen von einer *erfahrenen* Spezialeinheit in Schach gehalten und wenn möglich gelöscht. Im therapeutischen Raum mit komplextraumatisierten Menschen braucht es ebenfalls *erfahrene* Spezialisten. Dabei haben unsere Patient*innen in der Regel sehr viel Erfahrung darin, den Hochofen *irgendwie* »in Schach« zu halten, allerdings oft zu einem hohen Preis. In der Arbeit mit der PITT versuchen wir das Schwere etwas leichter zu machen. Wir suchen gemeinsam mit den Patient*innen nach Möglichkeiten, den Hochofen zu regulieren, wenn möglich abzukühlen oder zumindest ausreichend gute Schutzkleidung zu finden und vor allem dafür zu sorgen, dass diese auch zuverlässig getragen wird, wenn die Situation es erfordert.

4.1 Stabilisierung und ihre Bedeutung

Die PITT arbeitet, wie auch andere Traumatherapieverfahren, nach dem Drei-Phasen-Modell, welches zuerst von Janet (1889) formuliert wurde: stabilisieren, konfrontieren und neuorientieren. Diesem Dreiklang sollten Diagnostik und die erste Auftragsklärung vorausgehen, wobei wichtig ist, dass auch dies schon von einer stabilisierenden therapeutischen Haltung getragen ist.

Besonders wichtig ist der Beginn einer Behandlung. Bei Komplextraumafolgestörung allgemein, aber vor allem im Kindes- und Jugendalter, ist *immer* auch die Beziehungsebene verletzt, entweder durch die traumatischen Erfahrungen selbst und/oder durch die Auswirkungen der Folgestörungen. Nun ist allerdings das diagnostische Einordnen dessen, was der Patient an Verletzungen, aber auch an Heilungspotential mitbringt, zugleich ein »sich gegenseitig Kennenlernen« und ein gemeinsames Feststellen, ob eine tragfähige Behandlungsallianz entsteht und ein erster Arbeitsauftrag gefunden werden kann. Daher ist die erste Kennenlern- und Diagnostikphase eine sensible und wichtige Zeit. Hier schon können die Patient*innen eine neuorientierende (Beziehungs-)Erfahrung machen, wenn sie gesehen und da abgeholt werden, wo sie stehen. In der PITT kommt daher der Stabilisierung eine besondere Bedeutung zu. Wir verwenden viel Sorgfalt auf diese Phase; sie kann unter Umständen sehr lange dauern. Warum sollte es auch anders sein? In der Körpermedizin will beispielsweise der Chirurg vor einer geplanten Operation ganz genau wissen, wo das Problem des Patienten liegt, wie es beschaffen ist, ob seine Kreislauffunktionen eine Operation erlauben und zuletzt natürlich, ob dem Patienten durch die Operation geholfen und nicht noch mehr geschadet werden wird. Deshalb untersuchen auch wir unsere Patienten gewissenhaft und »operieren« bzw. (be-)handeln nur, wenn der Patient aufgeklärt, einverstanden und seine Alltagsfunktionen ausreichend stabil sind.

Wie essentiell für eine erfolgreiche traumatherapeutische Behandlung eine ausreichend gute Stabilisierung ist, wird uns vielleicht deutlich, wenn wir uns Folgendes noch einmal vergegenwärtigen: Unsere Patient*innen haben in der Regel in jungem Alter, also in wichtigen Entwicklungsphasen, mehrere und/oder langanhaltende traumatische Situationen überstanden. Diese gingen einher mit absoluter Hilflosigkeit, Preisgabe und unkontrollierbarem Ausgeliefertsein. Maximal erhöhte Stresswerte machten reflexhaftes Überleben möglich, in der Regel mit Dissoziation, fehlender Integration des Erlebten in die eigene Biographie und Persistieren der erhöhten

Stresssensitivität und -reagibilität. Meist waren für das Überleben pseudoerwachsenes Verhalten oder gar Täterintrojektionen und -identifikationen nötig. Sehr oft besteht in der einen oder anderen Form (s. Kapitel 6 Bezugspersonenarbeit und Arbeit mit dem Umfeld) Kontakt mit Tätern oder mit Erwachsenen, welche die Tat(en) zugelassen haben. Dies alles beeinflusst nachhaltig den »Selbst- und Weltbezug« (Fischer & Riedesser 2009), was zu erschwerten Entwicklungsbedingungen und/oder kompensatorischer Symptomentwicklung (ebendort) führte und führt. Traumafokussierte Psychotherapie soll diesen Circulus vitiosus abbremsen und im besten Fall umkehren. Hierfür stehen in der Regel ein bis zwei Stunden in der Woche (oft auch weniger) zur Verfügung. Die restlichen (7 × 24–1 Stunden = 167) Stunden der Woche sind die Patienten und Patientinnen mit ihrem jeweiligen Bezugsrahmen weiterhin mit den Folgen ihrer Erfahrungen und den Folgeauswirkungen konfrontiert. Dies alles könnte dafürsprechen, die Patient*innen möglichst schnell in eine Traumakonfrontation zu führen, mit der Idee, dass dann ja der Stress und seine schädliche Wirkung aus dem System genommen wird. Es gibt Therapieverfahren, die auf dieser Grundidee aufgebaut sind. Die PITT stellt die Alltagsstabilisierung und so das Empowerment (bzw. die Stärkung der Selbstwirksamkeit) der Patient*innen (und ihrer Bezugspersonen) an erste Stelle. Im Sinne einer mitfühlenden und würdeorientierten Hilfe zur Selbsthilfe soll für jedes Kind (und seine Bezugspersonen) der individuelle Weg gefunden werden zur möglichst schonenden und vor allem nachhaltigen Linderung, Besserung oder gar Heilung der Traumafolgeschäden.

4.2 Der therapeutische Rahmen

Die therapeutische Situation an sich ist im Idealfall eine korrigierende Lernerfahrung – inhaltlich *und* als Beziehungserfahrung. Doch sowohl inhaltliches Lernen als auch korrigierende Beziehungserfahrungen sind unter Einwirkungen von Extremstress nicht möglich. Der therapeutische Rahmen muss also so gestaltet sein, dass die

Situation für die Patient*innen klar und übersichtlich ist. Zusätzlicher Stress muss vermieden werden, das Kontrollbedürfnis der Patient*innen gewürdigt sein. Hilfreich hierbei ist, ein Pendeln zwischen Gelingendem und Schwierigem – auf allen Ebenen(!): bei der Anamneseerhebung, Diagnostik, der weiteren Behandlung und in der Selbstführsorge der Therapeut*innen. Wie bereits im Eingangskapitel dieses Buches beschrieben, braucht es eine *therapeutische Haltung,* die auf Seiten der Therapeut*innen geprägt ist von:

- der Würdigung des erfahrenen Leides,
- Respekt und Interesse in Bezug auf die Überlebensleistungen und Ressourcen der jungen Patient*innen (und ihrer Bezugspersonen),
- der Bereitschaft, mitfühlend das eigene Expertentum und Wissen zur Verfügung zu stellen,
- der Bereitschaft, die eigene Vorstellung von Diagnose, Therapieziel und »korrekter Behandlung« immer wieder zu überprüfen und an die jeweiligen Begebenheiten anzupassen.

Ziel ist es, dass die Patient*innen (gemeinsam mit ihrem Umfeld) ihr (individuelles) Expertentum und ihre Ressourcen nutzen können, um Selbstmitgefühl zu entwickeln, ihre Selbstwirksamkeit stärken und so Heilung, Besserung oder Linderung erfahren zu können.

Klärung des Arbeitsauftrages

Die Klärung des Arbeitsauftrages (wer will was verändern und wie?) ist gesetzlich vorgeschrieben (§ 630e BGB) und führt, wenn sorgfältig durchgeführt, zu einer deutlichen Erleichterung der gemeinsamen Arbeit und darüber hinaus zu einer erheblichen Stressreduktion für die Patient*innen. Auch die Aufklärung über Risiken und Nebenwirkungen der Behandlung sind vorgeschrieben und essentiell für das Gelingen einer Behandlung. Nicht selten kommen Patient*innen (aber vor allem die Eltern) mit der Vorstellung: Wenn die traumatische Erfahrung nur verarbeitet ist, dann ist wieder »alles beim Alten«. Dann muss es darum gehen mitzuteilen, dass Entwicklung nie »zurück zum Alten« gehen kann, sondern dass es darum geht, mit dem Erfahrenen so gut wie möglich umgehen zu lernen und vor allem die schädlichen Folgen des Erlebten zu reduzieren oder im besten Fall in eine lehrreiche Erfahrung umzuwandeln. Als Ärzte und psychotherapeutisch Tätige, als »Seelenärzte«, haben wir die Aufgabe, seelische Verletzungen zu »heilen«, wenn das nicht möglich ist, zu »bessern«, und wenn auch dies auch nicht möglich ist, zu »lindern«. Liegen also Leidensdruck und ausreichende Änderungsmotivation sowie -bereitschaft (bei allen Beteiligten) vor und auch die äußeren Möglichkeiten zur positiven Veränderung, können wir einen »Heil«-auftrag vereinbaren (§ 630 a–d, BGB). Liegen zwar beim Kind oder dem/der Jugendlichen Leidensdruck und Änderungsmotivation sowie -bereitschaft vor, aber bei den Bezugspersonen nicht oder sind die Bedingungen zur positiven Veränderung nicht gegeben, so ergeben sich andere Arbeitsaufträge (s. Abschnitt 4.3 *Äußere Sicherheit*).

Psychoedukation

»Wissen ist Macht« – und ein erster heilsamer Faktor. Es ist enorm entlastend zu verstehen, dass die eigenen Symptome einen Grund haben oder zumindest hatten. Man ist folglich nicht »verrückt« oder ungezogen, sondern reagiert »normal« auf »unnormale« Erfahrungen. Dies kann Selbstmitgefühl möglich machen. Vor allem aber kann es helfen, die Patienten für die Mitarbeit in der Behandlung zu gewinnen. Stabilisierende oder andere therapeutische Maßnahmen werden dann erfolgreich zur Anwendung kommen, wenn es der/dem Anwender*in einleuchtet, warum bzw. wozu diese dienlich sind.

Psychotherapie, die sich den Anforderungen stellt, welche die Behandlung der Folgen von früher schwerer Traumatisierung mit sich bringt, kann Schwerstarbeit sein. Sie sollte immer eine gemeinsame Aufgabe von Patient*in und Therapeut*in sein – *auf Augenhöhe.*

Anders als »Körperärzte« haben Seelenärzte ein Handicap: Die Seele kann nicht angefasst und mit objektiven Messmethoden untersucht werden. Und trotzdem kann die Seele (schwer) verletzt – und natürlich auch behandelt werden. Die Seele zeigt ihre Verletzung mit einem Zuviel oder Zuwenig in einem oder mehreren der folgenden vier Bereiche: Bewegung oder Handeln, Gefühle, Körpererleben und

Gedanken (»ganz zappelig sein« oder »zu gar nichts Kraft und Lust haben«; »von 0 auf 100 sein« oder »gar nichts fühlen«; »unerklärliche Schmerzen« oder »gar nichts spüren«; »immer zu grübeln« oder »im Kopf wie abgeschaltet sein« o. Ä.). Allerdings können wir in der Regel nicht Gedanken lesen, die Gefühle eines anderen wissen oder sein Körpererleben erahnen. Und auch wenn Verhalten und Bewegung beobachtet werden können, können die eigenen Ideen dazu, wie sie entstehen und was sie bedeuten könnten, völlig falsch sein. Wir brauchen also den Patienten oder die Patientin als Assistenz. Denn neben dem Bericht der Bezugspersonen dient das, was das Kind sagt und zeigt, der Seelenärztin oder dem Seelenarzt als Untersuchungsbefund, als Labor, als Röntgenbild etc. Also gilt es, die Kinder und Jugendlichen gleich zu Beginn zu ermutigen mitzuarbeiten, als Experte für sich selbst. Dieses Ernstnehmen gibt eine gute Portion Kontrolle (= Gegengift zum erlebten Ausgeliefertsein) und von Anfang an die Ermutigung (= Gegengift zur erlebten Ohnmacht), sich selbst wahr und ernst zu nehmen – mit seinen Schwächen und vor allem auch mit seinen Ressourcen. Darüber hinaus erfolgt implizit die Einladung, das Wahrgenommene, wenn möglich, in Worte zu fassen (oder zeichnerisch/spielerisch darzustellen). So lässt sich die Magie der Worte nutzen, um individuell passende Alternativen zu den »Symptomnotlösungen« zu finden. Elisabeth Kohler, einer lieben Kollegin, verdanke ich (FS) den englischen Ausspruch, »Name it, till you tame it« (eigene Übersetzung: »Benenne es, um es zu zähmen«).

Folgende Psychoedukationen sollten wir in der Arbeit mit Kindern und Jugendlichen sowie ihren Bezugspersonen für den richtigen Moment bereithalten:

- Was ist eine traumatische Situation?
- Was passiert im Gehirn während einer traumatischen Situation und wie erklären sich die direkten PTBS-Symptome daraus?
- Dissoziation als Phänomen, inklusive Trigger (und evtl. strukturelle Dissoziation)
- Das Ego-State-Modell
- (Entstehung und) Sinn von (Täter-)Introjekten

- Zusammenhänge von Hochstress und Lernfähigkeit, das »Fenster der optimalen Erregung« und warum es sich lohnt, etwas zum »Entstressen« des Lebens zu tun
- Achtsamkeit und die Fähigkeit, sich selbst zu beobachten (und jeweils die Wirkung auf Körper, Gedanken und Gefühle)
- Imagination und ihre Wirkung auf Körper, Gedanken und Gefühle

Eine Psychoedukation soll hier beispielhaft gezeigt werden, denn sie ist grundlegend wichtig für die Trauma-begegnenden Interventionen der PITT, das *Ego-State-Modell.* Diese Psychoedukation ist angezeigt, wenn sich aus den Erzählungen oder dem Verhalten in der Sitzung die ersten Hinweise auf jüngere verletzte Anteile ergeben. Schon allein die Erklärung hat in der Regel einen entlastenden, (Selbst-)Mitgefühl fördernden Effekt und ermöglicht sehr oft neue Lösungsideen. Meiner (FS) Erfahrung nach profitieren auch nicht traumatisierte Jugendliche (und Bezugspersonen) von der Vorstellung der »vielen Ichs«.

Ego-State-Modell
(kann in leichter Abwandlung so auch mit Bezugspersonen besprochen werden):

FS: »Hm, wenn ich dir so zuhöre, klingt es, als hättest du wie zwei Seiten in dir. Lass uns doch mal überlegen, kennst du das von dir, dass du in der Schule anders bist als zu Hause, mit den Eltern und noch mal anders als mit deinen Freundinnen oder als mit den Lehrern? (Die meisten Patient*innen nicken an dieser Stelle.) Dann könnte man davon sprechen, dass du ein Schul-Ich und ein Zuhause-Ich und ein Eltern-Ich und ein Freunde-Ich hast. – Keine Sorge, das heißt nicht automatisch, dass du verrückt bist. Denn fast alle Menschen haben verschiedene Seiten oder ›Ichs‹ für verschiedene Situationen. Ich habe auch ein Arbeits-Ich und ein Zuhause-Ich und so weiter. Und es hat sich herausgestellt, dass diese Vorstellung hilfreich für die therapeutische Arbeit sein kann. Kannst du mit dem Gedanken etwas anfangen? (95 % meiner Patient*innen und ihrer Bezugspersonen sind an dieser Stelle freundlich zu mir und können etwas damit anfangen. Deutlich über die Hälfte der Jugendlichen ist freudig überrascht, eine Möglichkeit erklärt zu bekommen, mit der sie sich selbst und ihre altersentsprechende Vielfältigkeit besser verstehen und integrieren können.) – Gut. Also schauen wir weiter, so wie wir im Hier und Jetzt verschiedene Seiten oder Ichs haben; gibt es auch jüngere Anteile oder Ichs aus der Vergangenheit? Alles, was wir erlebt haben, lebt in uns fort. Und das gilt für die guten, die schwierigen und für die wirklich schlimmen Erfahrungen. Die guten und die schwierigen, aber schaffbaren Erfahrungen lassen uns wachsen. Sie haben einen großen Anteil an der Entstehung der Fähigkeiten deines heutigen Ichs. (In der Regel sage ich hier das Alter meines Gegenübers, z. B. ›deines fast 14-jährigen Ichs‹, und eine oder zwei Fähigkeiten, von den ich schon weiß.) Die wirklich schlimmen Erfahrungen, die traumatischen Erfahrungen, die führen allerdings zur Entstehung verletzter jüngerer Ichs oder Anteile. Die stecken dann wie festgefroren in der Vergangenheit fest. – Und wenn etwas im Hier und Heute an die schlimme Situation im Dort und Damals erinnert, kann es sein, dass ein solcher jüngerer verletzter Anteil sich meldet. Als würde der jüngere Anteil denken: Oh, das kenne ich doch, das ist ja meine Aufgabe. Und so übernimmt er oder sie eine Zeit lang das Fühlen, Denken und Handeln. Hinterher denkst du dann vielleicht: Warum habe ich das soundso gemacht, ich will/kann doch eigentlich … (So wie bei der Situation, die du mir vorhin erzählt hast.) Kennst du das? (I. d. R. kennen meine Patient*innen diese ›Eigentlich-Situationen‹ aus ihrem Alltag recht gut).«

Bei jüngeren Kindern verwende ich den Namen des Kindes statt der »-Ichs«, also »Schul-Max, Zuhause-Max …« sowie »Arbeits-Frau Schäfer und eine Zuhause-Frau Schäfer …«. In der Regel habe ich, unabhängig vom Alter meines Gegenübers zur Veranschaulichung dieser Erklärungen eine meiner vielen Matrjoschkas zur Hand. Gelegentlich greife ich auch nach dem »Powerbook« von Andreas Krüger (2011), in dem sich hilfreiche Illustrationen finden. Zum

Thema Ego-State-Modell sitzt da ein Tageskönig gemeinsam mit schlafenden Buben unterschiedlichen Alters, die jeweils ein verwundetes Herz haben, an einem runden Tisch. Auf den Folgeseiten wird illustriert, wie einer der Buben durch einen »Trigger« geweckt wird und dem Tageskönig das Zepter und damit die Macht abnimmt (S. 131 ff). Bei meinem überwiegend weiblichen und in Genderthemen oft sehr wehrhaften Klientel stört gelegentlich, dass auf den Illustrationen ein Tages*könig* und schlafende *Buben* abgebildet sind. Auch fehlen mir die ressourcenvollen jüngeren Anteile, die für mich an denselben Tisch gehören. Das Buch zur Hand zu nehmen, hat jedoch den positiven Effekt, dass meinem Gegenüber klar wird: Wenn jemand ein Buch darüber schreibt, kann ich nicht die Einzige sein, der es so geht – das reduziert Selbstzweifel und kann so stabilisierend wirken.

Psychoedukation macht im Idealfall Beängstigendes verstehbar, ordnet Verrücktes ein, benennt zuvor Namenloses und gibt Hoffnung, Unkontrollierbares beherrschen lernen zu können. Doch hat Psychoedukation keinen Selbstzweck, es geht nicht darum, im Manual ein Häckchen dahinter machen zu können. »Standardpsychoedukationen« mit vorgefertigten Bildern können hilfreich sein, können aber auch genau das Gegenteil dessen bewirken, was sie bezwecken wollen. Kinder im Allgemeinen und schwer traumatisierte Kinder im Besonderen sind es gewohnt, dass man ihnen nicht zuhört, sie nicht ernst nimmt. Sie werden brav zuhören und alles abnicken, was man ihnen erzählt – und dabei bleibt unklar, welcher innere Anteil zuhört und »brav abnickt«. Damit Psychoedukation gelingt, braucht es die Bereitschaft, sich auf das Kind feinfühlig einzustellen und es zu gewinnen: für sich selbst, für das, was man ihm erklären will, und für die Verbindung des Erklärten zu ihm selbst. Und dabei kann es vorkommen, dass dem selben Kind, die selbe Psychoeduaktion mehrfach und in unterschiedlicher Weise angeboten werden muss.

4.3 Äußere Sicherheit

Über die besonderen Abhängigkeiten von Kindern und Jugendlichen haben wir schon viel geschrieben. Aber es ist immens wichtig, sich das immer vor Augen zu führen und sorgfältig zu prüfen, ob das jeweilige Kind, das zu uns in die Behandlung kommt, tatsächlich in äußerer Sicherheit lebt oder ob es nur so scheint. Dabei ist nicht nur die Sicherheit für Leib und Leben gemeint, sondern es muss auch die Frage gestellt werden: Ist das Kind/der/die Jugendliche ausreichend versorgt mit all dem, was es/er/sie braucht, um ausreichend gut wachsen und gedeihen zu können? Und vor allem sind die äußeren Rahmenbedingungen so, dass die seelischen Verletzungen heilen können? Vielleicht ist eine Analogie zur Körpermedizin hilfreich: eine Wunde, in die beständig Schmutz kommt, wird letztendliche einen immer größeren Gewebeschaden verursachen als die ursprüngliche Verletzung. Kann das betroffene Wundareal nicht geschont werden und reißen die heilenden Wundränder immer wieder auf, ist die Behandlung für alle Beteiligten sehr mühevoll und frustrierend.

Psychosoziotherapeutisches Arbeiten

Da Kinder und Jugendliche immer in irgendwelchen Abhängigkeiten und Bezugsrahmen leben, hat die psychotherapeutische Arbeit mit Kindern und Jugendlichen immer auch sozialarbeiterische Komponenten. Bei Vorliegen einer komplexenTraumafolgestörung ist dies i. d. R. ausgeprägter der Fall. Wenn der Selbst- und Weltbezug von Anbeginn auf den Kopf gestellt ist, gelten für die Menschlein andere Koordinaten in ihrem Leben, so kann beispielsweise »sexuell zu Diensten sein« normal sein, ebenso wie »nicht klagen und möglichst den Schein wahren«. Die Vorstellung, ein eigenständiges Lebewesen mit Bedürfnissen, Wünschen und Rechten zu sein, kann u. U. völlig fremd anmuten. Alterstypische Entwicklungsschritte werden nicht oder zu schnell gemacht. Jüngere Ego-States können getriggert werden und die Kompetenzen der Großen unterminieren oder zu unheilvollen Verwechslungen in an sich hilfreichen Beziehungen führen. Die Idee, selbst etwas ändern zu dürfen und zu können, kann zunächst als abwegig empfunden werden. Täterintrojekte und -identifikationen oder maligne Introjekte können mögliche Lösungswege sabotieren. Und zuletzt: Wenn es kein gesundes Modell gab, worauf soll dann hingearbeitet werden? Vielleicht wird deutlich, dass in der Therapie mit komplextraumatisierten Kindern und Jugendlichen nicht »im Elfenbeinturm des psychotherapeutischen Möglichkeitsraumes« gearbeitet werden kann, immer muss die konkrete Lebensrealität des Patienten im Blick behalten und eventuell auch bei der Mitgestaltung geholfen werden (s. Fallbeispiel bei Rauber 2006).

Wenn die Bedingungen für »Heilung« nicht gegeben sind: »Überleben im Dschungel«

Was aber, wenn es nicht möglich ist, ausreichende Stabilität, Sicherheit und Ruhe in der Außenwelt zu erreichen? Wir alle kennen sie, die Fälle, in denen die Lebensbedingungen unserer jungen Schützlinge suboptimal bis schlecht sind – an der Grenze zur Kindswohlgefährdung und doch gerade gut genug, dass das Amt wohl nichts sehen und tun könnte oder eben schon involviert ist und nichts tun kann (oder eben nichts tut). Oder die Jugendlichen, die uns nicht von der Schweigepflicht entbinden, das Gefährdungspotential aber nicht reicht, um die Schweigepflicht zu brechen. Oder das Wissen, dass das Kind unter der Herausnahme aus der Familie genauso oder stärker leiden würde und letztlich doch wieder zurückschnurren würde am »Bindungsgummiband«. Das ist meiner Meinung nach einer der schwierigsten Aspekte unserer Arbeit. In solchen Fällen stehen wir nicht selten vor der Frage, ob hier die Bedingungen für eine Psychotherapie (im engeren Sinne) gegeben sind oder nicht. Und wenn nicht, wie entscheidet man? Emmy Werner untersuchte 698 Hochrisikokinder, die 1955, im Jahr des Ausbruchs des Kauai-Vulkans, geboren wurden. Die Längsschnittstudie umfasste 40 Jahre und dabei fand sie heraus, dass u. a. »*eine* beantwortende Beziehung« als Schutz- oder auch Resilienzfaktor reichen kann für eine ausreichend gesunde Entwicklung (bei Grossmann 2003). Wie entscheidet man also? Nach unserem Dafürhalten kann in solchen Fällen der Arbeitsauftrag sein: »Linderung« zu schaffen. Bei erwachsenen

Patient*innen könnte man vielleicht von »Palliativpsychotherapie« sprechen. Im Kindes- und Jugendalter geht es darum, dass der therapeutische Raum und die therapeutische Beziehung die Funktion bekommen, eine Insel, ein Rettungsboot oder wenigstens eine Boje in stürmischer See zu sein oder ein schützendes Gewächshaus, in dem erste heilsame Samen in der Erde überwintern oder keimen und vorsichtig wachsen können. Im besten Fall geht es darüber hinaus darum, gemeinsam Überlebensstrategien für familiäre oder umgebungsbedingte »Wüsten«, »Dschungel« oder »Müllhalden« zu finden und einzuüben. Kurz, es geht darum, Möglichkeiten der »Linderung« zu finden, und vor allem darum, Zeit zu gewinnen. Denn ist erst der zwölfte, vierzehnte, sechzehnte oder dann der achtzehnte Geburtstag erreicht, kommen neue (rechtliche) Möglichkeiten hinzu.

Fallvignette Diana (FS)

Diana wurde in eine laute, gewalttätige, aber sehr arbeitssame und pflichtbewusste Familie mit osteuropäischem Migrationshintergrund hineingeboren. Sie war es gewohnt, dass die Mutter sie auf eine ihrer drei Putzstellen mitnahm, dass sie möglichst immer brav, leise und unauffällig zu sein hatte, ebenso wie sie es von klein auf gewohnt war, allein zu Hause zu sein. Der Vater war ein sehr intelligenter, aber mehrfach schwersttraumatisierter Mann, der viel Schaden in der Familie anrichtete (vermutlich gab es sexuelle Übergriffe auf den Bruder und Diana; gesichert ist, Gewalttätigkeit gegen die Mutter und dass er das Geld der Familie mehrfach durchbrachte). Er ging letztlich ins Heimatland zurück und verstarb früh an den Folgen seines massiven Alkoholkonsums. Nach dem Weggang des Vaters versorgte der deutlich ältere Bruder Diana tagsüber wie eine kleine Prinzessin, in der Nacht ertrug sie ab ihrem zehnten Geburtstag seine sexuellen Übergriffe. Als sie sich als 13-Jährige offenbarte, wurde zeitgleich bei der Mutter eine tödlich verlaufende Erkrankung diagnostiziert. Zwar musste der Bruder ausziehen, wurde aber zu den vielen Familienfesten weiter eingeladen. Diana hörte in der Großfamilie Aussagen wie: »Klage nicht, wir haben alle schon

Schlimmes erlebt« und »Blut ist dicker als Wasser – kein Familienmitglied wird fallen gelassen, auch dein Bruder nicht«.

Als ich Diana (noch 14-jährig) kennenlernte, nahm sie Drogen, verletzte sich massiv selbst, hatte bereits drei sehr ernst zu nehmende Suizidversuche und zwei Klinikaufenthalte hinter sich. Außerdem war die Schulsozialarbeit und das Jugendamt involviert – aber ohnmächtig. Diana hatte einen schwierigen Freundeskreis und mit jedem Mann Sex, wann und wie er es wollte. Sie kam nicht freiwillig zu mir (sie wurde vom Jugendamt gezwungen). Doch wie sie mir später erzählte, fühlte sie sich von mir ernstgenommen. Ich warf ihr (anders als meine Vorgänger*innen) keine »mangelnde Therapiemotivation vor«. Im Gegenteil, psychoedukative Interventionen gaben ihr immer wieder und immer mehr die Hoffnung, nicht verrückt zu sein, sondern an den Folgen von verrückten/schlimmen Erfahrungen zu leiden. Ich hatte mehrere Arbeitsaufträge; ich will sie zugespitzt zusammenfassen. Der Arbeitsauftrag von außen (Jugendamt, Klinik und Kinderärztin) war: »Wir wissen nicht weiter – kümmern Sie sich um dieses Kind – retten und heilen Sie es.« Der Auftrag der Mutter war: »Kümmern Sie sich, aber nicht zu sehr, denn ich bin selbst krank – von mir kann nichts erwartet werden.« Dianas Auftrag war zu Beginn: »Halten Sie mir alle vom Leib und nerven Sie mich nicht.« Über einige Jahre war ich (oder die wöchentlichen Termine bei mir) für Diana eine Art Boje im stürmischen Meer ohne Land in Sicht. Sie kam regelmäßig, sehr zuverlässig und immer etwas zu spät, berichtete von dem Schlimmen da draußen und in ihrem Innern, hörte mir bei meinen Ausführungen und Ideen manchmal mehr, manchmal weniger geduldig zu, und verfiel dann wieder in ihre wiederkehrenden Gedankenschleifen. Sie ließ keinerlei sichtbare Veränderung zu. Doch wie das Wachstum der eigenen Kinder immer erst auffällt, wenn man sie einmal ein paar Tage nicht gesehen hat, kann ich rückblickend sagen: Diana ließ Veränderung zu, nur nicht so schnell, wie ich es mir für sie gewünscht hätte. Immerhin fehlte sie fast keinen Tag in der Schule und gar keinen bei der Aushilfsarbeit im Büro eines kleinen mittelständigen Unternehmens. Dort kannte man sie als sehr stille, aber auch sehr fleißige Mitarbeiterin. Sie schrieb ein sehr gutes Abitur. Nur sehr selten verletzte sie sich (dann aber heftig) und redete viel über Suizid; aber sie überlebte im Dschungel ihres Lebens. Sie beschrieb sich selbst als eine Art Raumschiff im All mit verschiedenen Kammern, die keinen wirklichen Kontakt zueinander hätten. Sie habe entweder keine Gefühle oder extrem heftige und bodenlose Gefühle, die sie erschreckten, bis entsetzten. Mit der Zeit ließ Diana sich auf eine halbwegs stabile Beziehung mit einem jungen Mann ein, die zwar auch schädigend war, es ihr aber ermöglichte, sich vor Promiskuität zu schützen, indem sie anderen Männern sagen konnte: »Nein, ich bin in einer Beziehung.« In der Partnerschaft zeigte sich, dass Diana sexuelle Begegnungen an ein sehr viel jüngeren Ego-State (schätzungsweise im Kindergartenalter) delegiert hatte. In der Gegenübertragung war es für mich oft fast unerträglich, wie eine zulassende, zuschauende Mutter zu sein, wenn die erwachsene Diana sagte, sie wolle nichts mit Sex zu tun haben, das sei die Aufgabe der Kleinen, die im Übrigen auch für die heftigen Gefühle zuständig war. Tatsächliche Veränderung, im Sinne von (heilsamer) psychotherapeutischer Arbeit, wurde erst möglich, als die Mutter verstorben und Diana volljährig war und ihr beim x-ten Mal die Trennung von ihrem, sie inzwischen schlagenden Partner gelang. (Die große) Diana übernahm mehr Verantwortung für ihr Leben und konnte in der Folge beispielsweise auch ohne Beziehung im Hintergrund Nein sagen, wenn sich ihr ein Mann mit eindeutigen Absichten näherte.

4.4 Innere Sicherheit

Innere Sicherheit meint alles, was hilft, innerpsychische Stabilität wiederzuerlangen und/oder zu entwickeln. Natürlich ist die Unterscheidung in innere und äußere Sicherheit eine künstliche, letztlich lässt sich das eine vom anderen nicht eindeutig trennen, es gibt viele Überschneidungen oder Berührungspunkte. Folgende Fragen können leitend sein:

1. Was braucht es von außen, damit ein körperliches, seelisches und geistiges Gleichgewicht möglich wird? Also, letztlich die Befriedung der Grundbedürfnisse (nach Lichtenberg 1989: physiologische Bedürfnisse, aber auch nach Bindung, Selbstbehauptung und Exploration – Selbstwirksamkeit, Widerspruch und Rückzug, sinnlichem Vergnügen oder sexueller Erregung).
2. Welche Fertigkeiten braucht es im Innern, um die körperliche, seelische und geistige Homöostase möglich zu machen? Also, Emotionsregulation und Impulskontrolle sowie Dissoziationsstopp etc.

Grundbedürfnisse: Schlafen, Essen, Zuwendung

Wichtiges Element für den Aufbau von innerer Sicherheit stellt die Sicherung sowohl der körperlichen als auch der psychischen Grundbedürfnisse dar. Die Versorgung des Körpers mit Schlaf und Nahrung sowie mit Berührung ist existentiell notwendig. Gerade bei jungen Kindern, aber auch bei Schulkindern und Jugendlichen ist diese Versorgung mit zentralem Erleben von – im günstigen Fall – positiver Bindung verknüpft. Eltern und Bezugspersonen sind hier in erster Linie gefragt. Positive Bindungserfahrungen wiederum sind wichtiger Resilienz- und Heilungsfaktor (vgl. Brisch 2009). Nicht zu unterschätzen sind die körperorientierte Stabilisierung mit regelmäßigen Essens- und Schlafenszeiten. Durch die Gleichmäßigkeit stellt sich der Organismus auf einen bestimmten Rhythmus und damit auf Sicherheit in der Versorgung ein. Dies beruhigt den kompletten Organismus und ist damit auch die Basis für die Beruhigung des psychischen Systems.

Für die praktische Arbeit bedeutet dies, dass wir bei traumatisierten Kindern, Jugendlichen und ihren Eltern sowohl die Schlafqualität als auch die Versorgung mit Nahrung bzw. das Essverhalten und das damit verbundene Zuwendungsverhalten abfragen. Gibt es im Bereich körperlicher Versorgung Defizite, wird deren Behebung sofort angegangen. So kann bei Schulkindern und Jugendlichen mittels eines Erholungsplans, der sowohl Ruhepausen als auch (moderate) Bewegung beinhaltet, versucht werden, eine gute Balance von Aktivität und Ruhe zu erarbeiten, sodass sich auch der Nachtschlaf verbessern kann. Insbesondere bei Jugendlichen, die als Traumafolgestörung unter einer Depression leiden, und bei denen sich deshalb der Tag-Nacht-Rhythmus verschoben hat, kann dies schon einiges an physischer Stabilität bringen und damit auch zur psychischen Stabilisierung beitragen. Einschlafstörungen können ebenso durch Übungen zur Schlafhygiene zu verbessern versucht werden wie Durchschlafstörungen (vgl. Croos-Müller & Pannen 2014). Auch Abendrituale sind für Schulkinder und Jugendliche sowie für junge Kinder hilfreich. Mindestens bei jungen Kindern ist es unter Bindungsaspekten sinnvoll, hier fürsorgliche Bezugspersonen einzubeziehen. Zu solchen Ritualen gehört, rechtzeitig zur Ruhe zu kommen (30–60 min. vor dem Schlafengehen), d.h. möglichst kein Handy, Laptop oder Tablet, keine aufregenden Filme, keine Beschäftigung mit negativen Erlebnissen oder Befürchtungen. Positive Zuwendungszeiten sind ebenso hilfreich wie ein Freude- oder Positivtagebuch gestalten oder schreiben. Kinder können vorgelesen bekommen. Statt Positivtagebuch zu schreiben können mit den Bezugspersonen zusammen positive Ereignisse des Tages oder positive Aussichten für den kommenden Tag gesammelt und verbalisiert werden. Zur Beruhigung können bei Kindern, je nach Bedürfnis auch noch bei Jugendlichen, Übergangsobjekte wie Kuscheltiere, vertraute Kuscheltücher o.Ä. helfen, in einen guten Schlaf zu kommen. Klagen die Betroffenen über Alpträume, lernen sie in der Therapie, wie sie durch Narrative, die am Tag erdacht und verbalisiert werden, den Ablauf der Träume so verändern können, dass der Traum neutral oder vielleicht sogar gut ausgehen kann. Bei jungen Kindern wird dies wieder – sofern sich die Kinder an die Träume erinnern und darüber berichten können – von den vertrauten und fürsorglichen Bezugspersonen unterstützt. Je nach Schlaftiefe können Träumende auch lernen, Alpträume zu unterbrechen; dies ist zwar nicht allen Menschen möglich, sollte aber trotzdem eruiert werden.

Auf psychischer Ebene spielt das Erleben emotional zugewandten Bindungsverhaltens eine große Rolle bei der Stabilisierung. Dies sollte auf zwei Ebenen stattfinden: Zum einen im häuslichen Rahmen, zum anderen ist die positive Zuwendung im therapeutischen Setting ein wichtiger Stabilisierungs- und Heilungsfaktor.

Im häuslichen Rahmen kann positive Zuwendung in vielerlei Situationen gelebt werden. So sind alltägliche Abläufe wie das morgendliche Wecken, ein gemeinsames Frühstück, das Verabschieden in Kindergarten oder Schule, das Begrüßen beim Nachhausekommen, das gemeinsame Mittag- oder Abendessen oder ein gemütliches Beisammensein beim nachmittäglichen Tee gute Möglichkeiten, dem Kind zu vermitteln: Ich bin bei dir, ich bin dir wohlwollend zugewandt, du bist mir wichtig und lieb. Darüber hinaus ist es oft altersabhängig, welche Zuwendungszeit der junge Mensch benötigt oder wünscht. Letzteres ist dabei zu beachten, da es hier um Achtung von Grenzen der jungen Patient*innen geht. Dabei kann Zuwendung über das Zur-Verfügung-Stellen von Zeit (zum Spielen, Reden, Kuscheln …) erfahrbar werden, aber auch durch wertschätzende Verbalisierungen: »Schön, dass du wieder da bist, ich freue mich, wenn du heimkommst, ich genieße es, mit dir zusammen zu frühstücken u. Ä. Selbstverständlich gehören auch Komplimente und kleine Gesten (z. B. kleine Berührungen oder eine Umarmung) zum Feld positiver und wertschätzender Zuwendung. Dies gilt es, Bezugspersonen zu vermitteln.

Im psychotherapeutischen Setting sind es positive Verbalisationen, aber auch Aufmerksamkeiten, wie an einem heißen Sommertag die Frage, ob der junge Mensch vielleicht etwas trinken möchte. Kommen Kind und Bezugsperson gemeinsam, ist es selbstverständlich, dass das Kind individuell begrüßt wird. Immer wieder gibt es Situationen, in denen Bezugspersonen ein großes Redebedürfnis in der Bring- oder Abholsituation haben. Hier braucht der therapeutische Zeitrahmen des Kindes besonderen Schutz. Die wöchentliche Behandlungszeit ist für den jungen Menschen reserviert; haben die Eltern/Bezugspersonen Anliegen, muss ein separater Termin vereinbart werden. Darüber hinaus ist es für Kinder und Jugendliche sehr unangenehm, wenn Erwachsene über sie oder darüber sprechen, was in letzter Zeit wieder gar nicht gut gelaufen ist. Von solchen Gesprächen, die als Kontrollverlust erlebt werden können, ist Abstand zu nehmen. Eltern und Bezugspersonen haben meist Verständnis dafür, wenn man ihnen den Hintergrund für den Verweis auf Bezugspersonengespräche freundlich erklärt. Genauso wie die

Behandlungszeit Raum des Kindes ist, stellt auch das Therapie- oder Spielzimmer den Raum des Kindes dar, der ggf. geschützt werden muss. So haben Tätereltern keinen Zugang zum Therapieraum, sodass dieser nicht »toxisch« wird, sondern Schutzraum des jungen Patienten bleibt. Auch schon für junge Kinder ist der Hinweis auf die therapeutische Schweigepflicht wichtig, und es kann immer wieder beobachtet werden, dass Kinder wie auch Jugendliche über Inhalte der Therapie, wenn überhaupt, nur Ausgewähltes daheim berichten. Intuitiv begreifen sie Inhalte der therapeutischen Gespräche und Spiele als ihre höchst persönlichen Angelegenheiten.

Insbesondere junge Kinder suchen bei uns Therapeut*innen immer wieder körperliche Nähe. Hier gilt es auszuloten, welche Art von Nähe passend ist und wann wir einfühlsam signalisieren müssen, dass Grenzen eingehalten werden müssen. In der Arbeit mit Kindergartenkindern kommt es jedoch häufig vor, dass sich die Kinder mit Körperkontakt neben die Therapeutin setzen, z.B. wenn etwas vorgelesen wird. Dies ist neben dem Willkommensein in der Therapiestunde eine für die jungen Kinder wichtige positive Bindungserfahrung. Suchen Kinder über das direkte Rollenspiel (z.B. Arztspiel) Körperkontakt, ist sehr genau auf (Körper-)Grenzen zu achten. Bei uns in der Praxis sind Berührungen nur an den Armen, Händen, Füßen und dann hoch bis zum Knie okay. Will das Kind Leib, Oberschenkel oder Kopf »behandeln« oder selbst dort berührt werden, wird behutsam, aber klar über Grenzen gesprochen. Dasselbe gilt für expansive Rollenspiele, wenn das Kind die Tendenz hat, über schmerzhafte Berührung Kontakt aufzunehmen. Hat ein Rollenspiel intrusive Aspekte, wird es unterbrochen, da in der PITT mit Kindern und Jugendlichen die Patient*innen nicht in Intrusionen oder Dissoziationen belassen werden. Die Klient*innen sollen lernen, intrusive oder dissoziative Zustände (rechtzeitig) selbst zu stoppen. Die Fähigkeit zur Affektregulation ist ein wichtiger Schritt in Richtung Heilung.

Für die psychische Stabilisierung traumatisierter Kinder und Jugendlicher ist neben der äußeren Sicherheit in der Praxis die zugewandte, fürsorgliche und wertschätzende therapeutische Haltung zentral. Dies bedarf der freundlichen und mitfühlenden Ansprache der Patient*innen, des Verständnisses für ihre Gefühlslagen, welche aktualisiert werden, sowie der Wertschätzung ihrer Person und Achten ihrer Würde (Rogers 1983, Grawe 2004, Reddemann 2008). Wir geben der Behandlungsstunde einen festen Rahmen und wenn möglich auch einen festen Ablauf, sodass die durch Traumata verunsicherten Menschen hier äußere Sicherheit erleben können. Wollen wir spezifische Interventionen anwenden, sind neben den Sorgeberechtigten auch die jungen Menschen darüber alters- und entwicklungsadäquat aufzuklären und um ihr Einverständnis zu befragen. Andernfalls besteht die Gefahr eines nochmals erlebten Kontrollverlusts, wenn nicht sogar einer Retraumatisierung. Handelt es sich um junge Kinder, mit denen spieltherapeutisch gearbeitet wird, sollte die Therapeutin im Rahmen der Ausbildung das Erkennen traumarelevanter Spielinhalte und traumabezogenen Verhaltens sowie den Umgang mit ihnen gut geübt haben. Geduld hinsichtlich heilsamer Stabilisierung im Rahmen o. g. Therapieatmosphäre und Vertrauen auf das Entwicklungs- und Heilungspotential der Betroffenen sind weitere wichtige Therapeutenvariablen. Psychische Stabilität und Gesundheit lassen sich nicht in ein vorgegebenes Zeitfenster pressen. Sie brauchen individuell spezifisch Rahmen, Zeit und Raum, um sich zu entwickeln. Die Klient*innen geben das Tempo vor – wir machen auf der Grundlage unserer Einschätzung des Therapieprozesses und der aktuellen Befindlichkeit des Kindes oder Jugendlichen lediglich Vorschläge oder stellen therapeutische Methoden zur Verfügung.

Emotionsregulation und Impulskontrolle

Traumatisierte Menschen erlebten eine unkontrollierbare, als lebensbedrohlich empfundene Situation. Vor allem traumatisierte Kinder erlebten, dass auch die Erwachsenen die Situation nicht kontrollieren konnten, im schlimmsten Fall nicht abstellen wollten. Zusätzlich erleben diese Menschen, dass sie auch die Kontrolle über ihren Körper verlieren, der im Hochstresszustand beginnt zu laufen, zu zittern u. Ä., oder er erstarrt und die Betroffenen sind nicht mehr in der Lage wegzulaufen. Das Ausgeliefertsein in der traumatisierenden Situation ist ein extremer Kontrollverlust, verbunden mit existentiellen Ängsten. Zudem geraten die Emotionen außer Kontrolle. Auch nach dem Traumaereignis wirkt dies im Hyperarousal, evtl. in Panikattacken, Angsterkrankungen oder depressiven Zuständen nach. Bei unter Umständen kleinsten Spannungszuständen geraten sowohl Körper als auch Emotionen erneut außer Kontrolle, weil das Stresssystem als Ganzes hochsensibilisiert ist und sich noch nicht beruhigen konnte. Neben der Beruhigung durch äußere Sicherheit und äußere Verlässlichkeit bzw. wieder zunehmender Einschätzbarkeit der Situationen ist die Beruhigung des emotionalen Systems notwendig. Hierzu gehören die Emotionsregulation und Impulskontrolle.

Zur Emotionsregulation können – ähnlich wie bei der Körperkontrolle – Übungen wie Atemübungen, klientenabhängig eventuell auch progressive Muskelentspannung, Ablenkung durch Fokussierung auf andere Dinge oder Achtsamkeitsübungen eingesetzt werden. PITT-spezifisch steht uns auch in der Kinder- und Jugendlichenpsychotherapie die Arbeit mit Imaginationen zur Verfügung. Der Ego-State-Aspekt in der PITT ermöglicht es, dass wir ziel- und passgenau die Persönlichkeitsanteile versorgen und ansprechen können, welche verletzt wurden, außer Kontrolle geraten oder aber hilfreich funktionsfähig sind. So können wir den mittlerweile allseits bekannten »geborgenen Ort« vom Kind und Jugendlichen gestalten lassen, sodass die inneren Anteile, welche durch das Trauma geschädigt und verletzt wurden, dort einen guten Platz haben. Solange sie sich dort ausruhen oder unter Fürsorge erholen, kann das »erwachsene« – bei Kindern das »große« ICH oder wie Andreas Krüger sagt »der König/die Königin des Tages« (Krüger & Musil 2011) – die Alltagsbewältigung übernehmen. Dabei wird Erholung und Versorgung am imaginierten geborgenen Ort als Emotionsregulation wirksam, das Stresssystem fährt herunter und Alltagsfunktionalität kann wieder aufgebaut werden. Das erwachsene oder ältere Ich macht die Erfahrung, funktional zu sein und sich selbst steuern zu können. Die Klienten selbst erleben diese internalen Vorgänge selbstwert- und selbstwirksamkeitsstärkend als Zurückerlangen von Kontrolle und Handlungsfähigkeit im Alltag. Damit kann sich das dysfunktionale neurale Traumanetzwerk schrittweise zurückbilden. Ein Ausstieg aus dem Circulus vitiosus (Erregung – Kontrollverlust – mehr Erregung und steigender Kontrollverlust) wird möglich.

Bei der Arbeit mit Imaginationen hat sich im Laufe der Jahre als hilfreich herauskristallisiert, dass es günstig ist, die inneren Bilder »kognitiv-sachlich« mit den Klient*innen zusammen zu entwickeln. Werden traumatisierte Menschen durch eine Imagination mit typischer »Entspannungsstimme«, ähnlich der Hypnose, in einen körperlichen tiefen Entspannungszustand geführt, kann dieser Wechsel von Anspannung zur Trance-Entspannung als Kontrollverlust empfunden werden und Traumamaterial triggern. In solchen Fällen besteht die Gefahr, dass statt der hilfreichen Imaginationen trauma-assoziierte und ggf. angstauslösende Bilder entstehen. Die von Luise Reddemann entwickelten Imaginationen sind also nicht vorrangig Entspannungstechniken. Vielmehr wurden sie dazu entwickelt, mithilfe der Vorstellungskraft innere Anteile oder Ego-States zur emotionalen Stabilisierung zu versorgen und sowohl mit verletzten als auch mit verletzenden Anteilen im weiteren Prozess individualisiert zu arbeiten, sodass der traumatisierte Mensch Entlastung erfährt.

Obwohl imaginative Übungen in vielen Fällen hilfreich sind, gibt es immer wieder Kinder, Jugendliche, junge Erwachsene oder Erwachsene, die nicht imaginieren können oder möchten, weil sie es als unangenehm empfinden. Dies ist zu respektieren. Manche Traumatisierte haben Angst, sie könnten unter der Imagination die Kontrolle verlieren. Gerade jüngere Kinder erleben in solchen Fällen das intrusive, belastende und angstmachende Spiel. Deshalb ist es völlig in Ordnung, wenn auch (jüngere) traumatisierte Kinder im Therapiesetting zunächst nicht spielen wollen, sondern z.B. nur etwas aufbauen. Dies kann mit Spielmaterial, aber auch im therapeutischen Sandkasten stattfinden. Letzterer wird als Spielmedium von Traumatisierten oft benutzt. Der Sandkasten bietet durch seine am menschlichen Blickwinkel ausgerichtete Größe Überschaubarkeit wie auch durch seine Begrenztheit einen Sicherheit-gebenden Rahmen. Die Kinder und Jugendlichen haben viel Kontrolle, da sie über die Gestaltung des Sandes sowie das eventuell verwendete Bau- und Gestaltungsmaterial selbst bestimmen. Sie haben die Wahl, ob sie traumanahe Bilder gestalten oder lieber z. B. die Entwicklung eines geborgenen Orts durch Visualisierung im Sand unterstützen möchten. Und sie können bestimmen, ob sie nach dem Bauen und Gestalten drüber sprechen möchten oder nicht. Dass äußere Bilder auch, ohne darüber zu sprechen, auf innere Prozesse wirken, ist aus der Hirnforschung hinlänglich bekannt (Hüther 2008). Auch die Arbeit im Sand wird getragen durch die wertschätzende und Sicherheit gebende therapeutische Beziehung mit sehr überdachten Verbalisierungen und Redeangeboten der PITT-Therapeut*in. Durch die Gestaltung und Auswahl des Materials erhalten wir von den Kindern, die sich ja verbal noch nicht so differenziert ausdrücken können, Hinweise darauf, welche inneren Anteile aktiviert sind, welche Anteile auf welche (imaginative) Art und Weise gut versorgt werden können und sollten und welche Anregungen dazu für das Kind hilfreich sind. Weil das kindliche Spiel immer auch einen Realitätsbezug hat (Mogel 2008), erhalten wir auch Hinweise darauf, ob die äußere Sicherheit und die häusliche Unterstützung durch Bezugspersonen ausreichend für unsere therapeutische Arbeit ist oder ob hier noch nachgesteuert werden muss.

KAPITEL 5

Interventionen mit Kindern und Jugendlichen nach PITT-Prinzipien

2021 hat Luise Reddemann ihr Buch »Psychodynamisch imaginative Traumatherapie« völlig neu überarbeitet. Die dort beschriebenen Interventionen lassen sich mit Jugendlichen (und Kindern) durchführen, sofern sich im Rahmen der Psychoedukation zeigt, dass sie die Interventionen verstehen und in der Lage sind, imaginativ mitzuarbeiten. Darüber hinaus braucht es das (Ein-)Verständnis der direkten Bezugspersonen. Sehr viel Erfahrung, Sorgfalt und Achtsamkeit bei der Anwendung der PITT-Interventionen, brauchen Therapeut*innen im spieltherapeutischen Kontext. Hier ist herausfordernd, die Haltung und die wesentlichen Elemente der Interventionen im Blick zu behalten, bei oft sehr hoher Geschwindigkeit der inhaltlichen Wechsel, der Komplexität der Interaktionen und der Gleichzeitigkeit der therapeutischen Aufgaben (Rollenträger im Spiel, Therapeut, Beobachter etc.). Daher beginnt dieses Kapitel mit einigen allgemeinen Überlegungen zum Thema PITT-Interventionen im Spiel. Im Folgenden beleuchten wir immer kurz allgemein die Interventionen, um dann ausführlich die Anwendung mit Kindern und Jugendlichen zu beschreiben. Dabei wenden wir uns i. d. R. jeweils zunächst der Gruppe der Jugendlichen zu (da hier die größte Übereinstimmung zum ursprünglichen Arbeiten mit der PITT zu finden ist) und dann der Gruppe der Kinder im Spielalter.

5.1 Allgemeine Überlegungen zu Interventionen im Spiel

Spiel ist für Kinder bis in die Vorpubertät hinein ein kindgerechtes Medium, um die entwicklungsspezifische Neugierde zu befriedigen und in individuelle Lernprozesse einzusteigen. Im Therapiesetting kommen noch korrigierende bzw. hilfreiche Beziehungserfahrungen hinzu. Dafür braucht es ausgewähltes Material. Entweder wir bieten neutrales und Naturmaterial (wie Klötze, Steine, Stöcke, andere Materialien, einfache Holzfiguren wie z. B. Kegelfiguren ohne Gesicht u. Ä.). Oder wir suchen moduliertes Spielmaterial bewusst nach Einsatzmöglichkeit und möglichen Therapiethemen aus. In dem Fall könnten dabei sein: eine Puppe, Handpuppentiere für therapeutische Dialoge und Rollenspiele, Puppenhaus zum Aufgreifen häuslicher Themen, Kaufladen und Geschirr und Lebensmittel zur Kontaktaufnahme und Selbstfürsorge, Themenfiguren wie Helfer, Repräsentanten für das Gute, das Böse, für das Starke, das Schwache, Fahrzeuge unterschiedlicher Art u. Ä. Wenn jemand Freude und Interesse am therapeutischen Sandspiel hat, das vom Grundkonzept her mit seinen Figurationen die Welt repräsentieren soll und für alle Altersgruppen vom jungen Kind bis zum alten Menschen geeignet ist, kann dies auch als einziges Spielmedium angeboten werden. Damit die Kinder nach intensiven Rollenspielen sich wieder distanzieren können, sollten auch einige Regelspiele zur Verfügung stehen. Jugendliche beschäftigen sich gerne als Anregung für das therapeutische Gespräch mit den vielfältigen therapeutischen Spielen, welche speziell für die Therapie angeboten werden.

Das therapeutische Spiel bringt den Spielenden in der Regel auch Freude und Spaß. Im durch die Spieltrance entstehenden Flow erlebt das spielende Kind einen psychisch und physisch angenehmen und von Alltagsdingen befreiten, stressfreien Zustand. Wird gemeinsam gespielt, ist es Medium, um vielfältige Beziehungserfahrungen zu machen und so seinen Erfahrungsschatz im Umgang mit Menschen zu erweitern. Darüber hinaus dient das kindliche Spiel der Psychohygiene. Es werden Erfahrungen aufgegriffen, noch einmal genauso oder in Varianten nachgespielt. Die im Spiel wirksam werdenden emotionalen und kognitiven neuronalen Prozesse sowie die Erfahrung im Bereich des Körperempfindens und Bewegungserlebens unterstützen aktiv die Integration des im Alltag Erlebten. Dieses Wissen hat dazu beigetragen, dass das Spiel in die therapeutische Arbeit mit Kindern und Jugendlichen Eingang gefunden hat (vgl. Winnicott & Ermann 2018; Götze 1981; Höfer 2016).

Therapeutisches Spiel ist also Medium der Verarbeitung und Erprobung und dient der kindlichen Selbstregulation. Doch durch die Auswirkungen von komplexer Traumatisierung auf den gesamten Organismus versagt die Selbstregulation des Kindes nicht selten auch im Spiel und das hilfreiche und befriedigende Spielen des Kindes wird durch das Trauma blockiert. Trotzdem spielen traumatisierte Kinder, und als Therapeut*innen sind wir immer wieder mit dem *intrusiven Spiel* konfrontiert. Dieses zeichnet sich dadurch aus, dass sich das Kind in einem hohen Spannungszustand und Hyperarousal befindet, oft von großer Angst begleitet. Spielinhalt, Spielverhalten und aktivierte Emotionen – z.B. Angst, Aggression, Hilflosigkeit – lassen sich vom Kind nicht mehr regulieren. Zu beobachten ist dabei auf der inhaltlichen Spielebene ein schneller Wechsel zwischen Aktionen von Helferanteilen und Täterintrojekten. Sie scheinen für das Kind aber auch zu Personen zu verschmelzen und kaum identifizierbar zu sein. Bewegungen und Abläufe des Kindes werden sehr schnell, wirken teils ruckartig, Blickkontakt ist kaum mehr möglich. Als therapeutisch Begleitende spüren wir in der Gegenübertragung Verwirrung, (Er-)Schrecken, Hilflosigkeit. Wir haben kaum noch Möglichkeiten, uns regulierend ins Spiel einzubringen oder durch Verbalisierungen beruhigend zu wirken. Immer wieder ist bei komplex und schwer traumatisierten Kindern der Blick des Kindes starr und es ist nicht mehr ansprechbar, es befindet sich in einem dissoziativen Zustand. Für die spielende Person ist es alleine nicht mehr möglich, diese Angst und Druck einflößende Situation innerhalb des Spiels aufzulösen. Der natürliche Spielablauf wird durch das Trauma verhindert. Das Kind braucht die therapeutische Unterstützung der erwachsenen Person, damit die Blockade im Spiel gelöst werden kann und die Selbstheilungskräfte des Spiels wieder wirksam werden. So wie wir jugendliche und erwachsene

Patient*innen nicht in der Intrusion oder Dissoziation belassen, unterstützen wir auch Kinder, aus dem intrusiven oder dissoziativen Spiel herauszukommen. Dies tun wir im Grunde mit denselben Methoden wie bei älteren Klienten: durch lautes Ansprechen, der 5-4-3-2-1-Methode und mit einem lauten »Stopp – ich merke, dieses Spiel tut dir gerade nicht gut. Lass uns dies beenden und noch etwas anderes, etwas Schönes, machen«.

Jedoch ist nicht jedes Spiel, welches traumatische Inhalte hat, intrusiv. Und in dieses nichtintrusive, sondern traumaverarbeitende Spiel können wir PITT-Methoden als besonders hilfreiche Möglichkeiten, die Selbstheilung wieder anzuregen, einweben. Dabei folgt das Spiel nicht zwangsweise dem uns aus der Arbeit mit Jugendlichen und Erwachsenen bekannten Phasenablauf Stabilisierung – Konfrontation – Integration. Vielmehr werden diese Phasen von den Therapiekindern individuell und nach ihren aktuellen Belastungs- und Verarbeitungsfähigkeiten in die Spieleinheit integriert. So ist es nicht selten, dass ein spielendes Kind schon früh das Traumageschehen im Spielablauf – teils sogar sehr differenziert – darstellt und sich somit konfrontiert. Eine stabilisierende Spielsequenz kann dann durchaus danach stattfinden. Solch eine Konfrontation bedeutet jedoch nicht, dass damit eine *abschließende* Traumakonfrontation stattgefunden hat. Vielmehr kann eine Traumabegegnung beim selben Kind immer wieder im Spielsetting auftauchen – erfahrungsgemäß im Laufe des Therapieprozesses mit immer mehr Untermauerung und Lösungsansätzen mittels mittlerweile gefundener Ressourcen. Solche Wiederholungen dienen dem Kind dazu, die Ereignisse schrittweise zu verstehen, den Umgang damit zu erproben und sich am Ende für die Variante zu entscheiden, die als am hilfreichsten erlebt wird.

Fallvignette Ken (SH)

(aus der etwa dritten gemeinsamen Stunde)

Der 5-jährige Ken hat mehrere traumatisierende Situationen erlebt: im Kleinkindalter eine nicht erfolgreich verlaufende OP. Im Vorfeld der OP wurde er vom Pflegepersonal noch im Wachzustand und gegen den Willen der Mutter verzweifelt schreiend und strampelnd sowie hochangstvoll von ihr getrennt. Er sah sie erst nach dem Aufwachen wieder. Etwas später erlitt Ken mit dem Vater einen Unfall, bei dem er sich ernsthaft am Kopf verletzte. Beide wurden getrennt in die Klinik gebracht, die Mutter erst Stunden später informiert, sodass der verängstigte und verletzte Junge erneut Angst, Hilflosigkeit und Ausgeliefertsein ohne Bezugsperson erleben musste. Mit vier Jahren erlebte er mit, wie sich der Vater schwer verletzte, blutüberströmt vor ihm lag und die Mutter dekompensierte. Die familiäre Atmosphäre an sich war geprägt durch einen sehr kränkbaren, konkurrierenden Vater sowie durch eine Mutter, die sich emotional zwischen Überfürsorge, irrationaler Angst um das Kind und es dem Partner recht machen/Konflikte schlichten bewegte. Beide Eltern schienen in ihrer Biographie keine positiven Bindungserfahrungen gemacht zu haben. Ken wurde wegen einer Kombination aus aggressivem Verhalten sowie ausgeprägten Todeswünschen vorgestellt.

In der etwa dritten Stunde bespielte Ken den Sandkasten des therapeutischen Sandspiels. Dazu baute er eine bedrohliche Unfallszene, in der er mit seinem Fahrzeug mehrmals hineinfuhr, so in den Unfall »kam« und »ganz schlimme Sachen« passierten, die in seinem Empfinden immer schlimmer wurden. In der folgenden zweiten Spielsequenz derselben Stunde baute der Junge im Sand einen gemütlichen Bereich auf. Damit wechselte der Ablauf seiner Spielhandlung: Er fuhr in die Unfallszene, fuhr heraus und in den Bereich zum »Erholen«. Auch dies wiederholte er mehrmals. In der dritten Spielsequenz dieser Stunde verband Ken beide Szenen mit einer holprigen »Straße«. Dazu sagte er: »Die Straße ist schwer zu fahren, da muss man richtig aufpassen.« Ken fuhr nun auf der Straße von einer Szene in die andere. Auch dies führte er mehrmals durch, verweilte unterschiedlich lang im Unfall und im Erholungsbereich. Zum Schluss baute der Junge einen dritten Bereich mit einem schönen Haus und einem Baum auf mit den Worten: »So möchte ich es haben, da ist es schön« und erweiterte die Straße um Querverbindungen. Der Abschluss dieser Spieleinheit bestand darin, dass Ken die Verbindungsmöglichkeiten in unterschiedlichen Richtungen und mit verschiedenen Aufenthaltsdauern befuhr.

K.: »Da ist es ganz schlimm, da passieren ganz schlimme Sachen.«

SH: »Ja, das ist schlimm, was da passiert ist. Es gibt viele Unfälle und Verletzungen.« *(Wahrnehmen und Würdigen des Leids)*

K.: »Ich bau eine Straße, dann kann ich wegfahren.«

SH: »Das ist eine gute Idee, dann kannst du woanders hinfahren.« *(Unterstützen der Idee, dass es noch etwas anderes als Leid gibt)*

K.: »Erst bau ich die Kuschelecke. Und was zum Essen, ich kann dort bleiben, solang ich will.«

SH: »Genau. Du kannst dort hingehen, wann immer du etwas Gutes für dich tun möchtest. Du kannst dir den Ort so ausdenken, dass er für dich wunderschön ist und dass überhaupt nichts Schlechtes oder Böses reinkommt. *(Förderung einer Stabilisierungsmöglichkeit durch diesen Ort, der Geborgenheit geben kann)* … Hast du daheim auch Kuscheltiere oder eine Kuschelecke? *(Abklären, ob es zu Hause Möglichkeiten der Selbstfürsorge und Geborgenheit gibt. Es ist ein Ziel der Therapie, dass die Patient*innen neben der Bearbeitung des Leids stabilisierende und das neurale System beruhigende Möglichkeiten des Wohlbefindens im Alltag finden.)*

K.: »Ja, ich hab viele Kuscheltiere. Manche sind in meinem Bett, die mag ich besonders.«

SH: »Dann kannst du daheim in echt kuscheln, wenn es dir mal nicht so gut geht. Oder du kannst dir vorstellen, du wärst hier in deiner wunderbaren Erholungsecke, in der alles gut ist.« *(Ermunterung zur stabilisierenden Selbstbemächtigung und Selbstfürsorge, Erfahrung von Selbstwirksamkeit)*

K.: »Ja, und manchmal kuschle ich auch mit Mama.«

SH: »Das ist ja prima, wenn die Mama Zeit für dich zum Kuscheln hat. Dann kannst du das richtig genießen. *(Bewusstmachen, dass es – zeitweise – ein hilfreiches Bindungsangebot von der Mutter gibt; Stärkung einer positiven Mutter-Kind-Bindung, indem die Mutter im Rahmen der Elternarbeit die Aufgabe bekommt, hier ihrem Kind zur Verfügung zu stehen)*

K.: »Ich muss jetzt noch die Straße fertig machen, damit ich hinkomme.«

SH: »Okay. Ich bin schon ganz gespannt.« *(Unterstützen des Spielprozesses; gleichzeitig selbstwirksamkeitsförderliche Bestätigung seines Vorhabens)*

K.: »Das ist eine schwierige Strecke. Guck mal, da gibt es steile Felsen und umgestürzte Bäume, da muss ich überall und jeden Tag drüberkommen, sonst schaff ich es nicht in die Kuschelecke.«

SH: »Da hast du es aber ganz schön schwer. Aber ich glaube, du hast auch ein gutes Fahrzeug, mit dem du das schaffen wirst.« *(Würdigung der Anstrengung verbunden mit Geben von Zuversicht in die Ressourcen)*

K.: »Klar, einen Spezialwagen, der kommt überall durch. Ich muss halt aufpassen.«

SH: »Super, das Auto kann ganz viel und du bist natürlich auch ein super Fahrer, der gut aufpassen und steuern kann.« *(Selbstwertstärkung und Zuversicht)*

K.: »Jetzt bin ich da, jetzt kann ich in Ruhe essen und trinken und kuscheln.«

SH: »Genau, jetzt kannst du dich gut ausruhen, dich erholen und es dir einfach gut gehen lassen. Stell dir vor, dass es hier so schön ist, dass auch nichts Schlechtes oder Böses reinkommen kann.« *(Unterstützung der Imagination eines geborgenen Ortes und damit den Grundstein dafür legen, dass Ken dies irgendwann selbstbestimmt, eigenständig und bewusst machen kann)*

K.: »So, jetzt muss ich wieder zurück …«

SH: »Dir geht es wieder gut? …«

K.: »Klar, und jetzt bin ich wieder bei dem Unfallberg …«

SH: »Ja, du bist direkt da und kannst dir anschauen, was da alles los war. Und wenn es dir reicht oder wenn es dir zu viel wird, kannst du wieder wegfahren.« *(Erste Anregung, das Geschehen zu differenzieren verbunden mit der Möglichkeit aufzuhören, wenn die Belastung zu hoch wird.)*

K.: »Ich muss schauen, was da alles ist … (zählt die verschiedenen Fahrzeuge auf).«

SH: »Da hast du ja genau geschaut und vieles entdeckt – auch viele Helferfahrzeuge, die beim Unfall den Verletzten helfen.« *(Verbalisierung, dass man, wenn man genau schaut, auch hilfreiche und ressourcenvolle Dinge entdecken kann)*

SH: (Ken zählt die Helferfahrzeuge auf, holt noch Hubschrauber dazu.) »Da braucht es noch welche, gell? Es ist gut, dass du die alle herholst und kommen lässt.«

K.: »Jetzt langt es, ich fahr wieder weg …«

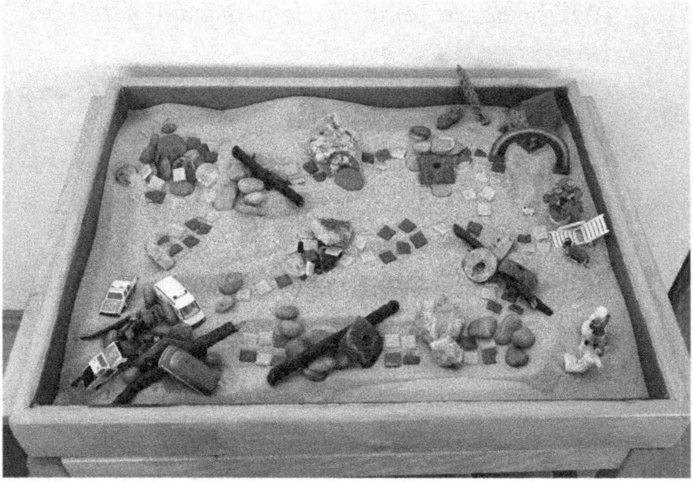

Bild 1: Ken

Was wir hier gut beobachten können, ist ein »Zeigen« der Belastungsthemen des Jungen. Wir sehen eine Szene, in der immer ganz schreckliche Dinge passieren und eine Straße, die kaum befahrbare Strecken enthält. Doch es gibt auch einen Bereich, in dem er sich erholen kann und in dem es ihm gut gehen darf. Wir können also erkennen, wie das Kind im geschützten Raum und sicheren Rahmen (durch die Form des Sandkastens vor Überflutung schützend begrenzende Spielfläche) sich den Traumata nähert, sich konfrontiert, wieder Schutz und Fürsorge holend entfernt, schwierige Wege zu bewältigen hat und schließlich noch eine Idee von Zukunftsperspektive und Heilungshoffnung einbaut. Unter PITT-Aspekten wechselt Ken zwischen Konfrontation und Selbstfürsorge/Stabilisierung sowie der Idee von Integration (im Bereich des schönen, sicheren und einladenden Hauses). Im Grunde ist es ein Pendeln zwischen Belastung und Entlastung. Dies ermöglicht es Ken, sich den Traumata zu nähern und sich inhaltlich mit dem Erlebten portioniert auseinanderzusetzen. Die schwer zu befahrende Straße mag vielleicht symbolisieren, dass der Junge spürt, wie anstrengend und schwierig sein Weg aus der Belastung heraus sein könnte, und gleichzeitig die alltäglichen familiären Belastungen repräsentieren, die er beständig zu bewältigen hat. Ken ist über die ganze Behandlung hinweg bei diesen Metaphern geblieben, hat ähnliche Sandszenen gestaltet und bespielt. Die Erholungsecke repräsentierte für ihn stabilisierende Handlungen und stabilisierende Gegebenheiten, die zu Hause installiert wurden. Andererseits war diese Ecke für ihn auch sein geborgener Ort, den er immer wieder im Sand aufbaute, manchmal bedürfnisorientiert anpasste. Im Therapieprozess wurde diese Ecke immer differenzierter und nahm zunehmend mehr Raum ein. Die Unfallecke differenzierte sich zunächst ebenfalls, bis am Ende der Therapie in dieser Ecke noch wenige Helferfahrzeuge »für alle Fälle« standen.

Wenn wir PITT-Inhalte in einen Spielablauf einweben möchten, ist es unabdingbar, dass wir nicht nur dem Kind wertschätzend und würdevoll begegnen, sondern auch seinem Spiel. Das kindliche Spiel ist der Spiegel seiner Seele, seiner selbst. Jedes Spiel innerhalb der Therapie ist ein Geschenk an uns und ein großer Vertrauensbeweis. Das Spiel ist in seinen Inhalten und in seiner individuellen Ausprägung ernst zu nehmen, wertzuschätzen und mit dem entsprechenden Respekt zu würdigen. Auch das Wissen um die Selbstheilungskräfte unserer kleinen Patienten und die Begegnung auf gleicher Augenhöhe ist wichtige Voraussetzung dafür, dass wir über das therapeutische Spiel für das Kind hilfreich sein können.

Das therapeutisch hilfreiche Spielen im traumazentrierten, individuell geleiteten Spiel

Wir begeben uns beim therapeutischen Spielen in verschiedene Positionen. Wir sind – so das Kind dies will – Mitspielende mit einer teils vom Kind zugeschriebenen, teils selbst gewählten Rolle, innerhalb dieser wir (rollenimmanant) therapeutisch intervenieren. Oder wir begleiten das alleinige Spiel des Kindes beobachtend und weben verbal Interventionen ein. In jedem Fall müssen die Interventionen so in das Spiel eingebunden sein, dass sie für das in seiner Spieltrance befindliche Kind logisch, glatt und auch im therapeutischen Sinn hilfreich sind. Bezüglich jeder dieser Möglichkeiten ist es wichtig, dass wir Erwachsenen nicht in das Traumaspiel emotional verwickelt werden. Wir müssen uns auf eine Außenposition begeben. Dies bedeutet, der Beobachtertechnik (Reddemann 2021) kommt beim therapeutischen Spielen eine besondere Bedeutung zu: Wir befinden uns in der Position des inneren Zeugen.

Befinde ich mich als Therapeutin direkt in der Spielinteraktion (Ki. und Th.) und bin teilnehmend, ist dies die *1. Ebene*. Hier bin ich direkt beteiligt und laufe Gefahr, mich in das hoch emotionalisierte

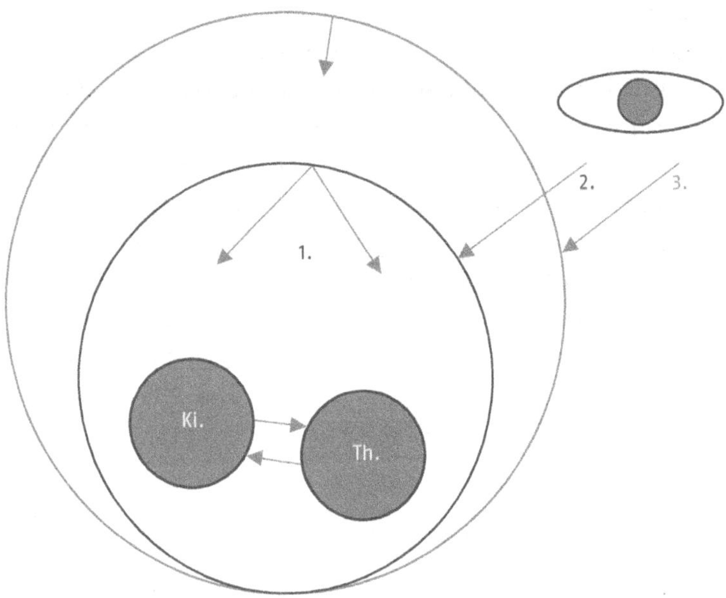

traumazentrierte Spiel verwickeln zu lassen. Damit sind wir selbst emotional betroffen und für das Kind therapeutisch nur noch eingeschränkt hilfreich.

Auf der *2. Ebene* schauen wir vom inneren Kreis aus auf das Geschehen und beobachten, was auf der emotionalen Spielebene, aber auch auf der Beziehungsebene zwischen Therapeutin und Kind und auf der Ebene des Spielinhalts sowie auf der Ebene möglicher Interventionen abläuft. Ich nehme beobachtend teil. Dies ist noch sehr komplex und wir sind immer noch nah an der Dynamik des inhaltlichen Geschehens, zumal ein Spiel mit Traumainhalten sehr emotional aufgeladen sein kann und diese Emotionen auf uns als Therapeut*innen leicht »überschwappen«. Es besteht die Gefahr, dass eine der drei Ebenen (aktivierte Emotionen, Dynamik der therapeutischen Beziehung, Spielinhalte) übersehen wird und die Qualität – respektive Passgenauigkeit – der Interventionen darunter leidet.

Auf der *3. Ebene* befinden wir uns am äußeren Kreis und in der Position des inneren Zeugen (Reddemann & Dehner-Rau 2020). Wir richten unsere Aufmerksamkeit darauf, was die beobachtende Person aus dem ersten Kreis wahrnimmt. Wir schauen nicht direkt auf die Szene, sondern wir schauen quasi in das Display der Kamera. Diese Außenposition (Meta-Meta-Ebene) ermöglicht es, uns von den Verwicklungen innerhalb des emotional aufgeladenen traumazentrierten Spiels zu distanzieren. Damit haben wir den Blick frei, sowohl Emotionen, therapeutische Beziehung als auch Inhalt des Spiels und Verhalten des Kindes fachlich zu beobachten sowie unsere therapeutischen Interventionen so darauf abzustimmen, dass sie für das Kind hilfreich sind.

Worauf richten wir im traumazentrierten Spiel den Blick?

Zunächst schauen wir auf das Geschehen und die daran beteiligten Figuren (wenn das Kind mit Material spielt) oder wir achten auf persönlichen Rollenträger (wenn das Kind nicht über Figuren, sondern direkt mit uns agiert). Dabei kann es sein, dass wir jeweils mehrere Rollen innehaben. Situationsanalytische Fragen sind hier:

- Wird das erlebte Traumageschehen erkennbar? Hier kann sowohl ein Handlungsablauf das Traumageschehen darstellen oder aber eine Figur/eine persönliche Rolle kann das Traumageschehen repräsentieren.
- Tauchen Helferpersonen/Helferfiguren/Helferwesen auf?
- Sind jüngere Ichs des Kindes beteiligt?
- Gibt es stabilisierende Ich-Anteile, die in der Spielszene gezeigt werden?
- Gibt es Ressourcen in der Außenwelt, die erkennbar sind?
- Tauchen Täterintrojektanteile auf?
- Gibt es Elemente, welche das Spiel-Ich stärken können?

Welche stabilisierenden PITT-Interventionen mit traumatisierten Kindern stehen uns im Spielsetting weiterhin zur Verfügung?

Sowohl das Kind als auch Spielfiguren können im Spiel *versorgt* werden; sich einkuscheln in Kissen oder eine Decke, mit Essen und Trinken versorgen, *Schutz* kann sowohl im Rollenspiel gewährt werden als auch durch die Einbindung des *geborgenen Ortes* ins Spiel. Spielt das Kind Traumasituationen nach, ist es immer wieder wichtig, *Recht und Unrecht bzw. das Leid zu benennen.* So kann auch im Spiel verbalisiert werden, dass ein Räuber weder die Mutter noch die Kinder verprügeln darf. Mutter und Kinder haben das Recht, sich zu schützen und Hilfe zu holen. Doch Täter, welche die Kinder spielen, können auch Täterintrojekte, also eigene Innenanteile, sein. Deshalb sollte auch an die *Versorgung der Täter* im Spiel gedacht werden, die Täter können z. B. im Gefängnis versorgt werden.

Das *beobachtende Beschreiben und Arbeiten* in der dritten Person – das Hinschauen und Verbalisieren aus der Vogelperspektive – sollte eingeführt werden, um eine gute Distanzierung zum Traumageschehen zu haben. Das Kind erhält durch den Blick von außen die Möglichkeit, auf die Szene zu schauen, statt in die Szene verwickelt zu werden. Das Gleiche gilt für die das Spiel begleitende Therapeutenperson. Durch den Außenblick erhalten wir die Möglichkeit, alle drei Spielebenen – erkennbare Kognitionen, beobachtbare Handlungsebenen, spürbare Emotionen und Bedürfnisse – differenziert wahrzunehmen. Dies eröffnet uns eine gute Basis für die Entscheidung des weiteren Vorgehens: Ist es sinnvoll, stabilisierend zu arbeiten, oder kann die direkte Begegnung mit dem Trauma stattfinden? Als praktische Möglichkeit, das beobachtende Beschreiben zu unterstützen, bietet sich z. B. das Puppenspiel oder Spiel mit Spielfiguren an. Kommt im Spiel Traumamaterial zum Vorschein, sollte darauf geachtet werden, dass das Kind die Kontrolle behalten kann; hierzu ist es zunächst wichtig, das *traumatische Spiel zu entschleunigen*, damit das Kind und der/die Therapeut*in den Überblick behalten und sich in den Spielrollen wie auch thematisch immer wieder orientieren können.

Wie wir in den Fallvignetten sehen, kann der geborgene Ort eingewoben und grundsätzlich auf Ressourcen geachtet und aufmerksam gemacht werden. Tauchen *Helfer* auf, werden diese von uns als solche benannt. Teils kommt es auch vor, dass wir Vorschläge für Helferwesen machen müssen. *Imaginationen* können durchaus nach der Spieleinheit noch angeboten werden, falls eine zusätzliche Stabilisierung notwendig sein sollte.

Eine besondere Bedeutung kommt dem inneren Beobachter und dem inneren Zeugen (Beobachter des Beobachters) für die Therapeutin oder den Therapeuten zu. Dadurch, dass wir selbst ebenfalls in die beobachtende Position gehen, schaffen wir nicht nur die Basis dafür, das Spielgeschehen und die Befindlichkeit des Kindes differenziert erfassen zu können. Vielmehr trägt die beobachtende Position auch zu unserer eigenen Psychohygiene bei. Wir verringern das Risiko, dass wir in das traumatische Geschehen im Spiel verwickelt und selbst angetriggert werden.

5.2 Stabilisierende Interventionen: Imaginationsübungen und Spielinterventionen

Imagination ist Spieltherapie im Kopf. Imagination und Spielen können heilsame und destruktive Wirkung auf Körper, Geist und Seele haben. In diesem Abschnitt soll es um die heilsame Verwendung von Imagination und Spiel gehen.

Imaginationsübungen für Kinder und Jugendliche

Da die Übungen für Kinder und Jugendliche wegen der alters- und entwicklungsgerechten Anpassung teilweise von den Originalübungen von Luise Reddemann etwas abweichen, möchten wir hier eine kleine Auswahl zur Verfügung stellen. Teilweise sind sie auch in den Fallvignetten im Text eingearbeitet. Die Übungen, Anleitungen und Vorgehensweisen werden hier so beschrieben, wie sie in unserer Arbeit Anwendung finden können. Es sind Vorschläge, die individuell angepasst gehören, an das jeweilige Kind und die jeweilige Situation.

Eine mögliche allgemeine Vorbereitung für Imaginationsübungen (FS)

»Bitte lege oder setze dich bequem hin und prüfe für dich, ob du die Augen offen oder geschlossen halten willst. Du kannst deine Haltung während der Übung jederzeit ändern. Wenn ich etwas sage, das nicht zu deiner Vorstellung passt, fühle dich frei, deiner Vorstellung zu folgen. Achte lediglich darauf, dass es dir dabei so gut wie möglich geht. Du kannst die Übung jederzeit unterbrechen, sollte irgendetwas für dich nicht richtig sein ... okay, können wir starten? – Gut, dann bitte ich dich, spüre für einen Moment lang, wie und wo dein Körper deine Unterlage berührt ... und achte für einen kleinen Moment darauf, wie dein Atem durch dich strömt ...«

(Sprache ans Alter und Worte an die Begebenheiten anpassen, z. B. statt »Unterlage«, »den Stuhl« oder »den Boden« usw.)

Ein möglicher allgemeiner Abschluss für Imaginationsübungen:

»... nun kommen wir langsam zum Ende der Übung. Danke, dass du so gut mitgemacht hast. Nun lade ich dich ein, in deinem Tempo mit deiner Aufmerksamkeit wieder ganz in den Raum zurückzukommen ... vielleicht willst du dich recken und strecken (evtl. mitmachen).«

Nach einer Imaginationsübung gehen wir ins Gespräch mit Fragen wie: »Wie ist es dir ergangen?«, »Konntest du dir … (z. B. das Licht) gut vorstellen?«, »Magst du mir verraten, wie es genau aussah (z. B. welche Farbe es hatte und vielleicht: Warum diese Farbe, was verbindest du damit?)?«, »Wie fühlt sich dein Körper jetzt an?« Bei undifferenzierten Antworten wie: »gut« oder »besser«, vielleicht weiter fragen: »Wo im Körper spürst du das am meisten?« Und: »Wie würdest du es beschreiben?« Eventuell ist es sinnvoll, mögliche Antworten anzubieten, wie z. B. »warm«, »kühl«, »weich«, »fest«, »hell«, »stabil«, »leicht« …

Dabei gilt es:

- sich authentisch mitzufreuen, über alles, was an Hilfreichem möglich war, und freundlich zu relativieren, was nicht möglich war (z. B. »Das kann beim ersten Mal so sein, dass man sich das nicht die ganze Zeit vorstellen kann.«),
- ernst zu nehmen und zu würdigen, was unangenehm war, und gemeinsam überlegen,
  - ob es möglich ist, etwas an der Übung zu ändern (z. B. die Wortwahl),
  - ob man selbst bei der Anleitung etwas anders hätte machen können und falls ja, dies beim nächsten Mal zu beherzigen.
- Eventuell muss gemeinsam beschlossen werden, dass diese Übung zum jetzigen Zeitpunkt nicht hilfreich ist.

Sich klar zu machen, dass wir uns beobachten können und uns dabei wieder beobachten können (und auch das wieder beobachten können), ist ein sehr hilfreiches therapeutisches Werkzeug: für uns therapeutisch Arbeitenden mit Blick auf die Qualität unserer alltäglichen Arbeit und hinsichtlich der Psychohygiene. Aber auch für die Behandelten ist es ein zentrales Hilfsmittel, um die eigenen Gedanken sortieren (lernen) zu können sowie um im Alltag inneren Abstand zu schwierigen Situationen und Emotionen zu bekommen und so vielleicht denk- und hoffentlich handlungsfähig zu bleiben. Mit Jugendlichen erarbeiten wir die Fähigkeit, zu beobachten oder die beobachtende Haltung einnehmen zu können, gern im Gespräch und laden zum Üben im Alltag zu Hause ein. Im Verlauf interessieren wir uns immer wieder dafür und laden in den Sitzungen immer wieder dazu ein, sich ein wenig *wegzuzoomen* oder aus der Vogelperspektive zu schauen (und wahrzunehmen, was sich dadurch verändert). Natürlich ist es auch möglich, Jugendliche in der »klassischen« (etwas vereinfachten) Beobachterübung anzuleiten.

Beobachtungsübung (FS):
(Allgemeine Vorbereitung S. 130) »... Nun beginnen wir mit der Übung des Beobachtens und ich möchte dich einladen wahrzunehmen, dass das, was du bis jetzt getan hast *(Anmerkung: während der Vorbereitung)*, auch schon ein Beobachten war. Mach dir bewusst, dass du ohne die Fähigkeit zu beobachten nicht hättest spüren können, dass dein Körper Kontakt mit dem Boden hat oder dass er atmet. Nutze jetzt deine beobachtende Fähigkeit und machen eine Beobachtungsreise durch deinen Körper, vom Kopf bis zu den Fußsohlen. Vielleicht kannst du dabei beobachten, dass es irgendwo zwickt, oder du beobachtest sogar eine schmerzhafte Stelle, dann verweile nicht, sondern beobachte weiter. Starte mit deiner Beobachtung am Kopf und wandere beobachtend über den Hals zu deinem Brustkorb ... und dann in die Arme ... und in den Bauch und denke immer mal wieder dabei: Ich kann meinen Körper beobachten, also bin ich mehr als mein Körper ... Wandere nun mit deiner Beobachtung weiter über das Becken zu deinen Oberschenkeln und über die Knie zu deinen Unterschenkeln und Füßen. Du kannst deinen Körper beobachten; du bist also mehr als dein Körper. ... Nun beobachte mal, was es mit dir macht, dass du diese beobachtende Haltung einnehmen kannst. ... Und jetzt lade ich dich ein, zu bemerken, dass du auch beobachten kannst, was du denkst. Beobachte, was du denkst. Wobei es manchmal so ist: Wenn man anfängt, beobachten zu wollen, was man denkt, denkt man nicht mehr, der Kopf ist wie leergefegt. Aber nach einer Weile fängt es doch wieder an. (... Du kannst deinen Gedanken auch eine gewisse Ordnung geben, indem du unterscheidest zwischen Gedanken, die mit dem Heute und Jetzt zu tun haben, und

Gedanken, die sich mit der Zukunft beschäftigen, oder Gedanken, die sich auf die Vergangenheit beziehen. Und dadurch, dass du sie immer wieder beobachtest, verstehst du auch eher, worüber du viel nachdenkst. Jetzt in dieser Übung geht es mehr darum, zu bemerken, dass du die Fähigkeit zu beobachten hast, und sie nutzen kannst ...) Während du deine Gedanken beobachtest, lade ich dich ein, dir klarzumachen: Ich kann meine Gedanken beobachten, also bin ich mehr als meine Gedanken. ... Jetzt möchte ich dich einladen, dass du beobachtest, welche Stimmung im Moment in dir vorherrscht und, ob sie sich verändert hat. Wieder mit dem Wissen: Ich kann meine Stimmung oder meine Stimmungen beobachten, also bin ich mehr als meine Stimmung. ... Und dann lass dir noch einen Moment Zeit, deine Gefühle zu beobachten. Welche Gefühle sind da jetzt? ... Denke daran: Ich kann meine Gefühle beobachten, also bin ich mehr als meine Gefühle. ... Und zum Schluss mache dir klar, dass du auch beobachten kannst, dass du beobachtest. Der Teil von dir, der beobachtet, dass du beobachtest, ist wie ein innerer Zeuge, der neutral wahrnimmt, was ist. Und diese Fähigkeit, die kannst du dir zu Nutze machen. Denn in schwierigen Situationen kannst du dich auf dieses Beobachten des Beobachtens zurückziehen und dadurch Abstand bekommen. Das kann manchmal helfen, etwas leichter durch die Situation zu kommen.« *(Abschluss s. S. 130 und Nachbesprechung)*

Bei Kindern kann die Wahl des Spiel- oder Arbeitsmaterials in der Therapie Einfluss haben auf die Distanzierungs- und Beobachtungsfähigkeit zum Geschehen. Beispielsweise ist zu erwarten, dass in der folgenden Reihe an Möglichkeiten, einen Banküberfall zu spielen, die Intensität des Miterlebens sinken sollte: im Rollenspiel > im Spiel mit menschlichen Handpuppen oder Kuscheltieren > mit kleinen Plastikfiguren oder -tieren > auf Papier gezeichnet (bunt > schwarz/weiß). Auch die Wortwahl der Behandelnden bzw. die Art zu fragen, kann hilfreich sein für die innere Distanzierung und die Beobachtung dessen, was im therapeutischen Geschehen stattfindet (z.B. »Mensch Peter, jetzt bist du aber aufgeregt! Was brauchst du, um dich zu beruhigen?« vs. »Mensch Peter, dass der Bankräuber (oder der Bär) sich jetzt so aufregen muss. Was können wir tun, dass er sich etwas beruhigen kann, was meinst du?«).

Neben der beobachtenden Haltung ist der Geborgenheitsort eine zentrale Imagination in der PITT. Diese Imagination (oder dieses Spielelement) hat zwei wichtige Effekte. Während der Durchführung reguliert es, konkret erfahrbar, Stress herab und kann so als hilfreiches Gegengewicht zum Belastenden wirken. Regelmäßig eingesetzt kann es zur grundsätzlichen Beruhigung und so zur Stabilisierung beitragen. Außerdem ist der Geborgenheitsort ein wichtiger Teil des therapeutischen Werkzeugkoffers, welchen Patient*in und Therapeut*in gemeinsam füllen. Ein gut eingeübter Geborgenheitsort ist hilfreich bis unabdingbar bei der Versorgung verletzter jüngerer Anteile sowie bei der Vorbereitung, der Durchführung und in der Trostphase der Traumakonfrontation.

Geborgenheitsort als Phantasiereise für Kinder (SH)

»Ich möchte mit dir jetzt eine kleine Übung, ein kleines Experiment machen. Du hast ja ganz viel Phantasie. Und das ist was ganz Tolles, denn mithilfe deiner Phantasie, mithilfe deiner Gedanken, kannst du dir einen ganz tollen Ort vorstellen, an dem es dir nur gut geht und an dem du dich wunderbar geborgen und gut aufgehoben fühlen kannst. Also, dann geht es jetzt los, pass auf ... wenn du jetzt bequem sitzt, sodass nichts mehr zwickt oder zwackt, stell dir vor, du könntest jetzt an diesen Ort gehen, an dem es dir absolut gut geht. Diesen Ort kannst du dir dabei selbst einrichten und gestalten. Es ist ein spezieller Ort nur für dich alleine, da hast nur du Zugang ... alles Böse, Unangenehme und Belastende aus dem Alltag kommt dort nicht rein. Es kann dein geheimer Ort sein, dein persönlicher, geborgener Ort oder dein sicherer oder Wohlfühlort – ganz wie du ihn nennen möchtest ... Vielleicht bist du schon auf dem Weg dorthin, durch die Stadt oder über Wiesen und Felder. Vielleicht kommst du auf deinem Weg dorthin auch durch einen schönen Wald oder an einem Bach oder Teich vorbei ... Stell es dir vor ... Stell dir dann vor, wie es dort an dem geborgenen Ort aussieht, an dem du nun angekommen bist ... Wo liegt dein persönlicher geborgener Ort? In einem Gebäude, in der Natur, in einer Höhle oder auf einem Berg oder sonst irgendwo, wo ihn deine Phantasie sein lässt? ... Stell ihn dir genau vor – ob es dort liebe Tiere gibt, hilfreiche Wesen wie Feen oder andere Helfer, vielleicht gibt es auch Wesen, die dich an jemand erinnern, aber nur gut und ausschließlich lieb sind ... Stell dir auch vor, wie dein guter Ort eingerichtet ist – gibt es etwas zum Sitzen oder Liegen? Gibt es Möbel oder Dinge aus der Natur wie Moos oder weiches Gras oder Ähnliches? Siehst du dort Pflanzen, grüne oder solche die blühen, Bäume? Vielleicht gibt es da auch Wasser – einen Bach oder Teich oder etwas ganz anderes ... Stell dir dann in deiner Phantasie vor, was du an deinem geborgenen Ort hören kannst – sind es Geräusche von Tieren? Oder kannst du Musik hören, oder das Plätschern von Wasser oder andere angenehme Geräusche, die ich jetzt noch nicht erwähnt habe? ... Und wie fühlt sich dein geborgener Ort an? Ist es dort wohltuend warm, oder erfrischend kühl ... Gibt es einen Ofen oder welches Wetter ist da? Welche Jahreszeit? ... Schau, dass du an dem Ort, den nur du kennst, und an dem du dich so wohl und sicher fühlst, ausreichend Platz hast – sodass du liegen, oder sitzen oder dich irgendwie bewegen kannst, wenn du möchtest ... Wenn du dir diesen Ort nun eingerichtet hast, bleib noch einen Moment dort ... und überprüfe für dich alleine, ob dieser persönliche, geborgene Ort für dich auch wirklich sicher ist, oder ob du vielleicht besonderen Schutz brauchst – eine Mauer, einen Zaun, Wächter, einen Schutzzauber oder vielleicht noch etwas anderes ... Falls du noch einen Schutz haben möchtest, richte ihn in aller Ruhe ein ... Und prüfe noch mal, ob er wirken kann, ob alles Schlechte, Böse, Belastende wirklich draußen bleibt ... Sonst kannst du es noch mal verändern ... So wie du alles an deinem geborgenen Ort noch mal ändern oder anpassen kannst, wenn es etwas gibt, das noch besser für dich sein könnte ... Bleib jetzt noch eine Weile dort, wenn du möchtest ... dann verabschiede dich so langsam von dem persönlichen Ort, an dem du so sicher sein kannst, dich geborgen und rundum wohlfühlst ... Und dann begib dich langsam wieder auf den Rückweg, so wie du gekommen bist ... an Wald, Wiesen oder Felder vorbei oder durch die Stadt ... Bis du schließlich wieder da angelangt bist, wo deine Reise zu deinem geborgenen Ort begonnen hat ... dann atme tief durch und orientiere dich hier im Raum ...

Wenn du magst, kannst du nun ein Bild malen, das dich an deinen geborgenen Ort auch die Woche über oder am Wochenende erinnert. Das kannst du dann mitnehmen und irgendwo befestigen oder ablegen, wo es dich daran erinnert, dass es diesen geborgenen Ort gibt und dass du jederzeit, wenn es dir nicht so gut geht oder wenn du behütet oder beschützt oder geborgen sein möchtest, dich dorthin begeben kannst – mithilfe deiner wunderbaren Phantasie.«

Das (jüngere) Kind kann sich an eine »Geschichte« vielleicht besser positiv erinnern als an eine »Übung«. Das Wort Geschichte oder ein Synonym ist affektiv eher positiv besetzt als das Wort Übung, das oft mit schulischem, von vielen Kindern als aversiv erlebtem Lernen assoziiert wird. Dadurch, dass der Junge, das Mädchen das gemalte Bild mit nach Hause bekommt, wird die Struktur dafür geschaffen, die PITT-Übungen zu Hause zu üben und einzusetzen. Zudem können damit weitere Schritte zur (Selbst-)Fürsorge eingeleitet werden.

Alternativ kann die »Übung« des *inneren Gartens* angeboten werden. Diese Übung orientiert sich im Wesentlichen an der Anleitung von Luise Reddemann (Reddemann 2020). Jedoch ist es gerade für jüngere Kinder, teils jedoch auch noch für Schulkinder und Jugendliche hilfreich, wenn konkrete Beispiele für die Gartengestaltung genannt werden. Hierzu gehören insbesondere kind-/entwicklungsgerechte Aufenthalts- oder Beschäftigungsmöglichkeiten aus dem Erfahrungs- oder Phantasieschatz des Kindes oder Jugendlichen (Spielplatz, Pool, Spielzimmer, Kuscheltiere, lebendige Tiere, Terrasse, Wiese, See) sowie Möglichkeiten für die jüngeren Anteile, dort Bindung zu erleben (vielleicht ist ein liebes Wesen da, welches das Kind beschützt und umsorgt); aggressive Anteile möchten auch gerne eine Möglichkeit zum Ausagieren (sich sportlich betätigen, tanzen u. Ä.); überforderte Anteile lieben eine Ecke zum Ausruhen (Hängematte, »Chillen«). Versorgungsmöglichkeiten aus der Natur (Beeren, Obst, Gemüseecke, aber auch Speiseeis) werden gerne angenommen. Solche Vorschläge sollten immer individuell abgestimmt und situativ erfolgen, je nachdem, wie einem der junge Mensch aktuell begegnet. Gerne umzäunen die jungen Menschen ihren inneren Garten (gibt Halt und Sicherheit) und sichern z. B. ein Torschloss mit einem Code oder Zauberwort.

Geborgenheitsort im Spiel: Die Integration des geborgenen Orts ins Spiel trägt zur Affektregulation des Kindes bei, es erlebt psychische und physische Beruhigung konkret im zuvor affektgeladenen Spiel. Dies bietet sich immer an, wenn das Kind im Spiel jemanden sicher unterbringt oder wenn jemand Schutz sucht. Dies kann dann z. B. mit Worten geschehen wie:

SH: »So wie die Mama und das Kind (z. B.) im Turm ganz sicher und geborgen sind, so kannst du dir auch einen geborgenen Ort selbst erschaffen. Lass uns das jetzt mal machen – ist das okay für dich? Also, pass auf …«

Oder für den Fall, dass die bedrohten Spielfiguren noch keinen sicheren Ort haben, kann sich der/die Therapeut*in mit dem Kind auf die Suche machen, z. B.:

SH: »Oh, jetzt wäre es aber gut, wenn die Mama und das Kind einen geborgenen und sicheren Ort hätten, an dem ihnen absolut nichts Schlechtes passieren oder begegnen kann, in den der Böse nicht reinkommt. Sollen wir gemeinsam einen (*zunächst in der Spielszene*) suchen? Passt das? … Wir machen uns auf die Suche …«

Wenn das Kind keine Idee hat …

SH: »Schau mal, könnte der Turm da vielleicht was sein? Was meinst du, der ist hoch, der hat keine Tür, nur die beiden wissen, wie

> man hochkommt … Wär das was? Ja? … Also dann lass uns die beiden schnell dahin bringen … Und der Böse hat keine Chance dahin zu kommen. Und die beiden sind dort nicht nur sicher, die fühlen sich dort auch richtig geborgen und gut aufgehoben … Und weißt du was, wenn du dich mal geborgen und gut aufgehoben fühlen möchtest, kannst du für dich auch an einen eigenen geborgenen und sicheren Ort gehen … Mit deiner Phantasie … Lass uns das jetzt mal versuchen … Ist das okay für dich? … Also, pass auf …«

Natürlich kann auch ganz konkret zu Hause im Kinderzimmer oder im realen Garten ein geborgener Rückzugsort hilfreich sein und ausgestaltet werden. Dafür braucht es feinfühlige Bezugspersonen, welche die Sicherheit dieses Ortes (z. B. gegenüber Geschwisterkindern) gewährleisten.

Geborgenheitsort im Gespräch (mit Jugendlichen): Imagination ist für einige Jugendliche schon assoziiert mit der Erwartung auf Entspannung und kann so mit der Sorge vor Kontrollverlust und Dissoziation verbunden sein sowie mit der Erfahrung und/oder Selbstzuschreibung: »Das kann ich nicht.« Der Geborgenheitsort lässt sich sehr gut gemeinsam im Gespräch erarbeiten. Dies soll untenstehend in einem Beispiel verdeutlicht werden. Bei einigen Patient*innen finden sich mühelos Ideen, bei anderen herrscht zunächst Ratlosigkeit, und Anregungen werden dankend angenommen. Dabei sind die Bilder bzw. Vorstellungen und Gedanken der Patientin/des Patienten wichtiger als das, was die Therapeutin/der Therapeut im Kopf hat. Die Bilder werden nicht gedeutet (!), sie sollen einfach helfen.

Fallvignette Alienor: Entwicklung des Geborgenheitsortes mit der 16-Jährigen (FS)

FS: »Ich möchte dich gern einladen, ein Gedankenexperiment mit mir zumachen. Bist du bereit?« (Alienor nickt) »Dann bitte ich dich, ganz kurz hinzuspüren, wie sich dein Körper jetzt anfühlt, was du wo wahrnimmst.« Alienor spürt in sich hinein *(hier fragen, ob Patient*in die Wahrnehmung beschreiben möchte).*

FS: »Danke, nun habe ich eine Frage: Weißt du, was Geborgenheit bedeutet?«

A.: »Hm, weiß nicht, vielleicht sich wohlfühlen? … Hm, und irgendwie auch sicher.«

FS: »Ja, genau, behütet und gut versorgt, mit allem, was man braucht.«

A.: (lacht) »Ja, genau.«

FS: »Dann lass uns jetzt mit unserem Gedankenexperiment anfangen. Wenn es einen Ort oder Raum gäbe, an dem du dich absolut geborgen fühlen würdest, wie würde der aussehen?«

A.: »Hm, ich weiß nicht, so was gibt es doch gar nicht.«

FS: »Stimmt, es geht nicht darum, sich einen echten Ort, den es in der Wirklichkeit gibt, vorzustellen, sondern sich etwas Neues auszudenken. Wir können ja vom Großen zum Kleinen gehen. Welche Landschaft verbindest du mit Geborgenheit? Eher eine Wiese, einen Wald, einen Strand oder die Berge?«

A.: »Eine Wiese!«

FS: »Und wenn es auf dieser Wiese eine Behausung für dich geben würde, in der du dich absolut wohl und geborgen fühlen kannst, wie würde die aussehen? Es ist alles möglich, vom Nest über ein gemütliches Häuschen oder Baumhaus bis hin zum Schloss.«

A.: »Ich stelle mir ein gemütliches kleines Häuschen vor.«

FS: »Wunderbar, gibt es da in der Nähe ein Gewässer?«

A.: (Antwortet schnell) »Ja, einen kleinen See und einen Bach … (überlegt kurz) … Da müssen aber noch ein paar Bäume hin, ein kleiner Wald.«

FS: »Prima, dann stelle es dir einfach vor. In der Phantasie können wir zaubern. Es ist alles möglich. Und du bist die Herrin über alles an diesem Ort, du entscheidest.«

A.: »Gut!«

FS: »Und damit du immer das Richtige zum Essen und Trinken hast, möchtest du eine gutherzige Köchin, die dir immer deine Lieblingsspeise zubereitet, oder lieber ein Tischlein-deck-dich-Tischtuch, das alles, was du brauchst oder dir wünschst, herbeibringt, oder vielleicht einen Zauberküchenschrank?«

A.: »Einen Zauberkühlschrank für die kalten Sachen und den Rest kann ich mir ja einfach herbeizaubern, wenn ich es will, oder?«

FS: (lacht) »Ja, sehr gut! In deinen Gedanken kannst du zaubern und du entscheidest, was und wann du zauberst!« (Alienor lächelt strahlend) … Möchtest du Gesellschaft an diesem wunderbaren Ort? Denn da gibt es einen kleinen Tipp: Es wird empfohlen, keine wirklich existierenden Menschen oder Tiere an den Ort einzuladen, sondern besser ausgedachte. Also Zauber- oder Fabelwesen aus Geschichten, Büchern oder Filmen oder einfach Tiere oder Menschen, die du dir ausdenkst.«

A.: (überlegt) »Und wenn ich trotzdem meine Tante dort haben möchte?«

FS: »Nun, wenn dir das sehr wichtig ist, ist es möglich. Aber vielleicht machst du dir noch mal klar, dass deine Tante nicht in echt in deinen Kopf krabbeln kann. Es ist deine Vorstellung von deiner Tante und wenn du magst, kannst du in deinen Gedanken die Seiten an deiner Tante, die du vielleicht nicht so gerne hast, weglassen und die neue Vorstellung von ihr durch Eigenschaften ergänzen, die dir guttun würden. Denk dran, du kannst zaubern. Du könntest auch die besten Eigenschaften deiner Tante zu einem Tier werden lassen.«

A.: (ihr Gesicht leuchtet auf) »Dann hätte ich gerne eine Tigerin, die mich begleitet und reden kann, so eine ganz kluge und sanfte, aber auch starke.«

FS: »Das ist eine schöne Idee! Brauchst du noch mehr? (Alienor schüttelt den Kopf) … Okay, dann lade ich dich jetzt ein, dir am Geborgenheitsort ein Plätzchen zu suchen, an dem du einen guten Überblick hast. Und zu überprüfen, ob alles, was deine Augen sehen, so ist, dass deine Augen sich absolut wohl und geborgen fühlen oder ob du noch etwas ändern möchtest, damit deine Augen sich absolut wohl und geborgen fühlen.«

A.: »Nö, das passt!«

FS: »Prima, dann überprüfe, ob alles, was deine Ohren hören, so ist, dass deine Ohren sich absolut wohl und geborgen fühlen oder ob noch etwas fehlt, damit deine Ohren sich absolut wohl und geborgen fühlen.«

A.: »Ja, klar, ich brauche noch Musik!«

FS: »Gut, dass dir das eingefallen ist, kannst du dir eine Möglichkeit vorstellen?«

A.: (nickt) »Hab ich schon.«

FS: »Dann lade ich dich ein, zu überprüfen, ob alles, was deine Nase riecht, so ist, dass deine Nase sich absolut wohl und geborgen fühlen kann oder ob du noch etwas ändern möchtest, damit deine Nase sich absolut wohl und geborgen fühlt. Ich bräuchte zum Beispiel einen Lavendelstrauch, weil ich den Geruch so gerne mag, aber das ist ja bei jedem anders.«

A.: »Nein, das ist schon gut so.«

FS: »Sehr gut! Dann überprüfst du, ob alles, was dein Mund schmecken möchte, so ist, dass dein Mund sich absolut wohl und geborgen fühlt oder ob noch etwas fehlt, damit dein Mund sich absolut wohl und geborgen fühlt.«

A.: »Aber ich hab doch meinen Zauberkühlschrank! (überlegt kurz) Aber wenn ich es mir genau überlege, hätte ich gern hinterm Haus im Garten eine frische Quelle, aus der ich immer trinken kann (lächelt), eine Zauberquelle, bei der ich mir das Getränk auswählen kann – und außerdem wäre in dem Garten ein Zuckerwattebaum prima!«

FS: (freut sich mit) »Die Vorstellung gefällt mir. Als Vorletztes überprüfst du, ob alles, was dein Körper am Geborgenheitsort spürt, so ist, dass dein Körper sich absolut wohl und geborgen fühlen kann und ob dein Körper sich frei bewegen kann oder ob du noch etwas ändern möchtest, damit dein Körper sich absolut wohl und geborgen fühlt.«

A.: »Nein, das passt alles.«

FS: »Passt die Temperatur, der Wind, die Kleidung, braucht es noch ein Trampolin oder ein Schwimmbad?«

A.: (fragend) »Ich würde gern reiten?«

FS: »Na dann, braucht es ein Pferd oder zwei?«

A.: (lacht) »Eins reicht, ein braunes mit einem weißen Fleck auf der Stirn«

FS: »Kann es reden oder deine Gedanken verstehen?«

A.: »Ich glaube, ja.«

FS: »Frag es mal, wie es heißt.«

A.: (verblüfft) »Sturmwind.«

FS: »Ich freue mich für dich, da hast du ja jetzt wunderbare Gesellschaft! – Nun lade ich dich ein, dir klarzumachen, dass du diesen Ort und deine Begleiter immer bei dir hast. In deinem Kopf. Es ist ganz allein dein Ort, nur du allein weißt, wie es dort aussieht. Auch wenn du heute mit mir darüber gesprochen hast, habe ich ganz andere Bilder im Kopf als du. Und du kannst dir diesen Ort jederzeit und überall in Erinnerung rufen. – Jetzt bitte ich dich noch einmal kurz zu überprüfen, was du in deinem Körper spürst.«

A.: (erstaunt) »Es ist ganz anders als vorher, weit und hell hier (macht kreisende Bewegungen über dem Brustkorb und hält inne), überhaupt fühle ich mich viel leichter.«

FS: (mit einem Lachen) »Tja, du bekommst bei mir einen inneren Urlaubsort, gratis und umsonst. Nein im Ernst, ich will dich bitten, diese Vorstellung so oft wie möglich aufzusuchen. Der Ort darf sich verändern und du kannst dort Abenteuer erleben. Dabei bist du die Herrin über jede Veränderung; du kannst dort zaubern. – Es ist wichtig für dich und unsere weitere Arbeit, dass du diesen Ort zur Verfügung hast. Zum einen wegen des guten Effektes auf deinen Körper und deine Seele, den du eben spüren konntest und den du auch in deinem Alltag ganz oft brauchen kannst, und zum anderen als Vorbereitung für die nächsten Therapieschritte. Da werden wir den Geborgenheitsort in unserem Handwerkskoffer brauchen. Aus Erfahrung weiß ich, dass es hilft, die Vorstellung des Geborgenheitsortes an eine Tätigkeit im Alltag zu knüpfen, z.B. das Zähneputzen oder immer, wenn du an einer roten Ampel oder auf den Bus warten musst. Was meinst du, wäre das für dich gut?«

A.: »Keine Ahnung, vielleicht probiere ich es mit dem Zähneputzen.«

FS: »Prima. In jedem Fall will ich dich bitten, dir deinen Geborgenheitsort jeden Abend beim Einschlafen vorzustellen. Ich könnte mir nämlich vorstellen, dass es dir auch etwas beim Einschlafen hilft. Geht das?«

A.: »Klar, das probiere ich!«

FS: »Danke!«

Hier können folgende Einladungen folgen oder gemeinsam erarbeitet werden:

- eine Skizze (»Genauso wie es in deinem Kopf aussieht, kann man es ja gar nicht malen oder zeichnen«) des Geborgenheitsortes anzufertigen und diese so an die Wand im (Kinder-)zimmer zu hängen, dass sie gut vom Bett aus zu sehen ist,
- ein Hintergrundbild fürs Handy zu suchen, das an den Geborgenheitsort erinnert,
- ein kleines Detail des Geborgenheitsort als Symbol zu entwickeln und dieses immer dabeizuhaben oder in schwierigen Momenten in die eigene Hand oder in die Luft zu zeichnen oder immer als Erstes auf das Aufgabenblatt der Klassenarbeit.

Innere Helfer entstehen in der Regel bei der Erarbeitung des Geborgenheitsortes und im Gespräch, wenn besondere Herausforderungen im Alltag anstehen und innere Unterstützer gebraucht werden. Bei (fast) jeder Versorgung verletzter jüngerer Anteile wird mindestens eine innere Helferin erdacht, die für das jüngere Ich passt. Denn u.E. hat jedes Kind und somit auch jeder innere jüngere Anteil ein Recht, auf einen guten versorgenden Erwachsenen (und sei es in Tiergestalt) – auch am Geborgenheitsort. Darüber hinaus wandeln sich verletzende Anteile, nach der Begegnung mit ihnen i.d.R. in Helfergestalten.

Eine wunderbare Übung zum Krafttanken ist die folgende:

Baumübung (FS)

(Allgemeine Vorbereitung s. S. 130) »... Nun möchte ich dich einladen, dir eine Landschaft vorzustellen, in der du dich gut fühlst und wo du gerne bist. Das kann eine Landschaft aus deiner Phantasie sein oder eine Landschaft, die du schon einmal gesehen hast. ... Dann stelle dir bitte irgendwo in dieser Landschaft einen Baum vor, zu dem du gerne hingehen möchtest, der dich vielleicht sogar zu sich ruft ... vielleicht möchtest du zu diesem Baum gehen und Kontakt mit ihm aufnehmen, z. B. indem du ihn anfasst. Schau dir seinen Stamm an und atme seinen Geruch ein. Schau dir jetzt genau an, wie der Stamm sich zu Ästen verzweigt, und betrachte die vielen Blätter. Indem du dir das alles anschaust, nimmst du es in dir auf und baust einen Kontakt zu dem Baum auf. ... Und wenn es für dich möglich ist, dann könntest du dir auch vorstellen, dass du dich an den Baum lehnst und ihn wirklich spürst. ... Und wenn es sich für dich gut anfühlt, dann kannst du dir vorstellen, dass du eins wirst mit dem Baum. ... Ich lade dich ein, dich als Baum zu erleben oder dir vorzustellen, was es heißt, Wurzeln zu haben, die sich in der Erde verzweigen und von dort Nahrung in sich aufnehmen, ... wie es ist, Blätter zu haben, die das Sonnenlicht aufnehmen und umwandeln können. ... Vielleicht gibt es etwas, womit du jetzt gerne genährt oder versorgt werden möchtest. Braucht dein Körper gerade etwas oder deine Seele oder brauchst du gute Gedanken für deinen Geist. Versuche Wörter zu finden, die das, was du brauchst, so genau beschreiben, wie es dir möglich ist. ... Wenn du eins bist mit dem Baum, dann stelle dir vor, dass du von der Sonne und von der Erde genau das bekommst, das du gerade brauchst. Und wenn du nicht mit dem Baum verschmolzen bist, kannst du dir trotzdem vorstellen, was es bedeutet, von der Sonne und der Erde versorgt zu werden, denn das ist auch bei uns Menschen so. Erlaube dir die Erfahrung, dass diese Versorgung jetzt zu dir kommt, von der Erde und der Sonne. ... Und spüre dann, wie das, was du von der Sonne und der Erde bekommst, sich in dir verbindet, und dass du dadurch wächst ... Dann bitte ich dich, löse dich wieder von deinem Baum ... Du kannst dir vornehmen,

oft zu deinem Baum zurückzukehren, um mit seiner Hilfe zu erfahren, dass du mit allem, was du gerne hättest, genährt werden kannst ... Vielleicht möchtest du dich bei ihm bedanken und ihm versprechen, dass du wiederkommen wirst ... Dann verabschiede dich von ihm und komme mit deinen Gedanken wieder zurück in den Raum.«

Nicht nur mit kleinen Kindern kann der Baum mit Sonne, Wasser und Erde sowie der benötigten Nahrung gemalt, gestaltet oder mit dem Körper und symbolischen Gegenständen nachgestellt werden.

Bei Geborgenheitsort, innerem Garten, inneren Helfern und Baumübung liegen, neben dem innerpsychisch entlastenden Aspekt, die Gedanken Schutz und Unterstützung zugrunde. Im Folgenden finden sich zwei Übungen, die den Fokus deutlicher auf die Entlastung legen.

Gepäckablegen für (jüngere) Kinder (SH)

»Heute möchte ich mit dir über einen Spaziergang sprechen, bei dem es um einen schweren Rucksack geht, den man leichter machen kann. Diese Geschichte kann dir helfen, dich daran zu erinnern, dass man Gepäck ablegen kann, wenn dir mal alles zu viel wird.

Also, stell dir vor ... in deiner Phantasie ..., dass du zu Fuß unterwegs bist. Vielleicht bist du ein Stück vorangegangen, ... auf jeden Fall hast du einen Rucksack dabei. Und du bist gerade auf einem Weg, der steil und steinig nach oben führt – wie im Gebirge. Der Rucksack wird dir allmählich richtig schwer ... Du atmest fest ... und richtest deinen Blick nach vorne ... Da erkennst du, dass du das Ende des steilen Wegstücks gleich erreicht hast ... Nur noch wenige Schritte ... Du gehst die letzten Schritte, spürst den schweren Rucksack auf den Schultern und auf dem Rücken ... und dann hast du eine ebene Hochfläche, eine schöne Wiesen- oder Berglandschaft erreicht. Da du dich sehr angestrengt hast und ziemlich außer Atem bist, suchst du ein gemütliches Plätzchen, an dem du dich ausruhen und vielleicht etwas trinken und essen kannst. Du schaust dich um und hast einen solchen Platz gefunden. Dort stellst du deinen Rucksack ab, setzt dich gemütlich hin und lässt deinen Blick langsam über die Ebene schweifen. Da entdeckst du in einiger Entfernung – ich weiß es nicht, ist es so etwas wie ein Tempel oder ein Schloss oder eine Grotte? – ein helles strahlendes Licht. Neugierig beschließt du, dorthin zu gehen. Du lässt deinen Rucksack stehen und näherst dich dem Licht. Da erkennst du, dass da auch ein freundliches Wesen steht – vielleicht eine alte weise Frau oder ein alter weiser und kluger Mann. Auf jeden Fall erscheint dir das Wesen, das dir einladend zuwinkt, gut gesinnt zu sein. Also gehst du langsam zu ihm hin. Dort angekommen spürst du angenehme Wärme oder erfrischende Kühle des Lichts, das dich und das freundliche Wesen wie ein schützender Mantel einhüllt. Das Wesen begrüßt dich herzlich und schaut dich freundlich und gütig an ... Es gibt dir, als du da bist, ein eingerolltes Blatt Papier in die Hand und bedeutet dir, dass dies für dich eine wichtige Botschaft sein kann, die dir helfen kann, mit deinem schweren Gepäck im Rucksack gut zurechtzukommen. Du nimmst diese Botschaft dankend an, die vielleicht eine gemalte oder eine geschriebene oder eine verschlüsselte Botschaft sein kann, die nur du lesen kannst ... Du verabschiedest dich und mit leichtem Schritt entfernst du dich wieder vom Licht und von dem freundlichen Wesen und kehrst zurück zu deinem Rastplatz. Vielleicht magst du nun noch etwas ruhen, ehe du beschließt weiterzugehen. Bevor du deinen Rucksack aber wieder auf den Rücken nimmst, hast du noch eine Idee ... Du packst ihn auf und legst alle Dinge, die schweren und die leichteren, die größeren und die kleineren, gut sichtbar daneben. Dann schaust du sie dir genau an und entscheidest nun, welche du jetzt wieder einpacken und auf deinem weiteren Weg mitnehmen möchtest. Vielleicht möchtest du auch manche liegen lassen, da du sie nicht mehr wirklich brauchst ... Und dann, nachdem du sorgfältig sortiert hast, setzt du erleichtert und fröhlich, möglicherweise auch ein bisschen nachdenklich, deinen Weg fort ... Beobachte nun für einen Moment deinen Atem und wie sich dein Körper beim Ein- und Ausatmen bewegt, hör die Geräusche draußen, mach deine Augen auf und komm mit der Aufmerksamkeit wieder hierher.«

Der Heißluftballon (SH)
»Stell dir vor, du hast vielleicht schon Ferien und beschließt, draußen einen Spaziergang zu machen. Dabei kommst du an eine große Wiese und siehst auf einmal, wie von oben langsam ein Heißluftballon heranschwebt und zur Landung ansetzt. Du beobachtest, wie der Ballon landet und beschließt, dorthin zu gehen, und dir das Gefährt genauer anzuschauen. Also gehst du über die Wiese hin und siehst den großen Korb, der mit dicken Seilen am Boden befestigt wurde. Der Ballon wurde nach der Landung für den nächsten Start schon wieder aufgeblasen. Du betrachtest seine bunten Farben und das fröhliche Muster. Und dann hast du plötzlich eine Idee: Du beschließt, all die Dinge, die ich belasten, die dir Sorgen bereiten, die du im Moment loshaben möchtest, in den großen Korb des Heißluftballons zu packen. Und so machst du es – eins nach dem anderen wandert in den Korb. Danach schaust du noch zu, wie die Seile am Boden gelöst werden und der Ballon langsam in den Himmel schwebt, in die Wolken und darüber hinweg, bis er nicht mehr zu sehen ist. Du aber bist erleichtert und setzt deinen Weg ohne die Last fort. Bleib noch einen Moment in Ruhe sitzen oder liegen, öffne dann die Augen und komm mit der Aufmerksamkeit wieder hier in den Raum.
Wenn du nun möchtest, kannst du ein Bild mit dem Heißluftballon malen, sodass es dich immer daran erinnert, dass du deine Sorgen immer wieder dort hineinpacken kannst, wenn du sie für eine Zeit lang weghaben möchtest.«

Eine andere Vorstellung zum »etwas wegpacken«, ist die des *inneren Tresores*. Wir erarbeiten dieses Bild nur noch selten und wenn in der Regel im Gespräch, oft in Verbindung mit der Vorstellung, die belastenden Gedanken oder Bilder auf einem gekennzeichneten Speichermedium zu bannen und dieses dann in einem individuell gestalteten »richtig sicheren« Tresor zur späteren Bearbeitung zu verwahren.

Gepäckablegen, Heißluftballon und Tresor haben ihren Schwerpunkt eher auf der gedanklichen und emotionalen Entlastung. Im Folgenden finden sich Imaginationsübungen, die ebenfalls den Fokus auf Entlastung haben und Distanzierung ermöglichen.

Seifenblasen (für jüngere Kinder) (SH)

»Kennst du das, dass dir manchmal alles zu viel ist, dass du am liebsten alles, was du siehst und hörst, wie abschalten möchtest oder neue Lebensenergie holen möchtest? Dann kannst du jetzt deine Phantasie zu Hilfe nehmen. Stell dir dazu vor, du würdest Seifenblasen machen. Du kennst doch Seifenblasen? Es gibt ja die normalen, mittelgroßen und kleinen, aber es gibt auch ein Seifenblasenspiel, mit dem man ganz große Seifenblasen machen kann ... Kannst du dir das vorstellen? ... Also ... Stell dir vor, du machst Seifenblasen, vielleicht große oder mittlere oder kleine ... alles ist gut ... Die Seifenblasen sind rund und weich und leicht und haben wunderbare Farben ... Kannst du dir das vorstellen?
... Und nun stell dir vor, du würdest ganz viele Seifenblasen machen ... in allen möglichen Größen und Farben ... Und dann ist auf einmal eine ganz große dabei, die immer größer wird und ganz nah und freundlich zu dir herankommt. Und dann stellst du dir vor, dass dich diese wunderschöne, große und schützende Seifenblase auf einmal richtig einhüllen kann, sodass du wie drin bist, wenn du das möchtest, ... und darin ist ein wunderbares, angenehmes Licht, das dir überall ... im ganzen Körper und in deiner Seele, in deinem Herzen richtig guttut ... Es fühlt sich an, wie eine wunderbare Erholung, wie ein schönes Geborgensein ... Und alles, was sich außerhalb dieser wunderbaren Seifenblase befindet, ist weit weg ... Die weiche, schillernde Seifenblase schützt dich nun vor allem Unangenehmen und Schlechten ... Und du kannst jetzt noch eine Weile in der Seifenblase bleiben, das Unangenehme, die Sorgen und Nöte sind weit weg, das Licht stärkt dich und tut dir richtig gut ... Genieße es eine Weile .... und wenn du

nun in kleinen Schritten zurückkommst, verlässt du die Seifenblase wieder, sie schwebt langsam weg von dir, wird vielleicht ein bisschen kleiner, vermischt sich mit den anderen und irgendwann kannst du sie nicht mehr sehen. Was aber geblieben ist, ist das wunderbare Gefühl, das dir das Licht in deinen Körper und in dein Herz gegeben hat und das Wissen, dass du jederzeit wieder die Seifenblase herholen kannst, um Abstand zu gewinnen und die Kraft des Lichts zu tanken ... Komm nun mit deiner Aufmerksamkeit wieder hierher ...«

Lichtdusche I (eher für jüngere Kinder oder wenn wenig Zeit, ca. 5–10 min.)

(Allgemeine Vorbereitung s. S. 130) »... Nun lade ich dich ein, dass du dir ein Licht vorstellst, das aus einer göttlichen, unerschöpflichen Quelle kommt. Vielleicht ist es ein weißes reinigendes Licht oder das Licht hat genau die Farbe, die du jetzt brauchst ... In jedem Fall ist unendlich viel Licht da, es kommt so viel nach, wie du möchtest. Ich lade dich ein, dir vorzustellen, dass du mitten in diesem angenehmen und heilsamen Licht stehst oder liegst ... Es umspült dich, deinen ganzen Körper ... Und wenn es für dich passt, stelle dir bitte vor, wie das Licht angenehm sanft in dich hineinfließt ... Dabei nimmt das heilende Licht auf seinem Weg durch dich durch alles Unangenehme oder Schattige mit und spült es aus dir heraus ... Es kommt immer mehr Licht aus der unerschöpflichen Quelle und es fließt reinigend durch dich hindurch, bis jeder Winkel deines Körpers ausgeleuchtet ist und um dich herum ein Lichtkreis entstanden ist, der so groß ist, dass du deine Arme ausbreiten kannst und immer noch von Licht umgeben bist ... Und wenn du ganz mit Licht ausgefüllt und umgeben bist, ... schließe die Übung ab und lenke deine Aufmerksamkeit darauf, wie du deinen Atem in deinem Körper spüren kannst ... und nimm wahr, wie dein Körper die Unterlage berührt ... und komme dann mit deiner ganzen Aufmerksamkeit zurück zu mir in den Raum ... Danke, dass du so wunderbar mitgemacht hast.«

Lichtdusche II (eher für ältere Kinder, braucht etwas mehr Zeit, ca. 10–15 min.)

(Allgemeine Vorbereitung s. S. 130) »... Nun lade ich dich ein, dass du dir ein Licht vorstellst, das aus einer (göttlichen) unerschöpflichen Quelle kommt. Vielleicht ist es ein weißes reinigendes Licht oder das Licht hat genau die Farbe, die du jetzt brauchst ... In jedem Fall ist unendlich viel Licht da, es kommt so viel nach, wie du möchtest. Ich lade dich ein, dir vorzustellen, dass du mitten in diesem angenehmen und heilsamen Licht stehst oder liegst ... Es umspült dich, deinen ganzen Körper ... Und wenn es für dich passt, stelle dir bitte vor, wie das Licht angenehm sanft in dich hineinfließt (bis hier wie Lichtdusche I), dabei fließt es beim Einatmen durch deinen Scheitel ein und beim Ausatmen breitet es sich langsam in dir aus ... So füllt das Licht deine Stirn und deinen Hinterkopf ... dann das Gesicht und den Bereich um die Ohren bis in den Hals und dabei nimmt das heilende Licht auf seinem Weg durch dich hindurch alles Unangenehme oder Schattige mit und spült es aus dir heraus ... Beim Einatmen kommt immer mehr Licht nach und füllt beim Ausatmen den gesamten Brustkorb und den oberen Rücken ... Dann den Bauchraum und den mittleren Rücken, dabei lösen sich alle unangenehmen Stellen auf, wie Brausetabletten in Wasser und werden mit fortgespült, dann wird der untere Rücken und das Becken ausgeleuchtet ... und beim nächsten Ausatmen wandert das Licht in die Oberschenken und die Knie ... und dann über die Unterschenkel in die Ferse ... und über den Mittelfuß durch die Zehen wieder raus, dabei wird all der Schmutz und Dreck, der unterwegs mitgespült wurde, aus dir herausgeschwemmt ... (ab hier wie Lichtdusche I) und es kommt immer mehr Licht aus der unerschöpflichen Quelle und es fließt reinigend durch dich hindurch, bis jeder Winkel deines Körpers ausgeleuchtet ist und um dich herum ein Lichtkreis entstanden ist, der so groß ist, dass du deine Arme ausbreiten kannst und immer noch von Licht umgeben bist ... Und wenn du ganz mit Licht ausgefüllt und umgeben bist, ... schließe die Übung ab und lenke deine Aufmerksamkeit darauf, wie du deinen Atem in deinem Körper spüren

kannst … und nimm wahr, wie dein Körper die Unterlage berührt … und komme dann mit deiner ganzen Aufmerksamkeit zurück zu mir in den Raum … Danke, dass du so wunderbar mitgemacht hast.«

Die Lichtdusche kann auch mit einer heilsamen Energie oder einem Zauberwasser erfolgen, der Lichtkreis kann um den Köper oder um die Füße auf dem Boden sein. Diese Übung ist sehr hilfreich nach schwierigen oder anstrengenden Gesprächen, z. B. nach der Begegnung mit verletzenden Anteilen oder auch nach einer Traumakonfrontation.

Stabilisierung in Spielinterventionen

Fallvignette Lisa: Traumazentriertes, geleitetes individuelles Spiel im Rahmen der Stabilisierung mit Spielfiguren (SH)
Gehen wir zu Lisa, sechs Jahre alt, durch elterliche Gewalt früh traumatisiert, seit dem dritten Lebensjahr in einer Pflegefamilie wohnend. Lisa sieht die Mutter unregelmäßig etwa drei bis vier Mal pro Jahr, jeweils einen Nachmittag lang in Begleitung. Wenn sie nicht möchte, muss Lisa nicht zu den Treffen gehen. Lisa spielt in ihrer Spielzeit während der Therapiestunde entweder mit Figuren, indem sie einzelne Szenen aufstellt und über diese eine »Geschichte« erzählt. Oder sie spielt mit mir im Rollenspiel »krank sein und versorgt werden« bzw. »Kaufladen« oder »Restaurantbesuch«. Auch bei Lisa wechseln kind- und alterstypisch die Inhalte von Stabilisierungselementen, traumabearbeitenden Elementen und Integrationselementen immer wieder ab.
Lisa holt sich nach kurzer Orientierung aus dem Regal Krankenhauszubehör (OP-Tisch, Lampe, Krankenbett, Nachttisch, Stuhl, Schrank mit OP-Besteck + 2 × Klinikpersonal) und sucht sich zwei Kinder (Junge und Mädchen – hier ist zu betonen, dass sie gesunde Kinder auswählt) und zwei Erwachsene (Mann und Frau). Danach baut sie eine kleine Klinikstation direkt neben der Ritterburg auf, stellt die Kinder neben das Bett, die zwei erwachsenen Pflegepersonen, Nachttisch und Stuhl dazu.

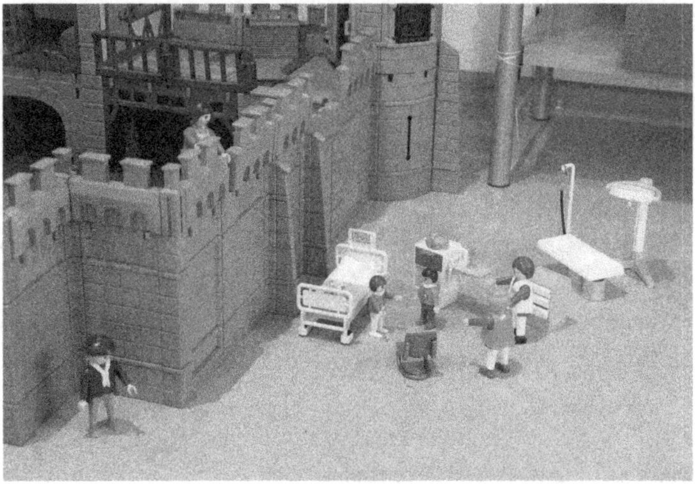

Bild 2 Lisa

L.: »Die Kinder sind im Krankenhaus ... Sie dürfen dort aber spielen, Mama und Papa (so nennt sie ihre Pflegeeltern) sind auch da. Beide passen auf die Kinder auf.«

SH: »Ah, ja ... Die Kinder sind nicht alleine und sie sind gut betreut.«

L.: »Ja und das Essen ist richtig gut. ... Die Kinder vertragen sich und spielen – die ganze Zeit dürfen sie spielen.« *(Imaginative Selbstfürsorge, wie sie im therapeutischen Spiel, mitbedingt durch Ressourcen, Entwicklungsimpulse des Kindes und den Flow im Rahmen der vertrauensvollen Beziehung, auftauchen kann. Lisa hat die Freiheit, einen fürsorglichen und geborgenen Ort einzubauen.)*

SH: »Den Kindern geht es dort ja richtig gut – das ist ja ein richtig guter Platz für die Kinder.« *(Hier kommt die Unterstützung der Imagination.)*

L.: »Ja, weil die Mutter (so nennt Lisa ihre leibliche Mutter) nicht zu ihnen darf. Die ist nämlich da drin. (Stellt die Frauenfigur in die Ritterburg) Und sie kann nicht einfach raus, weil das Jugendamt da aufpasst.« (Direkt an der Mauer unter der Frauenfigur setzt Lisa den Mann hin.)

SH: »Dann sind die Kinder dort an ihrem guten Platz auch richtig gut geschützt – Mama und Papa passen auf.«

L.: »Genau, und die Mutter kommt nie dort hin.«

SH: »Genau. Der Ort, an dem die Kinder jetzt sind, ist ganz, ganz sicher und du bist dort geborgen. Du bekommst zu essen und zu trinken und alles, was du brauchst, und die Kinder dürfen ganz viel spielen, damit sie sich richtig wohlfühlen und der Mann passt auf.« *(Hier wird das Spielen aufgegriffen mit dem Ziel, mit Lisa und ihren Pflegeeltern zu erarbeiten, dass Lisa das Spielen zu Hause als stabilisierende Aktivität einsetzen kann.)*

L.: »Ja. Und die Mutter ist manchmal böse. … Und sie sagt, das Mädchen ist krank und darf erst wieder zu ihr kommen, wenn sie wieder gesund ist. … Aber ich will nicht zu ihr. Ich bin auch krank, deshalb bin ich bei Mama und Papa.«

SH: »Du musst auch nicht zu ihr, wenn du das nicht möchtest. Und wenn du sie mal kurz sehen willst, geht jemand von den Erwachsenen mit und passt auf.« *(Hier wird ein Realitätsbezug formuliert, damit Lisa zu diesem Zeitpunkt nicht in die Intrusion abdriftet.)*

L.: »Aber jetzt gehe ich lieber ins Krankenhaus zum Spielen und Essen mit Mama, Papa und dem Bruder. Und da kommt die Mutter nicht hin.«

SH: »Das ist eine super gute Idee, … wenn dir das Böse einfällt oder wenn du dich ausruhen möchtest, gehst du in das Krankenhaus und lässt es dir dort richtig gut gehen. Und wenn du wieder daheim bist, ich meine in echt, kannst du das auch in deiner Phantasie machen. Da denkst du dir die Geschichte aus, wie du dort am sicheren und geborgenen Ort bist und es dir wirklich richtig gut geht.«

Wir können zwei Ebenen wahrnehmen – den Realitätsbezug des Spiels: Zwei Kinder, zwei Erwachsene, welche die Kinder versorgen, eine Frau, die nicht bei den Kindern wohnt, und eine Figur, die für eine Aufsichtsbehörde steht. Als zweite Ebene sehen wir die innerpsychische, die das Kind im Spielmodus ebenfalls herstellt: einen Ort, an dem die Kinder nur Positives erleben und an dem sie sicher sind, eine Frauenfigur, die das Böse verkörpert und uns gleichzeitig an ein Täterintrojekt erinnert, sowie einen Helfer, der versucht, das Böse in Schach zu halten. Auch versorgende Wesen sind im Spielaufbau dabei.

Die Interventionen festigen den imaginierten geborgenen Ort und ermuntern Lisa, diesen auch im Alltag zu nutzen. Zusätzlich wird darauf hingewiesen, dass Lisa sich dem Besuch der Kindsmutter verweigern darf, also Kontrolle in Anspruch nehmen und sich selbstwirksam erleben kann. Der Hinweis von Lisa, sie sei krank und wohne deshalb bei der Pflegefamilie, könnte auf ein abwertendes Täterintrojekt »Mutter« schließen lassen. Warum wird nun im Spiel weder das Thema Täterintrojekt noch das Thema Traumatisierung durch die Mutter vertieft? Im Vordergrund stand für Lisa hier die Ausgestaltung des Krankenhauses als Ort, an dem es den Kindern gut geht. Also ist dieses das Hauptthema in dieser Spieleinheit und es bietet sich an, hieraus einen geborgenen Ort zu gestalten. Die Themen Täterintrojekt und Konfrontation mit den Traumainhalten habe ich (SH) hier deshalb nicht fokussiert, weil sich Lisa selbst schon konfrontiert hat, indem sie berichtet, was die »Mutter« macht und sagt. Dies ist ein Anschauen aus der Beobachterperspektive, formuliert aus der Distanz der dritten Person. Diese Distanzierung wird von mir dadurch unterstützt, dass ich modellierend auch in der dritten Person verbalisiere. Reden Kinder in der Ich-Form, gehe ich bewusst in die dritte Person, was bewirkt, dass die Kinder auch in diese Distanz schaffende Formulierung wechseln. Bei einer zu starken Fokussierung auf die Traumata bestünde die Gefahr, dass das Kind aus der positiven Trance in ein intrusives Spiel kippt. Dass Lisa auch ihre Selbstattribution (»Ich bin auch krank …«) einbringt, zeigt, dass sie in einem guten Tempo und in einer guten Weise noch einen Moment bei der Konfrontation mit dem Trauma bleibt und anschließend, um wieder in die Selbstfürsorge zu gehen, sich wieder intensiv mit dem Krankenhaus beschäftigt. Die Arbeit mit dem im Spiel gestalteten geborgenen Ort wird abschließend versucht, auf den Alltag zu übertragen. Lisa hat zu späteren Zeitpunkten immer wieder auf das Krankenhausbild als guten Ort zurückgegriffen. Insgesamt ist es wichtig, dass die Spieleinheiten ein gutes, mindestens aber neutrales Ende finden, sodass das Kind ausreichend stabil aus der Therapiestunde geht.

5.3 Traumabegegnendes Arbeiten: Versorgung verletzter jüngerer Anteile und Begegnung mit verletzenden Anteilen

Wir haben uns bewusst entschieden, die *Versorgung verletzter jüngerer Anteile* und die *Begegnung mit verletzenden Anteilen* als traumabegegnend zu beschreiben. Bei diesen beiden Interventionen kommt der Patient dem Traumageschehen sehr nah. Die Durchführung der *Versorgung verletzter jüngerer Anteile* sowie der *Begegnung mit verletzenden Anteilen* kann sehr *be*lastend für den Patienten sein und muss mit viel Achtsamkeit und Sorgfalt begleitet werden. Erfahrungsgemäß führen diese beiden Interventionen aber auch zu einer erheblichen innerpsychischen *Ent*lastung und so zu einer deutlichen Stärkung der Alltagsfunktionen des Patienten. Je nach Entwicklungsstand – v. a. der kognitiven und sprachlichen Entwicklung, aber auch je nach Auswirkung einer Traumatisierung – können Kinder ihre emotionalen Empfindungen und Verletzungen sowie Erlebnisse besser oder weniger gut verbalisieren. Sind die Kinder noch recht jung oder in ihrer Sprachentwicklung bzw. Sprechfähigkeit durch schwere Traumata regrediert oder blockiert, bietet sich das Spiel aus Ausdrucksform und gemeinsames therapeutisches Arbeitsmedium an. Ältere Kinder und Jugendliche dagegen sind in der Regel gut in der Lage, sich sprachlich auszudrücken, introspektiv zu schauen und mit Selbstverbalisationen und inneren Bildern imaginativ zu arbeiten.

Versorgung verletzter jüngerer Anteile

Die *Versorgung verletzter jüngerer Anteile* bietet sich als Intervention immer dann an, wenn in der Therapiesitzung aus dem Bericht der Patientin/des Patienten oder der Bezugspersonen deutlich wird, dass der Patient/die Patientin situationsbezogen nicht ausreichend in der Lage ist, seine/ihre altersangemessenen Alltagkompetenzen abzurufen. Hier sollen kurz die Grundlagen dieser Intervention vorgestellt werden, wie sie für Erwachsene ausführlich in »Psychodynamisch Imaginative Traumatherapie« von Luise Reddemann (2011) beschrieben werden. Bei Beispielfragen wird jedoch, wie in der Arbeit mit Kindern und Jugendlichen üblich, die Du-Form verwendet.

Diese Intervention kann also zum Einsatz kommen, wenn die Patient*innen von Situationen erzählen, bei denen sie sich jünger verhalten, als sie es »eigentlich« sind, oder wenn sie eine klare und realistische Vorstellung davon haben, wie sie in einer bestimmten Situation »eigentlich« gern reagiert hätten, es aber nicht getan haben. Es lässt sich meist herausarbeiten, dass es eine altersangemessene realistische Reaktion hätte geben können, dass aber eine Reaktion erfolgte, die eher zu einem jüngeren Kind passen würde. Oft fällt dann der Satz: »… Da habe ich mich richtig kindisch benommen …« (oder auch bei Bezugspersonen »… Dann ist er/sie so kindisch …«) und es ist meist stimmig, gemeinsam festzustellen, dass in der erlebten Situation gleichsam zwei Anteile im Patienten waren: ein kompetentes Alltags-Ich (das weiß, wie es gern reagieren würde oder könnte) und ein jüngerer Anteil (der so reagiert, wie es früher einmal sinnvoll war). Es kann sein, dass für diesen Schritt etwas mehr Sorgfalt verwendet werden muss als in der Arbeit mit Erwachsenen, vor allem wenn die Anteile altersmäßig nah beieinander liegen. Hilfreiche Fragen können sein: »Wie alt fühlte sich die Reaktion an?« bzw. »Wie alt fühlte sich der Teil an, der reagierte?« oder »Kennst du das (der Reaktion zugrundeliegende) Gefühl aus deiner Lebensgeschichte?« bzw. »Erinnert dich deine Reaktion an etwas, das du schon mal erlebt hast?« Dabei führt das Erforschen des »Eigentlich hätte ich in der Situation … reagiert, aber dann habe ich …«, i.d.R. in irgendeiner Weise zu ein oder mehreren vergangenen Erfahrungen, welche ungelöst blieben oder mit Überforderung oder im schlimmsten Fall mit hilfloser Preisgabe und Ohnmacht einhergingen. Es geht an diesem Punkt der gemeinsamen Arbeit vor allem um das Herausarbeiten der zwei getrennten Anteile. Erinnerungen an frühere Erlebnisse sollen so vorsichtig und distanziert exploriert werden, dass die Verbindung zum Heute deutlich wird *und* dabei intrusives

Wiedererleben der schwierigen Situationen explizit vermieden wird. Dieses (zunächst kognitiv gehaltene) Explorieren führt oft schon zu einem größeren Verständnis für sich selbst und damit wird meist bereits mehr Selbstmitgefühl möglich. Verständnis für sich selbst und Selbstmitgefühl können einerseits deutlich entlastende Wirkung haben und andererseits sehr heftige und schmerzhafte Gefühle auslösen (Trauer und Wut darüber, was dem jüngeren Anteil alles passiert ist – oder eben was alles nicht möglich war).

Für die Durchführung der *Versorgung verletzter jüngerer Anteile* gelten grundsätzlich folgende Voraussetzungen und Kontraindikationen:

Voraussetzungen:

- ausreichend äußere Sicherheit
- ausreichend innere Sicherheit (d. h. ausreichend Affekttoleranz, Selbstberuhigungs- und Distanzierungsfähigkeit
- die Konzepte: Ego-State-Modell, Geborgenheitsort, innere Helfer und beobachtende Haltung sind hinreichend bekannt
- die Patient*in ist (die Bezugspersonen sind) aufgeklärt und einverstanden

Kontraindikationen:

- fehlende äußere Sicherheit
- fehlende Stabilität des heutigen Ichs
- die Patient*in kann mit dem Konzept des inneren Kindes nichts anfangen
- Patient*in will damit nicht arbeiten
- die Arbeit führt zu vermehrter Verwirrung und Fragmentierung, also zu Instabilität
- bei akuter Suizidalität und akuter Psychose

In der praktischen Arbeit hat sich gezeigt, dass die Intervention aber eben auch zur Erfüllung einiger der geforderten Voraussetzungen beitragen kann. So können sich durch diese Arbeit Impulskontrolle, Affekttoleranz sowie Selbstberuhigungs- und Distanzierungsfähigkeit verbessern und damit die innere Sicherheit bzw. die Stabilität des heutigen Ichs. Sind die Funktionen des Alltags-Ichs gestärkt, vergrößert dies wiederum oft die Möglichkeiten, besser für äußere Sicherheit sorgen zu können. Ganz klar ist selbstverständlich, dass der Wille der Patientin/des Patienten gewürdigt wird und dass die Intervention nicht schaden darf, also keinesfalls zu mehr Fragmentierung oder Verwirrung führen darf (z.B. bei psychotischen Menschen – wo es ja zunächst um das (Wieder-)Finden altersangemessener Alltagkompetenzen geht).

Die allgemeine Durchführung sei hier tabellarisch zur Verfügung gestellt:

Vorbereitung:
▪ zwei Teile in einer Alltagssituation (im Hier und Heute) entdecken und herausarbeiten ▪ Patient*in (und Bezugsperson) aufklären und gewinnen ▪ Verbindung zu früherer Erfahrung (Dort und Damals) herausarbeiten ▪ evtl. hilfreiche States (oder innere Helfer) erkunden ▪ Ich von heute als kompetentes Ich bewusst machen ▪ evtl. vorüberlegen, ob der Geborgenheitsort zum Alter des jüngeren Anteils passt
Konkreter Ablauf:
▪ das *Ich von heute* nimmt Kontakt auf mit dem *Ich von damals* (dabei ist deutlich, dass es sich um zwei voneinander getrennte Wesen handelt – denn eine Identifizierung mit dem jüngeren Ich macht die Arbeit unmöglich) ▪ das *Ich von heute* stellt sich dem *Ich von damals* vor und versichert ihm, dass es um seinen Schmerz weiß ▪ das *Ich von heute* erklärt dem *Ich von damals*, dass jetzt eine andere Zeit *ist* und dass das Erlebte *vorbei* ist ▪ das *Ich von damals* wird eingeladen, aus der belastenden Szene heraus und an einen geborgenen Ort *im Jetzt* zu kommen ▪ das *Ich von damals* erhält am Geborgenheitsort so viel Trost und Unterstützung, wie es braucht (alle seine Reaktionen sind i.O.), evtl. mit der Hilfe von Helferwesen ▪ *das Ich von heute* und *Ich von damals* verabreden sich für einen eventuellen zukünftigen Kontakt und verabschieden sich ▪ Transfer in den Alltag

Versorgung verletzter jüngerer Anteile in der Arbeit mit Jugendlichen

In der Arbeit mit Jugendlichen ist es klug, sich zunächst intensiv den Unterschieden zwischen dem »heutigen Ich« und dem »damaligen Ich« zuzuwenden, um die Alltagkompetenz zu verdeutlichen. Also gemeinsam den Fragen nachzugehen: »Was kannst du heute, was du als Jüngere noch nicht konntest?« Sowie: »Welche Unterstützungen hast du heute, die du früher noch nicht hattest?« Oder: »Was ist heute anders an dir und in deiner Umwelt?« *(Kurz: Welche Erfahrungen, Kompetenzen und Unterstützungen hast du inzwischen hinzugewonnen?)* Sammelt man die Antworten auf diese Fragen, bekommt man gemeinsam ein gutes Bild des kompetenten Alltags-Ichs des Patienten. Es ist hilfreich für die weitere Arbeit, systematisch nach dem BASK-Model (Braun 1988) weiterzudenken, also: Welche Tätigkeiten/Handlungen, welche Gefühle, welche Wahrnehmungen und welches Wissen (oder welche Gedanken) über mich oder zu mir sind verbunden mit meinem kompetenten Alltags-Ich? Dies kann schriftlich oder gestalterisch-bildgebend festgehalten werden. Die intensivierte und systematisierte Beschäftigung, mit den verschiedenen Ebenen des kompetenten Alltags-Ichs hat eine verdeutlichende und verankernde Funktion (= Ich-stärkend). Sie ermöglicht es den Patient*innen, ihre Fähigkeit(en) besser wahrzunehmen, im Alltag wiederzufinden, einzuüben und damit weiter zu vertiefen.

Wenn der Unterschied deutlich gemacht wurde und die heutigen Kompetenzen und Unterstützungen klar sind, kann man sich gemeinsam dem »kindlichen« oder jüngeren Anteil zuwenden. Hilfreich können folgende Fragen sein: »Weißt du, wie du damals ausgesehen hast?« Oder: »Aus der Ferne betrachtet, weiß du (… die heute X Jahre alte …), was im Leben deines jüngeren Ichs so los war?« Denn nun geht es darum, gemeinsam zu erarbeiten, was der jüngere Anteil damals gebraucht hätte (und heute noch braucht). Hier ist oft Wissensvermittlung darüber nötig, was Kinder in einem bestimmten Alter brauchen (gesehen und verstanden werden, Trost, Versorgung i.S.v. angemessener Zärtlichkeit, körperlicher Pflege, Essen und Trinken, einen sicheren Schlafplatz, Schutz, das Recht, traurig oder wütend zu sein, von Schuld befreit werden u.Ä.). In der Folge kann die *Versorgung eines jüngeren verletzten Anteils* im Wesentlichen so wie mit Erwachsenen durchgeführt werden (Reddemann 2011):

Fallvignette Rebecca: Versorgung eines jüngeren Anteils mit der 16-Jährigen Rebecca (FS)

In der Vorgeschichte der Jugendlichen bestehen multiple, vor allem medizinische Traumatisierungen vor dem Hintergrund vorgeburtlicher Schädigung sowie aufgrund ihrer »Besonderheit«

im Kontaktverhalten, mehrfachen Erfahrungen von Ausgeschlossensein bis an die Grenze des Mobbings, vor allem in der Grundschulzeit, in welcher mir Rebecca zum ersten Mal mit einer massiven Zwangsstörung vorgestellt wurde. Ich entschied mich für eine Behandlung mit PITT und hatte guten Erfolg damit. Der familiäre Rahmen ist intakt, aber von einer »Was nicht tötet, härtet ab«-Haltung geprägt. Der folgende Ausschnitt einer Sitzung stammt aus einer Wiedervorstellung Rebeccas, die im Rahmen der Corona-Krise mit einer stressbedingten Brechstörung erneut Unterstützung suchte.

Auf meine Frage, woran »die bald 17-jährige Rebecca« heute mit mir arbeiten wolle *(Klärung des aktuellen Arbeitsauftrages)*, berichtet sie von einer Unsicherheit bei ihren Praxistagen im Kindergarten. Sie gehe gern zur Arbeit und komme auch gut mit den Kindern und Kollegen klar. Wenn sie es übernehmen solle, im Morgenkreis etwas mit den Kindern zu machen, habe sie keinerlei Sorge, dass es mit den Kindern nicht klappen könnte, dafür aber umso mehr, dass die Anleiterin ihr zuschaut und etwas sehen könnte, was sie falsch macht. Das sei ihr sehr unangenehm und es hemme sie den ganzen Arbeitstag. Deshalb wolle sie sich das genauer ansehen.

FS: »Das ist interessant. Das klingt so, als gäbe es wie zwei Teile in dir. Einen Teil, der um deine Fähigkeiten in der Arbeit weiß, und einen Teil, der sich fürchtet, etwas falsch zu machen (*Herausarbeiten der zwei Teile*). Wir haben ja schon öfter mit der Idee gearbeitet, dass wir nicht nur ein Ich haben – also von der Geburt bis zum Tod immer dieselben sind –, sondern viele Seiten oder Ichs in uns haben. Also dass alles, was wir erlebt haben, in uns fortlebt und manchmal bis ins Heute hineinwirkt. – Was glaubst du, wer in dir hat da Angst, die Anleiterin könnte deine Arbeit kritisieren? Ist das die heute 16-jährige oder eine jüngere Rebecca?«

R.: (lacht) »Das ist ziemlich sicher eine kleine Rebecca.«

FS: »Hast du eine Idee, wie alt die kleine Rebecca ist?«

R.: »Ja, die ist 6 oder 7 Jahre alt.«

FS: »Erinnerst du dich an eine Situation, welche die 6 oder 7 Jahre alte Rebecca erlebt hat, die zu der Situation heute im Kindergarten passt?«

R.: »Nein, leider nicht.«

FS: »Hast du eine Idee, warum sich die 6-Jährige dann meldet?«

R.: »Nein, keine Ahnung – eigentlich hilft mir die Anleiterin ja …«

FS: »Hm, weißt du noch, wie du damals ausgesehen hast?« *(Bis hier verschiedene Versuche einer biographischen Zuordnung)*

R.: (lacht) »Ja, ich hatte damals so eine komische Frisur.«

FS: »Was würdest du, als fast 17-Jährige von Heute, der jüngeren Rebecca gerne sagen?« *(Kognitives Herausarbeiten – was hätte es damals gebraucht?)*

R.: »Dass sie keine Angst haben muss, weil ich ja noch am Lernen bin und die Anleiterin mir dabei ja hilft.«

FS: »Was würde die kleine Rebecca antworten?«

R.: »Hm…so was wie: ›Stimmt.‹«

FS: »Magst du dir das mal vorstellen, dass du deinem jüngeren Ich noch mal so was sagst wie: Wenn ich, die 16-Jährige von heute, im Morgenkreis etwas mit den Kindern mache, musst du keine Angst vor der Anleiterin haben. Ich darf Fehler machen und daraus lernen.« *(Einladung zur konkreten Imagination – zum inneren Dialog)*

R.: (stellt es sich vor und nickt) »Die Kleine sagt, dass ich recht habe, dass man nicht alles perfekt machen kann.«

FS: »Wollte sie denn immer alles perfekt machen und hatte Angst, es nicht zu schaffen?«

R.: »Ja.«

FS: »Oh, Mensch, das ist aber schade. – Ich habe eine Idee: Vielleicht könntest du der Kleinen sagen, dass sie ja heute gar nicht mit dir zur Arbeit gehen muss. Sie ist ja damals schon zur Schule gegangen und es muss irgendwie schwer für sie gewesen sein (*Würdigung des Leids*). Aber heute ist eine andere Zeit – wir haben ja schon das Jahr 20 … (*zeitliches Einsortieren*). Sie hat für immer frei und dürfte es sich am Geborgenheitsort (*wurde schon vor einiger Zeit gemeinsam erarbeitet*) gut gehen lassen. «

R.: »Das findet sie prima – da ist sie ganz erleichtert!«

FS: »Gut, möchtest du sie an deinen Geborgenheitsort einladen oder ist es besser, sie bekommt einen eigenen in der Nähe?«

R.: »An meinem ist prima.«

FS: »Schön, dann frage sie, ob sie mitkommen möchte und dann überlegt ihr gemeinsam, was die jüngere Rebecca noch braucht, um sich dort ganz wohl und geborgen zu fühlen.«

R.: »Sie will ein Holzhaus und Palmen und Kokosnusswasser zum Trinken und die Nüsse zum Essen und sie möchte mit Delfinen schwimmen!« (Beide sind wir etwas überrascht, wie leicht Rebecca diese Wünsche formulieren kann.)

FS: »Oh wie schön, das heißt, sie möchte gern am Meer sein. (*Ab hier Versorgung des jüngeren Anteils*) Bitte stelle dir alles so vor, wie die Kleine es möchte. Du weißt ja, in der Phantasie kann man zaubern und du bist die Königin an deinem Geborgenheitsort, du entscheidest, was und wie es dort sein soll.« (Rebecca imaginiert und lächelt still) »Mir wäre noch wichtig, dass jemanden gibt, der erwachsen ist – das kann auch ein Tier sein –, der oder die für die kleine Rebecca da ist, wenn du zur Arbeit gehst oder andere wichtige Dinge im Heute zu tun hast.«

R.: (lacht) »Da ist ein Eichhörnchen, das passt auf die Kleine auf und leistet ihr Gesellschaft.«

FS: »Ist die Kleine damit einverstanden?« (Rebecca nickt) »Braucht die jüngere Rebecca noch etwas? Die muss es ja recht schwer gehabt haben in ihrer Zeit damals mit der Sorge, die Dinge nicht perfekt genug machen zu können und von einer Lehrerin getadelt zu werden.«

R.: »Ich erinnere mich wirklich nicht, was die Kleine erlebt hat, aber ich glaube, ich nehme sie einfach noch mal in den Arm und frage sie, ob sie noch etwas braucht.«

FS: »Das ist eine wunderbare Idee.«

R.: (Stellt es sich vor) »Die Umarmung tut ihr gut, sie entspannt sich richtig, sie möchte nicht mehr an die erste Klasse denken, ist einfach nur froh, dass es vorbei ist und sie nie wieder hin muss.«

FS: »Genau, sie hat jetzt Sommerferien für immer.« (Rebecca lacht – es ist eine körperliche Entspannung beobachtbar.) »Okay, ist jetzt alles so, dass die jüngere Rebecca am Geborgenheitsort gut versorgt ist? Sodass du sie dort gut lassen kannst und sie dich gut gehen lassen kann?« (Rebecca nickt) »Super, dann bitte ich dich, dass du dich von ihr verabschiedest; und vielleicht verabredet ihr euch für heute Abend vor dem Einschlafen, dann kannst du schauen, ob die Kleine alles hat, was sie braucht, und wenn du magst, kannst auch du am Geborgenheitsort einschlafen.«

R.: (lächelt) »Das klingt gut!«

FS: *(ab hier Alltagstransfer)* »Prima, wenn du mir jetzt noch die Freude machst und dir vorstellst, wie du nächsten Montag den Morgenkreis in deiner Kindergartengruppe gestaltest – was wäre anders, wenn du wüsstest, die kleine Rebecca ist am Geborgenheitsort gut versorgt und nur die große Rebecca ist zur Arbeit gekommen?«

R.: »Ich weiß nicht genau, ich wäre offener, nicht so angespannt, ich hätte die Kinder mehr im Fokus und weniger die Anleiterin.«

FS: »Spürst du jetzt eine Veränderung im Körper?«

R.: »Ja, es fühlt sich besser an.«

FS: »Wo spürst du es?«

R.: »Im Kopf.«

FS: »Und wie spürst du es?«

R.: »Es ist irgendwie freier, da sind weniger Gedanken.«

Am Anfang der nächsten Sitzung befragt, erzählt Rebecca lächelnd, dass sie in der Zwischenzeit schon zweimal den Morgenkreis geleitet habe. Dabei habe sie sich ganz auf die Kinder konzentrieren können und habe die Anleiterin sogar fast vergessen. Sie sei ganz erleichtert darüber, sie können nun viel ruhiger zur Arbeit gehen.

Eine Variante dieser Arbeit ist die eher hypnotherapeutisch orientierte *Panoramaversorgung* jüngerer verletzter Anteile. Es ist eine Möglichkeit, eine Vielzahl von betroffenen jüngeren Anteilen in kurzer Zeit zur versorgen. Dieses Vorgehen kann sehr hilfreich sein, wenn die Verletzungen über einen längeren Zeitraum erfolgten, eine Einzelversorgung sich als nicht ausreichend erweist, oder als Notfallversorgung, wenn die Zeit in der Sitzung für eine ausführliche Versorgung nicht ausreicht. Meine (FS) Erfahrungen damit sind sehr gut, allerdings ist diese Intervention alleine (also als Notfallversorgung) i. d. R. zu wenig wirksam, sodass meist eine Nachbearbeitung nötig wird. Ich möchte das Vorgehen gleich im Rahmen einer kurzen Fallvignette vorstellen.

Fallvignette Franziska: Panoramaversorgung jüngerer verletzter Anteile mit der 16-Jährigen (FS)

Ich erläutere Franziska kurz das Vorgehen und bitte sie schließlich: »Bitte stelle dir dein Leben von der Geburt bis heute als eine Linie aus vielen kleinen Perlen am Horizont vor. Jede Perle auf dieser Linie ist eine jüngere Franziska, also mindestens 16 mal 365 Franziskas … Nun bitte alle jüngeren Franziskas, ein bis zwei Schritte nach vorne zu treten, die in der alten Wohnung lebten und die Schreierei und das Geschlagenwerden der Kinder erleben mussten. … Bitte stelle dich ihnen vor, als Franziska die 16-Jährige, also die zukünftige Franziska, die sie einmal sein werden. Bitte sie, dich ganz genau anzusehen … Sage ihnen, dass du weißt, dass sie eine schlimme Zeit durchgemacht haben und dass sie es sehr schwer hatten. Du bist Zeugin, dass das Verhalten der Erwachsenen und des älteren Bruders damals nicht in Ordnung war … Wenn du möchtest, kannst du ihnen sagen, dass du dank ihrer Erfahrung, die große Franziska von heute geworden bist … Du bringst ihnen aber auch die gute Nachricht, dass sie das nie wieder durchmachen müssen. Denn wir haben jetzt das Jahr 20 … und du bist der Beweis, dass es für sie vorbei ist – die jüngeren Franziskas müssen das nie wieder erleben … Dann bitte ich dich, dass du dir eine unerschöpfliche Energiequelle vorstellst. Aus dem Himmel oder aus der Erde, wie es für dich passt. Aus dieser unerschöpflichen Energiequelle kommen nun so viele Lichtwesen, wie es braucht. Und je eines der Lichtwesen gesellt sich zu einer jüngeren Franziska … Auch zu dir, der 16-Jährigen von heute, gesellt sich ein Lichtwesen. Wenn sich zu jeder Franziska ein Lichtwesen gesellt hat, bitte ich dich, mir Bescheid zu geben. … (Franziska nickt nach einer kleinen Weile) Nun verwandeln sich die Lichtwesen in genau das, was jede Franziska früher gebraucht hätte und vermutlich heute noch braucht: Trost, Schutz, einen Boxtrainer (Franziska lächelt), ein Haustier, jemanden, der aufheitert usw. Jede Franziska bekommt, was sie braucht, einfach so, ganz von selbst … und wenn sich alle Lichtwesen verwandelt haben, gib mir bitte wieder Bescheid.« … (Franziska nickt und schaut mich kurz an) … »Dann fliegen die Pärchen an gute Orte, die genau richtig für die jeweilige Franziska eingerichtet sind, um sich dort wohl und geborgen zu fühlen … Und wenn alle aufgebrochen sind, nickst du kurz. … (nicken) Nun stehen da ja noch die Franziskas, die nicht betroffen waren bzw. gute Erfahrungen machen durften und konnten. Nun lade ich dich ein, dir klarzumachen, dass auch diese Franziskas Teil von dir sind; zum Beispiel könntest du dir vorstellen, dass sie alle wie bei einer Matrjoschka mit ihren Gaben und Stärken in dir sind. … (Franziska lächelt und nickt) Zuletzt lade ich dich ein, dir noch einmal klarzumachen, dass auch du ein Lichtwesen hast, das dich in der nächsten Zeit unterstützen wird.«

Hier folgte ein Gespräch darüber,

- wie das Lichtwesen aussieht, wann im Alltag es da sein sollte und wo (im Körper, darüber, davor, hinter, neben etc.), was es Hilfreiches sagen oder tun könnte. In Franziska Fall, wie es mit dem zuvor entstandenen Helferwesen zusammenarbeiten kann.
- wie es der 16-Jährigen jetzt geht und wo sie es im Körper spürt.
- was sich durch die Versorgung der jüngeren Ichs und das nun Vorhandensein des neuen Helfers vielleicht für den Alltag geändert haben könnte.

Der Fokus dieser Arbeit liegt auf der Würdigung des Schwierigen *und* der Wahrnehmung des Gelingenden und Hilfreichen.

Versorgung verletzter jüngerer Anteile in der spieltherapeutischen Arbeit

Kinder, auch schon junge Kinder, sind sich des besonderen Settings bei dem Therapeuten/der Therapeutin bewusst. Zum einen werden sie extra dort hingebracht, zum anderen erhalten sie ein exklusives und individuelles therapeutisches Beziehungsangebot, das sie kognitiv registrieren und auch emotional wahrnehmen. Auch mit den Kleinen hat schon Psychoedukation stattgefunden, warum sie in die Therapiestunde kommen und was dort bearbeitet werden soll. Weiter haben sie alters- und entwicklungsentsprechend erfahren, dass das, was sie so irritierend, wenn nicht beängstigend erleben, eine natürliche Reaktion auf schlimme Ereignisse und Erlebnisse ist. Sie erleben, dass es Bezugspersonen gibt, die ihr Kommen in die Therapie begrüßen und befürworten, und dass auch diese Bezugspersonen zur Beratung und Begleitung zur Therapeutin/zum Therapeuten kommen. Der therapeutische Raum wird als sicher erlebt und das Kind fasst nach und nach Vertrauen. Es beginnt zu spielen und schrittweise über dieses Medium sein Innenleben zu zeigen. Dabei können beim therapeutischen Spielen mehrere Ebenen beobachtet werden: Es gibt eine emotionale Ebene (welche Gefühle werden gezeigt bzw. ausagiert?), eine kognitive Ebene (welche Gedanken formuliert das Kind bzw. werden erkennbar?) und eine Verhaltensebene (welche Handlungsmöglichkeiten hat das Kind?). Darüber hinaus sind in Kombination dieser drei Ebenen Rückschlüsse darüber möglich, welches (kognitive, emotionale oder Entwicklungsthema) das Kind im Spiel aktualisiert (vgl. Höfer 2016). Innere Bilder, sowohl Schreckensbilder als auch Bilder von der Auflösung des Schrecklichen, werden von Kindern immer wieder in der Außenwelt in Spielszenen gezeigt. So ist davon auszugehen, dass Kinder, die spielen, ihre verletzten Anteile im Spiel zeigen.

Wir haben dies schon beim Fallbeispiel von Lisa (S. 151 ff.) gesehen. Werden verletzte Anteile im Spiel verkörperlicht und gezeigt, geschieht dies häufig derart, dass der/die Therapeut*in die Figur, welche die Verletzung repräsentiert, übernehmen muss.

Fallvignette Julian: Verletzte Anteile im therapeutischen Spiel (SH)
Der Grundschüler Julian (s. Seite 53 f.) ist ein von Geburt an bis ins Kindergartenalter schwer depriviertes Kind mit aktuell kaum steuerbarem Verhalten, gedeckelter Aggression und offener Verweigerung, teils auch mit hohem Kuschelbedarf, v. a. nachts.
Julian mag mit Autos spielen. Er sucht sie akribisch aus und verteilt sie gezielt: Ich erhalte alte, marode und langsame »Kisten«, er nimmt für sich Coupés, Rennautos und Nobelkarossen.

J.: »Wir müssen beide fahren – hier ist die Straße.« (Ein Teil des Therapiezimmers ist mit einem karierten Teppich belegt)

SH: »Okay, soll ich einfach losfahren oder gibt es für mich einen bestimmten Weg?« (*Indem ich den Jungen frage, gebe ich ihm stabilisierend Kontrolle und beginne durch das Fragen gleichzeitig dafür zu sorgen, dass das Tempo moderat bleibt.*)

J.: »Halt, immer hier auf der Straße.« (Zeigt auf das Teppichmuster)

SH: »Gut, dann fahr ich los.« (*Ich halte mich Sicherheit gebend an die Anweisung*)

J.: »Du musst aber ganz langsam fahren und deine Schrottmühlen bleiben immer wieder liegen, sie sind kaputt.« (*Verletzung wird distanzierend in der dritten Person thematisiert, dadurch wird Überflutung verhindert*)

SH: (Ich fahre und bleibe mit stotterndem Motor liegen, wie es Julian angekündigt hatte) »Oje, bei dem Auto ist etwas beschädigt worden, es geht nicht mehr richtig weiter.« (*Benennen der Verletzung*)

J.: »Du musst halt schauen, wie du klarkommst.« (*Benennt sein jahrelang erlebtes Auf-sich-gestellt-Sein*)

SH: »Was mach ich denn jetzt? … Allein ist mir das zu viel … Ist da jemand, der mir helfen kann? …« (Julian reagiert nicht.) »Au ja, ich hab eine Idee, ich rufe mal den Pannendienst. Hallo, ist da der Pannendienst? … Bitte kommen Sie, mein Wagen ist liegengeblieben, der Motor stottert und es fährt nicht mehr richtig, ich brauche Hilfe.« (*Hier hole ich modellierend Hilfe, da Julian helfenden Personen gegenüber, v. a. im Alltag, immer wieder misstrauisch und ambivalent ist.*)

J.: »Ja, der Pannendienst kommt. Aber ich kann mit meinen Autos locker fahren.« (*Präsentiert seine Ressourcen*)

SH: »Das ist ja super. Dann mach das und genieß es, dass du das kannst – dass du hin und her und genau in deinem Tempo fahren kannst.« (*Wertschätzung und Ressourcenorientierung, Benennen der Selbstwirksamkeit*). (Julian fährt eine Zeit lang umher) … »Ah, da kommt der Pannendienst … können Sie mir helfen? Mein Auto kann nicht mehr so gut fahren, ich weiß nicht so genau, was los ist … vielleicht war die Strecke sehr schwierig?« (*Erklärungsmodell für die »Panne«*).

Ich übernehme beide Rollen, Julian hört aufmerksam zu und fährt währenddessen mit seinen Fahrzeugen weiter auf dem Teppich hin und her.

SH: »Ja, das passiert manchmal, dass es für die Autos einfach zu viel ist, dass alles zu schwierig ist, dann läuft's nicht mehr rund. Manchmal müssen sie dann in die Werkstatt und manchmal können wir vor Ort reparieren … Hier schaut es noch ganz gut aus … ich kann was machen.« (*Verbalisieren von Belastung und ihren Folgen, dann Aufzeigen von Hilfsmöglichkeit, Hoffnung und Zuversicht innerhalb des imaginierten Bildes »liegengebliebenes Fahrzeug«*)

Ich »pflege« die Autos, reibe sie mit einem weichen Tuch ab, schaue sie mir genau an, versuche ganz vorsichtig, wieder zu fahren, reibe nochmals, fahre ganz sacht und behutsam wieder an. *(Stellvertretend Zuwendung geben und Bindungserfahrung ermöglichen)* Julian konnte Zuwendung nur schwer annehmen.

SH: »Wir müssen das schrittweise machen, mit den verletzten Teilen vorsichtig umgehen, sie gut pflegen, dann kommen sie wieder ins Laufen.« (*Sicherheit gebendes Erklären der Vorgehensweise*)

Julian schaut sehr intensiv zu, ist offensichtlich mit meinen Autos identifiziert.

SH: »Jetzt müssen sie sich ausruhen und brauchen Pause. … Julian, weißt du, wo ein guter Platz für die Fahrzeuge sein könnte?« (*Suche nach einem guten Ort*)

J.: »Ja, ich nehme sie mit zu mir in meine Garage …«

Er baut sich ein Bausteinhaus, setzt sich hin und stellt das Haus, samt meiner Fahrzeuge neben sich auf. Er wirkt etwas erschöpft, aber auch zufrieden.

SH: »Jetzt lass uns das einen Moment genießen, da zu sein und auszuruhen, wie die Autos, an einem guten und fürsorglichen Ort. Du kannst dir den Ort für dich auch extra ausdenken, wenn du magst. Einfach so, dass du dich wohl und sicher fühlst und dass es dir gut geht … und dann lass uns einen Moment dort sein – in unserer Phantasie.«

Diese Anweisung zur Gestaltung des geborgenen Orts konnte Julian so offen gegeben werden, da er kognitiv sehr fit und differenziert war.

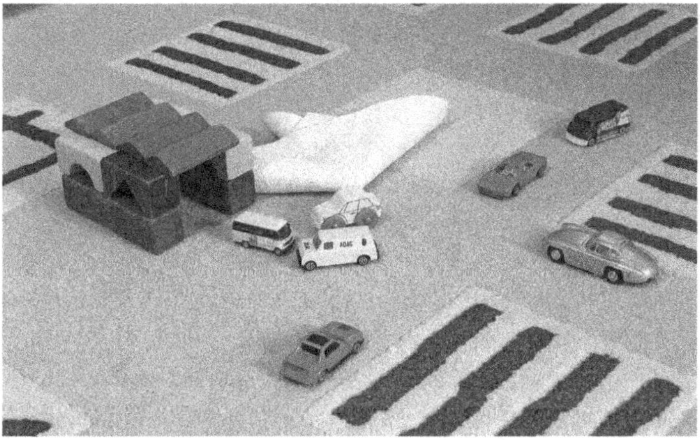

Bild 3: Julian

Wichtiger Inhalt der Stabilisierungsarbeit ist in der PITT die Wiedergewinnung der Affektregulationsfähigkeit. Diese gibt Selbstwirksamkeit und damit Sicherheit zurück. Das übererregte System kann sich schrittweise beruhigen, der Hochstress, welcher die Traumasymptomatik bewirkt, wird heruntergefahren. Im therapeutischen traumabezogenen Spiel erscheinen verletzte jüngere Anteile immer wieder kompensatorisch im Mantel der Starken, Unverletzbaren, Untötbaren. Nicht selten hat dies seine Entsprechung im Alltag in hoher Reizbarkeit mit aggressiven Impulsdurchbrüchen.

Kindertherapeut*innen werden wahrscheinlich schon öfter erlebt haben, dass sich verletzte und verletzende Anteile gerade bei Kindern nicht immer so klar trennen lassen. Manchmal erscheinen beide in einer Spielfigur und der Junge oder das Mädchen zeigen Ambivalenzen, welcher Ausprägung sie nun folgen sollen. In diesen Fällen ist es hilfreich, diese ambivalenten States zu versorgen. Dies kann im therapeutischen Hier und Jetzt gemacht werden, so wie bei Damian, einem schon im Babyalter schwer misshandelten Jungen, mittlerweile im Kindergartenalter und in einer Pflegefamilie. Damian kam wegen der Traumafolgestörung einer Bindungsproblematik mit sekundärer Aggressionssymptomatik:

Fallvignette Damian: Verletzter oder verletzender Anteil? (SH)

Damian holt einen großen Handpuppenhai, kommt auf mich zu und »beißt« mich in den Arm.

D.: »Ich bin der Hai, ich bin aber lieb … Ich bin meistens lieb … nein, ich bin böse.«

Damian beißt mehrmals kräftig zu, mit großem Druck, der aus dem ganzen Körper kommt. (*Verletzender Anteil – Achtung, wenn diese Anteile kommen, kann es passieren, dass das Spiel ins Intrusive kippt.*)

SH: »Du hast aber scharfe Zähne, das spüre ich ganz genau an meinem Arm.«

(Ich verweise sachlich auf den Kontext, um Damian mit Fokussierung im Hier und Jetzt zu halten und um zu vermeiden, dass das Spiel intrusiv wird. Gleichzeitig wird das Beißen nicht abgelehnt, sondern die scharfen Zähne werden als Hai-spezifisch gewürdigt.)

D.: »Guck mich an, wie böse ich bin …«

SH: »Ja, du kannst ein bissiger Hai sein … Wenn es notwendig ist, kannst du dich wehren … (*Ich schaue einen Moment schweigend hin, um Tempo herauszunehmen und Damians Aufmerksamkeit zu fokussieren*). … Aber ich sehe bei dir auch was anderes, wenn ich dich genau anschaue …« (*Ich versuche wieder die Fokussierung mithilfe des Neugierigmachens, ebenso die Würdigung des Tieres, respektive des Anteils.*)

Damian wird aufmerksam auf das, was jetzt kommt.

SH: »Du hast wunderschöne und sehr, sehr gute Augen, lieber Hai, und kannst ganz genau schauen, was um dich herum passiert … Du siehst ganz genau, ob alles in Ordnung ist – das ist super! … (*Es wird auf hilfreiche Fähigkeiten zur Affektregulation – ich SEHE, alles ist in Ordnung – verwiesen, gleichzeitig werden die Fähigkeiten des Anteils hervorgehoben und gewürdigt.*) … Und du hast einen kräftigen Körper … Du kannst sofort wegschwimmen und abhauen, wenn's irgendwo gefährlich wird …« (*Weiter wird auf heutige Fähigkeiten des Kindergartenkinds abgehoben, im Gegensatz zum Ausgeliefertsein im frühen Kindesalter.*) … Und – darf ich dich anfassen, lieber Hai?« (*»Lieber Hai«, um auf die positive Seite zu fokussieren, gleichzeitig wieder Würdigung; ich frage zudem stabilisierend und Kontrolle gewährend, ob ich direkt Kontakt aufnehmen darf.*)

D.: »Ja, aber vorsichtig, ich bin gefährlich.«

SH: »Klar, ich fass dich ganz vorsichtig und sacht an, sodass alles in Ordnung ist.« (*Sicherheit geben*) »… Pass auf … jetzt …«

Ich streichle den Hai zart, langsam und ausgiebig, zunehmend mit etwas mehr Druck. Damian scheint dem Streicheln am Arm, der in der Handpuppe steckt, nachzuspüren. (*Zuwendung geben, Bindung, Sicherheit und Geborgenheit erlebbar machen, Stabilisierung emotional, Wertschätzung des Jungen, Würdigung aller Aspekte seiner Innenanteile*)

SH: »Siehst du, du bist auch ein lieber Hai, und du hast es verdient, dass man dich streichelt, … ich weiß das und deine Eltern wissen das auch.« (Damian nennt die Pflegeeltern Eltern) »… und du bist klug … du weißt, wann du selbst auf dich aufpassen kannst und wann dies deine Eltern tun … Und sie machen das gerne, weil sie dich lieb haben … und weißt du was? … Deshalb musst du eigentlich gar nicht beißen …« (*Fokussieren auf das Positive des Anteils*)

D.: »Was hat der Hai für ein Fell?« (*Damian wartet offensichtlich auf weitere Komplimente und positive, stärkende Zuwendung.*)

SH: »Die Haut fühlt sich glatt und angenehm an … so ein lieber Hai …«

Längeres Schweigen, weiter Streicheln des Handpuppenhais und Genießen seitens Damian.

SH: »Und weißt du was? … Vielleicht kann die Mama dir am Abend oder einfach mal zwischendurch auch über den Arm streicheln, was hältst du davon?« … *(Übertragung der Erfahrung in den Alltag; die Pflegemutter bekommt im Elterngespräch entsprechende Erklärung und Anleitung)*

D.: »Au ja, das ist schön. Ich bin froh, dass ich so ein lieber Hai bin.«

Mit der Pflegemutter wurde nach der Stunde vereinbart, dass sie Damian immer wieder Streicheleinheiten zukommen lässt, sofern er dies möchte. Dies hat unter anderem dazu beigetragen, dass er im Alltag deutlich ruhiger wurde.

Wenn wir unter PITT-Aspekten schauen, fand in der Szene viel Würdigung und Wertschätzung statt sowie das Gewähren von Kontrolle über den eigenen Körper. Auch das Beißen wurde – entgegen eventuell kurzfristigen Impulsen – nicht kritisiert oder abgelehnt, sondern als Fähigkeit konnotiert. Da sich der Junge mit dem Hai und seinen beiden Seiten identifiziert, wäre das Kritisieren des Beißens von ihm als Ablehnung seiner Person oder zumindest eines Teils seiner Person wahrgenommen worden. Damit wären auch die therapeutische Beziehung und Damians Bereitschaft, sich auf das Setting und die Interventionen einzulassen bzw. sich im Spiel zu zeigen, instabiler geworden.

Durch die Fokussierung auf das Sehen und Fühlen im Hier und Jetzt statt auf das Böse des Hais, konnte der Junge Unterstützung in der Affektregulation erfahren. Zudem konnte er erleben, dass er sich mit Achtsamkeit (genaues Anschauen der Umgebung, Beobachten und Nachspüren des Streichelns) regulieren kann. Mithilfe der Komplimente konnte Damian zusätzlich Selbstwertstärkung erfahren. Abschließend haben wir mit dem sanften Streicheln über den Arm eine Möglichkeit entdeckt, wie die Pflegemama zu Hause mit einer kleinen, immer wieder gewährenden Geste altersadäquat zur Beruhigung von Damian beitragen kann.

Begegnung mit verletzenden Anteilen

Die *Begegnung mit einem verletzenden Anteil* ist als Intervention anwendbar, wenn sich im Therapiesetting ein innerer Störenfried, Saboteur, Kritiker, Demütiger u. Ä. zeigt. Erkennbar sind diese Anteile daran, dass der Therapieprozess gestört oder verhindert wird (z. B. fehlende Mitarbeit oder neues Desinteresse, zu spät oder nicht kommen), aber auch durch Selbstattribuierungen in der Therapiesitzung, wie »Ich bin so dumm«, »Ich kann das eh nicht«, »So bin ich halt, ich faule Sau« etc., oder durch Relativierungen des Verhaltens der Bezugspersonen, um diese zu schützen, wie »Mein Papa hatte es ja selbst sehr schwer« o. Ä. Verletzende Anteile tauchen aber auch oft in den Erzählungen aus dem Alltag auf, i. d. R. in Form von negativen Glaubenssätzen, in der eben schon beschriebenen ich-syntonen Form, aber auch in der ich-dystonen »Du-Form«, wie: »Du schaffst das nicht«, »bilde dir bloß nichts darauf ein«. Diese negativen Selbstzuschreibungen können als Gedanken, als innere oder auch im Kopf gehörte Stimme(n), aber auch in Form von Selbstsabotage oder Selbstverletzung, also in Form von gegen sich selbst gerichtete Handlungen, auftauchen. Verletzende Anteile muss man nicht aufspüren, sie zeigen sich früher oder später im Therapieprozess. Und *nur* wenn sie den Therapieprozess oder die Entwicklung der Patient*innen hin zu mehr Alltagsstabilität stören, gilt es, ihnen zu begegnen.

Um diese Intervention durchführen zu können ist es wichtig, verstanden und erfahren zu haben, was *verletzende Anteile* sind und wie sie entstehen. Daher soll im Folgenden kurz darauf eingegangen werden, bevor die Grundlagen der Intervention zusammengefasst werden. Detailliertere, sehr hilfreiche Ausführungen zu beiden Themen finden sich in »Psychodynamisch Imaginative Traumatherapie« (Reddemann 2011). Bei Beispielfragen wird hier, wie in der Arbeit mit Kindern und Jugendlichen üblich, die Du-Form verwendet werden.

Wie entstehen verletzende Anteile? Und wozu? Kinder sind Erwachsenen (oder älteren Kindern, z. B. Geschwistern) i. d. R. auf Gedeih und Verderb ausgeliefert. Diese älteren anderen können tatsächlich gute Kümmerer sein, dann ist alles gut. Oder sie sind es eben nicht, dann können sie Täter, eine Kombination aus Kümmerer und Täter (z. B. Tag-Vater vs. Nacht-Vater), Mittäter oder Tat-zulassend sein. Nun können Kinder gar nicht anders, als sich mit den sie »versorgenden« Älteren zu identifizieren, deren Aussagen und Handlungen in sich aufzunehmen (introjizieren). I. d. R. hat dies hilfreiche Effekte, z. B. müssen die Älteren ein paarmal wiederholen, dass die Flamme der Kerze »heiß!« ist, und bald wiederholt es das Kind in seinem Kopf, wenn es eine Kerze sieht. Mit der Zeit, oft ohne sich verbrennen zu müssen, fließt mühelos die Vorsicht ein in den Umgang mit der Flamme. Letztlich handelt es sich um einen Prozess, der uns zu (über-)lebensfähigen Erwachsenen und hoffentlich guten Kümmerern werden lässt. Ähnlich geht es aber auch mit schädlichen Aussagen oder Handlungen der Älteren: Sie werden introjiziert, z. B. kann der bei den Hausaufgaben regelmäßig geäußerte väterliche Satz wie »Du bist so dumm« beim Kind mit der Zeit zu der malignen Introjektion »Ich schaffe das sowieso nicht« und in *Identifikation mit dem Aggressor* zur Selbstsabotage in der Schule kommen. Das Kind ist in Erklärungsnot, warum der Kümmerer so schmerzhafte Dinge zu ihm sagt oder mit ihm macht. Aus dieser Ambivalenz heraus entstehen *verletzende Anteile,* oft verknüpft mit Selbstattributionen wie »Ich bin böse«, »Ich habe das nicht anders verdient«. Maligne Introjektionen entstehen also letztlich als kreative Überlebensleistungen der Kinder. Denn der einfache Gedanke »Der Kümmerer hat Recht und ich bin falsch« versetzt das Kind in die Lage, die unmöglichsten Dinge zu überstehen oder sogar »freiwillig« mitzumachen. Es handelt sich um denselben Mechanismus, der dem viel beschriebenen *Stockholm-Syndrom* zugrunde liegt.

> Die Grundidee »Der (dysfunktionale/destruktive) Kümmerer hat Recht und ich bin falsch« in eine sich den Gegebenheiten anpassende Handlung überführt, stabilisiert die Beziehung zum wichtigen Älteren und sichert so das seelische und leibliche Überleben des Kindes. Darin liegt bzw. *lag* der Sinn des heute störenden »Symptoms«. Das ist ein wichtiger Zusammenhang, den es zu begreifen und mit den Patient*innen psychoedukativ herauszuarbei-

ten gilt. Oft braucht es dabei konkrete Informationen dazu, was Kinder wann brauchen – unsere Patienten *wissen* dies i. d. R. nicht und die meisten haben es leider auch nicht *erlebt*.

Die Entstehung eines verletzenden Anteils, ist ein *nicht* steuerbarer Prozess, der zwei Dynamiken kennt (natürlich können leider beide Formen gemeinsam auftreten):

- schleichend: wenn durch stetiges oder immer wiederkehrendes beziehungsgefährdendes Verhalten des Kümmerers (steter Tropfen höhlt den Stein) das Seelenüberleben des Kindes in Gefahr gerät.
- reflexartig: wenn das Kind sich der Situation anpasst oder lächelnd mitmacht (als vierte Notfallreaktion), weil der innere Stresspegel sich lebensbedrohlichen Bereichen nähert.

Von Täterintrojekt spricht man bei Sätzen oder Handlungen, die i. d. R. »genauso« oder zumindest »so ähnlich« von einem Täter oder einer Täterin während einer (Gewalt-)Tat gesprochen oder durchgeführt wurden. Um Täteridentifikation handelt es sich, wenn die Handlungen des Täters an sich selbst auch nach der Tat (und in Variationen) fortgeführt werden, i. S. v. »Ich schädige mich lieber selbst und habe dabei die Kontrolle, als wieder hilflos preisgegeben zu sein«. Dabei ist der Gedanke, etwas vom Täter sei in sie eingedrungen, für die meisten Patient*innen verstörend bis ekelerregend. Es ist sehr wichtig, dass deutlich wird, dass nicht der tatsächliche Täter gemeint ist oder im Kopf des Patienten spricht.

Malignes Introjekt oder Täterintrojekt:

- beides sind kreative Überlebensleistung der eigenen Seele
- bei genauer Betrachtung liegt beidem ein (verletzter) jüngerer Anteil zugrunde, der beschlossen hat, übermenschliche Kräfte zu aktivieren, um zu überleben – ohne Rücksicht auf Verluste.

Für die **Durchführung** der *Begegnung mit einem verletzenden Anteil* gelten grundsätzlich dieselben *Voraussetzungen* und *Kontraindikationen* (und Einschränkungen derselben) wie bei der *Versorgung eines verletzten jüngeren Anteils* (s. Seite 157 f.).

Die allgemeine Durchführung sei hier tabellarisch zur Verfügung gestellt, mit der Anmerkung, dass hier vom *(kompetentesten) Ich von heute* gesprochen wird, statt von der Erwachsenen, wie es Luise Reddemann vorsieht. Dies ist eine Anpassung an das Alter unserer Patient*innen.

Die Grundhaltung für die gesamte Arbeit ist: »Ich gehe davon aus, dass du mir helfen willst/wolltest.«

Kognitive Vorarbeit:

- Es wird zunächst *rein kognitiv* durch das *kompetenteste Ich von heute* und den/die Behandler*in erarbeitet, worin die individuelle Unterstützung des Anteils oder der Stimme für das *jüngere Ich von damals* bestanden haben könnte. Hierbei haben sich folgende Fragen in der Praxis als sehr hilfreich erwiesen:
  - »Mit welcher Bezugsperson hängt der Anteil vielleicht zusammen?«
  - »Inwiefern hat das Kind sich damals geschützt (dass es genauso dachte wie die Bezugsperson)?«
  - »Was wäre gewesen, wenn das Kind nicht die Haltung der Bezugsperson angenommen hätte?«
- Wenn der Anteil oder die Stimme nun noch einmal betrachtet wird, sollte dem *kompetentesten Ich von heute* ausreichend deutlich sein, dass und wie der Anteil/die Stimme das *jüngere Ich von damals* schützen wollte.
- Es wird der Frage nachgegangen: »Wie könnte der Anteil das *Ich von heute* besser unterstützen?«

Imaginative Arbeit:

Die *Ziele* der jeweiligen Begegnung sind respektvolle Kommunikation und Koexistenz sowie im besten Fall Kooperation zwischen *kompetentestem Ich von heute* und *heute verletzendem Anteil.*

- Das *Ich von heute* nimmt Kontakt mit dem *Anteil* auf, sagt ihm mit eigenen Worten:
  - »Ich habe erkannt, dass du mich schützen willst oder wolltest.«
  - Vielleicht ist es sogar möglich, sich zu bedanken (was nicht immer geht und was zu respektieren ist!).
- Das *Ich von heute* fragt den Anteil die folgenden hilfreichen Fragen:
  - »Weißt du, welches Jahr wir haben und wie alt ich bin?«
  - »Wann bist du in mein Leben gekommen und wozu?«
  - »Was wäre gewesen (oder Schlimmeres passiert), wenn du nicht eingegriffen hättest?«

(Diese Fragen sind nicht alle obligatorisch zu stellen, sondern nur die, die es braucht, um gut zu verstehen, worum es damals ging.)
(I. d. R. weiß der Anteil nicht, welches Jahr wir haben und wie alt das *heutige Ich* ist.)

- Das *Ich von heute* erklärt dem Teil,
  - welches Jahr wir haben.
  - wie alt es heute ist.
  - was es heute alles kann, was es früher (vielleicht) nicht konnte.
  (I. d. R. verändert sich die Qualität des Anteils: Bedrohlichkeit oder Aussehen oder Kommunikationsbereitschaft des Teils – manchmal passt die Bezeichnung »verletzender« Anteil dann nicht mehr.)
- Wenn der Teil das einigermaßen akzeptieren kann, lädt das *Ich von heute* den Anteil ein:
  - »Hilf mir, aber anders als bisher.«
- *Gemeinsam* finden Anteil und das *Ich von heute* eine neue Aufgabe für den Anteil:
  - Hier geduldig, lösungsorientiert sein, manchmal braucht es einen »Waffenstillstand« vor Friedensschlüssen, gelegentlich gehen Anteile erleichtert in »Ruhestand« (kann nicht erzwungen werden!).
  - Ziel: einen Gedanken, ein Gefühl oder eine Körperwahrnehmung/Berührung finden, die für das *Ich von heute* hilfreich ist.
  - Evtl. einen neuen Namen finden (und ein neues Äußeres – falls nicht schon von allein geschehen).
- Transfer in den Alltag: In der Phantasie ausgestalten, was in Zukunft anders sein wird, wenn dieser Anteil befriedet ist (und unterstützt).

Begegnung mit verletzenden Anteilen in der Arbeit mit Jugendlichen
Die für das Gelingen der Intervention essentiellen Fragen (kurz: »Wann und v. a. wozu ist dieser destruktive Anteil entstanden?) lösen bei Jugendlichen meist zunächst Verwunderung aus, doch ihre gemeinsame Beantwortung hat in der Regel eine (sehr) erleichternde Wirkung.

Auch diese Intervention profitiert sehr davon, wenn zuvor die Alltagskompetenzen des »heutigen Ich« im Verhältnis zum »damaligen Ich« gut herausgearbeitet und vor allem für die Patientin/den Patienten spürbar ist. Denn die Arbeit verlangt einen ausreichend stabilen kompetenten Anteil im »Hier und Jetzt«. Außerdem ist zu bedenken, dass Kinder und Jugendliche immer in irgendeiner Abhängigkeit leben. Dies bedeutet, dass vor (!) der Durchführung der Intervention die äußere Sicherheit gut überprüft sein will. Es muss mindestens eine »relative Sicherheit« geben. Das heißt, es muss für die Patientin/den Patienten auf allen Ebenen (gedanklich, gefühlt und körperlich spürbar) ein Unterschied *erfahrbar* sein zwischen dem »Dort und Damals« und »Hier und Jetzt«. Dazu folgen noch einige Gedanken nach dem Fallbeispiel. Die Durchführung der Intervention folgt im Wesentlichen dem Ablauf der Erwachsenenbehandlung.

Fallvignette Franziska: Die 16-Jährige begegnet einem verletzenden inneren Anteil (FS)

Auf meine Frage, woran Franziska heute mit mir arbeiten möchte *(Klärung des aktuellen Arbeitsauftrages)*, berichtet sie, wenn sie sehr wütend sei, schreie sie, bis sie umfalle, oder sie schlage mit ihrem Kopf gegen die Wand. Auch berichtet sie, dass sie, sich in letzter Zeit wieder selbst verletzt zu haben, indem sie sich ritze.

F.: »... Mein Freund lässt das oft nicht zu, und das ist dann schlimm – ich *muss* mir weh tun.«

FS: »Wir haben uns ja schon öfter darüber unterhalten, dass Symptome oder Verhaltensweisen, die du heute als unsinnig oder belastend empfindest, früher in deinem Leben einmal Sinn gemacht haben. Hast du eine Idee, wann in deinem Leben es einmal sinnvoll gewesen sein könnte, dass eine jüngere Franziska ihre Wut an sich selbst ausgelassen hat, statt an anderen oder Gegenständen? *(Versuch einer biographischen Zuordnung – wann war dieses Verhalten eventuell sinnvoll?)*

F.: (überlegt nicht lange) »Früher, als es mit den Eltern noch schlimmer war, als sie uns Kinder (Franziska und ihre Geschwister) jeden Tag angeschrien haben – in der alten Wohnung. Ich war oft sauer, aber mein Bruder und meine Eltern waren immer stärker als ich.« *(An ihrer Körperhaltung und ihrer Stimme glaube ich zu erkennen, dass die Erinnerung an das Schwierige dazu führt, dass Franziska mit den schmerzlichen Gefühlen ihres jüngeren Anteils assoziiert ist. Ich entscheide mich, Franziska nicht direkt darauf hinzuweisen, sondern greife es auf, indem ich in meiner Antwort bzw. meinen Fragen sehr genau darauf achte, die heute 16-jährige und die jüngere Franziska sprachlich gut zu unterscheiden; und tatsächlich sortiert Franziska sich im Folgenden).*

FS: »Was glaubst du heute, als 16-Jährige, was wäre gewesen, wenn die jüngere Franziska sich gewehrt hätte – zum Beispiel gegen den Vater?«

F.: »Vielleicht hätte er Franziska dann geschlagen.«

FS: »Es wäre nicht beim Anschreien geblieben – es wäre also schlimmer geworden, wenn die jüngere Franziska ihre Wut nicht runtergeschluckt bzw. gegen sich selbst gerichtet hätte?«

F.: »Ja – das war, als wir noch in der alten Wohnung im Vorort gewohnt haben. Wir sind in die Stadt umgezogen als ich elf Jahre war, seitdem ist alles viel besser. Meine Eltern schreien nicht mehr mit uns. *(Die Eltern müssen in Schutz genommen werden, Franziska lebt mit ihnen unter einem Dach.)* Als ich ungefähr acht Jahre alt war, war Papa ein Jahr lang arbeitslos, weil seine Firma insolvent war. Da war es schlimm, da wurden wir Kinder alle öfter geschlagen.

FS: »Also war für die ca. 8-jährige Franziska die Haltung ›Ich muss mir weh tun‹ klug und hat damals schlimmeren Schaden abgewendet? – Aber ist diese Haltung für dich als 16-Jährige heute noch klug?«

F.: (antwortet etwas unsicher) »Eigentlich nicht.«

FS: (lächelt – denn die nächste Frage kennt die Patientin schon) »Und *un*eigentlich?«

F.: (lächelt jetzt ebenfalls und sagt dann entschieden) »Uneigentlich auch nicht.« *(Bis hier, kognitives Herausarbeiten – wozu war es damals hilfreich?)*

FS: »Wenn die Haltung ›Ich muss mir weh tun‹ von einer Gestalt gesagt würde, wie würde die dann aussehen?«

F.: (überlegt kurz) »Wie ein großes Monster, pelzig, dunkelbraun.« *(Einladung zur konkreten Imagination und dann zum inneren Dialog)*

FS: »Oh, das kann ich mir gerade gut vorstellen. Was würde das große pelzige Monster denn zu dir sagen, damit du dir weh tust? Gibt es da einen Satz, der mit ›Du bist …‹ oder ›Du hast …‹ anfängt?

F.: »Hm, keine Ahnung …« (überlegt etwas, dann sprudelt es

recht schnell aus ihr heraus) vielleicht: ›Du bist selbst schuld, du hast es verdient, dass es weh tut!‹ (die Patientin wirkt überrascht darüber, dass ihr die Sätze so plötzlich über die Lippen kommen).

FS: »Okay, wir hatten ja bereits verstanden, dass diese Haltung früher sinnvoll war – es aber heute nicht mehr ist. Stimmt das?«

F.: »Ja.«

FS: »Dann möchte ich dich einladen, dem Monster in dir zu erklären, was wir gemeinsam verstanden haben. Also, dass heute eine andere Zeit ist und dass es heute nicht mehr klug ist zu denken, dass du schuld bist und es verdient hast, dass es weh tut. (Franziska nickt) Und vielleicht magst du das Monster auch noch fragen, ob es weiß, wie alt du bist und welches Jahr wir haben.«

F.: (ist eine Weile still, dann sagt sie erstaunt) »Es weiß es gar nicht!«

FS: »Was passiert, wenn du ihm sagst, dass du 16 Jahre alt bist und dass wir Ende des Jahres 20 … haben?«

F.: »Das Monster ist überrascht – und wirkt jetzt etwas netter.«

FS: »Vielleicht kannst du – wenn das für dich passt – dem Monster Danke sagen, dass es dir damals als jüngere Franziska geholfen hat, Schlimmeres zu verhindern?«

F.: (nickt und lacht) »Es freut sich! Es sieht jetzt richtig nett aus und lacht.«

FS: »Dann könntest du dem Monster vielleicht noch einmal erklären, dass heute eine andere Zeit ist und du heute, im Jahr 20 … als 16-Jährige deine Wut spüren und zeigen kannst und darfst – und dass es dein Leben heute sogar schwieriger macht, wenn es dir noch immer dieselben Sätze sagt wie früher …«

F.: (nickt und wendet sich nach innen)

FS: »Vielleicht magst du das Monster fragen, ob es in den Ruhestand gehen möchte oder ob es eine neue Aufgabe haben möchte.«

F.: (die Antwort kommt schnell) »In Ruhestand (dann ein Zögern) oder nein, Moment – doch eine neue Aufgabe.«

FS: »Prima, dann überlegen wir, du, die 16-Jährige von heute und ich, erst mal gemeinsam, was bräuchtest du heute, wenn du wütend wirst?«

F.: (überlegt nicht lange) »Vielleicht, dass ich meine Wut an etwas anderem auslassen kann?«

FS: »Was wäre da hilfreich für dich?«

F.: »Keine Ahnung.«

FS: »Vielleicht fragst du doch das Monster mal, ob es einen Vorschlag hat.«

F.: »Es redet ja nichts, aber es schaut freundlich – hm, vielleicht könnte es sagen: ›Du bist nicht schuld, es ist o.k., wenn du wütend bist, du kannst deine Wut an deinem Kissen auslassen.‹«

FS: »Klingt gut, möchtest du das Monster fragen, ob es diesen Job annehmen möchte oder nicht?«

F.: »Es nickt!«

FS: »Braucht es für seinen neuen Job noch eine neue Arbeitskleidung oder einen neuen Look?«

F.: (lacht) »Nein, es sieht schon ganz anders aus! Es ist jetzt weiß-beige, ganz fluffig und kleiner als ich.«

FS: (freut sich mit) »Jetzt stelle ich mir ein gutes, weises und liebevolles Wesen vor. (Patientin nickt lächelnd) »Braucht es noch einen Namen? Woran erinnert es dich denn jetzt?«

F.: »An eine Wolke – vielleicht kann es Wölkchen heißen – nee, das ist zu niedlich, besser Wolke.«

FS: »Am besten fragst du, ob es damit einverstanden ist, und klärst auch gleich noch die Frage, wo oder wie es in Zukunft bei dir oder um dich sein kann.«

F.: »Ja, es ist mit seinem neuen Namen einverstanden und es wird immer links hinter mir sein.«

FS: »Gut, dann bitte ich dich, dir das noch mal ganz genau vorzustellen. Links hinter dir steht ›Wolke‹, sieht weiß-beige und fluffig aus und sagt: ›Du bist nicht schuld, es ist o. k., wütend zu sein und du kannst die Wut an deinem Kissen auslassen.‹ *(Verankern des hilfreichen Bildes)* Seid ihr beide damit einverstanden?«

F.: »Ja.«

FS: »Wie fühlt sich das für dich jetzt an?«

F. »Gut!«

FS.: »Wo und wie spürst du, dass es sich gut anfühlt?«

F.: »Keine Ahnung (spürt in sich hinein) im Bauch, es fühlt sich leichter an.«

FS: (an den Anfang unserer Sitzung denkend, als Franziska kurzzeitig mit ihrem jüngeren Anteil assoziiert war, bitte ich sie) »Würdest du mir trotzdem die Freude machen und überprüfen, ob es noch verletzte jüngere Anteile aus der Zeit in der alten Wohnung gibt, die wir noch gemeinsam versorgen sollten?« (Franziska nickt) »Was hältst du davon, wenn wir das mit der Panoramaversorgung machen, für alle Franziskas, die in der alten Wohnung lebten und die Schreierei und das Geschlagenwerden der Kinder erleben mussten?«

Franziska war einverstanden. Das Vorgehen bei der Panoramaversorgung verletzter jüngerer Anteile wird auf Seite 164 f. beschrieben. Franziska konnte erleichtert nach Hause gehen. Über einige Folgestunden befragt, gab sie jeweils an, wenn sie wütend werde, keine Wutanfälle mehr zu bekommen. Auch habe sie sich nicht selbst verletzen müssen.

In Franziskas Fall ging es recht leicht und schnell. Oft bedarf es, ähnlich wie in der Arbeit mit Erwachsenen, viel Zeit und Geduld für die Vorarbeit.

Jugendliche befinden sich m. E. häufiger als Erwachsene in der Täteridentifikation bzw. in der Identifikation mit dem malignen Introjekt. Oft leben sie noch zusammen mit den (Mit-)Verursachern der inneren Störenfriede. Die negativen Selbstzuschreibung sind sehr oft (noch) ich-synton (»Aber ich sehe mich so«), auch zum Schutz der Bezugspersonen. Die Selbstschädigungen werden oft nicht als »nur« dysfunktional erkannt oder wenn sie als destruktiv erkannt werden, erfüllen sie eventuell noch im Heute eine regulierende Funktion; oder die Unfähigkeit, Selbstschädigungen zu unterlassen, führt zu einem negativ verstärkenden Effekt (»Ich weiß, ich tue mir nicht gut, aber ich schaffe es nicht, es zu unterlassen, damit bestätige ich mir, dass ich es verdient habe, beschädigt zu werden«). Dann gilt es, im gemeinsamen Gespräch mit viel Geduld und vor allem (Selbst-)Mitgefühl folgende Fragen zu klären:

- Gibt es aufrechterhaltenden Faktoren in der aktuellen Lebenssituation? Können die äußeren Situationsbedingungen verbessert werden? Welche Erwachsenen sollen/können hilfreich hinzugezogen werden?
- Ist es möglich, die relative Sicherheit/Unabhängigkeit im Heute, im Vergleich zu früher oder das Mehr an Erfahrung und/oder Unterstützung im Heute noch mehr herauszuarbeiten und zu nutzen? Im Sinne von: Heute ist eine andere Zeit. Wer bin ich und was kann ich heute im Vergleich zu früher? Wie sind meine Lebensbedingungen heute im Vergleich zu früher? Wie/wer sind meine Bezugspersonen heute im Vergleich zu früher?
- Ist es möglich, innere Distanz herzustellen zu den destruktiven Gendanken und Handlungen? Wenn nein, welche Techniken/Übungen/Vorgehensweisen können hierbei helfen? Wenn, (zumindest zeitweilig) innere Distanz möglich ist: Sind da gleichsam zwei innere Anteile, einer, der schädigt, und einer, der sich von Schädigung distanziert? Das wahrzunehmen, ermöglicht evtl. die Erkenntnis »Ein Teil von mir denkt/handelt so und ein anderer Teil von mir anders« und die Frage »Wer will ich heute sein und wie will ich heute denken/handeln?«.
- Wie kann die gedankliche, sprachliche und evtl. imaginative Trennung der beiden Anteile, »(kompetentes) Ich von heute« und Introjekt, ermöglicht werden? I. S. v. von ich-synton zu ich-dyston: Wenn der Gedanke oder die Aufforderung zur Tat von einer Gestalt ausgesprochen würde, wie würde dies dann lauten? Und wie würde die Gestalt aussehen? Kannst du sie mal skizzieren/zeichnen? Welcher Name würde zu ihr passen? Was denkst du heute darüber? Was würdest du der Gestalt gerne sagen?

Begegnung mit verletzenden Anteilen im Spiel

In der Arbeit mit *Spiel-Kindern* können wir sowohl verletzende als auch verletzte Anteile gleichzeitig erkennen. Welche wir in solchen

Fällen aufgreifen, hängt vom bisherigen Therapieprozess und der aktuellen Stabilität des Kindes ab. Ist ein Junge oder Mädchen noch nicht wirklich stabil – vor allem im Alltag –, ist es besser, zunächst mit den verletzten Anteilen weiterhin stabilisierend zu arbeiten. Auch kommt es darauf an, welches Thema im Spiel für das Kind im Vordergrund steht. So haben wir oben bei Lisa gesehen, dass sie sich im Spiel vorrangig damit beschäftigt hat, dass es den Kindern gut geht. Hinweis kann hier sein, mit welchen Rollen(-trägern) sich das Kind in der aktuellen Spielsequenz identifiziert. Identifiziert und beschäftigt sich das Kind vorrangig mit den verletzenden Anteilen, fokussieren wir vor allem in der Weise, dass nach ihrer Würdigung versucht wird, ihnen eine neue Aufgabe zu geben, welche für das Kind hilfreich ist.

Im Spiel erscheinen verletzende Anteile meist aggressiv oder in einer Art entwertend bzw. missachtend, die auf Therapeutenseite Abwehrimpulse auslösen. Werden wir also dazu verleitet, unangenehm erscheinende Anteile zu ignorieren, zu korrigieren oder gar zu bestrafen, damit sie endlich verschwinden und das Spiel nicht mehr »stören«, sollten wir prüfen, ob es sich um verletzende Innenanteile handelt. Danach gilt es, auch diese States zu würdigen und sich auf die Suche zu machen, welche für das Kind nutzbare Ressourcen in ihnen stecken.

Fallvignette Lisa: Direktes Rollenspiel mit entwertendem Täterintrojekt (SH)

Hier wird eine Spieleinheit von Lisa, die wir schon kennen, geschildert. Lisa möchte »krank sein und versorgt werden« spielen. Dabei muss ich krank sein und Lisa als Ärztin zum Hausbesuch anfordern. Sie weist mich an, mich in die Bodenkissen zu kuscheln und sie anzurufen. Sie selbst holt sich den Arztkoffer, die Kaufladenkasse, den Puppenherd und diverse Spiellebensmittel sowie eine Zahlkarte zum Einlesen.

SH: »Ring, ring (Telefon) … Da geht ja gar niemand hin.«

Lisa grinst diabolisch, hantiert an der Kasse. Gibt mir mit Blicken zu verstehen, dass ich weiter anrufen soll, kommt aber zunehmend unter psychische und körperliche Spannung.

SH: »Ist die Ärztin gar nicht da? Oder muss sie vielleicht einen Notfall versorgen?«

L.: »Nein, das ist gar keine Ärztin, das ist eine Verkäuferin … außerdem will die jetzt kochen und essen gehen … die kommt nicht zu dir.« … Lisa beginnt Lebensmittel zu besorgen, auf dem Puppenherd zu kochen und zu essen. Ich muss immer weiter anrufen und verzweifelt werden.

SH: »Warum geht die Ärztin denn nicht ran? Mir geht es doch so schlecht … ich brauche dringend eine Ärztin … Bitte Ärztin, geh doch dran …«

L.: (mit einem gönnerhaften Blick geht sie schließlich ans Telefon) … »Ja, hier ist die Ärztin, was haben Sie denn?«

SH: »Ich habe mir am Fuß weh getan und der Kopf tut mir auch weh und Hunger habe ich auch.«

L.: »Wo wohnen Sie? Welche Adresse? … Ich komme.«

SH: »Gott sei Dank, endlich kommt Hilfe, endlich habe ich die Ärztin erreicht …«

L.: »Ring« (Türklingel)

SH: »Bin ich froh, Sie sind da, liebe Ärztin.«

L.: »Nein, du bist nicht die richtige Wohnung. Du musst die Ärztin wegschicken. Du bist noch lange krank. Ich bin auch krank. Die Ärztin darf zu dir nicht kommen, sie will gar nicht.« (*Hier blitzt ein Täterintrojekt auf – ich darf nicht gesund werden, ich bin es nicht wert, dass die Ärztin zu mir kommt.*)

Ich muss also die Ärztin ein paar Mal weiterschicken, ehe sie die richtige Wohnung erreicht.

L.: »Jetzt komme ich an die richtige Wohnung, ich bin eigentlich eine gute und keine böse Ärztin.«

SH: »Genau, du bist sogar ein ganz freundliches und ein ganz besonderes Mädchen und eine supergute Ärztin. Du merkst genau, wann es dir oder jemand anderem nicht gut geht.« (*Ressourcenaktivierung, Selbstbildarbeit, Bewusstmachen, dass Lisa spürt, wie es ihr geht als ersten Schritt zur Selbstbemächtigung und Selbstfürsorge*)

L.: (freut sich, entspannt sich zunehmend) »Ja, ich bin lieb … eine liebe Ärztin. Was fehlt Ihnen denn?«

SH: »Ich hab mir am Fuß weh getan und Kopf und Bauchweh habe ich auch.«

L.: »Da muss ich genau untersuchen.« (*Untersucht mit verschiedenen Gerätschaften meinen Fuß – genießt die Nähe offensichtlich.*) »Oh, ich muss leider operieren. Das tut ein bisschen weh, aber dann ist es für immer gut … Ich geb dir Tropfen, damit es nicht so weh tut. Dann kannst du schlafen.«

Ich werde behandelt, muss Tropfen und Tabletten nehmen, erhalte einen Verband am Fuß. Dann soll ich wieder aufwachen und die Spielsequenz wird von Lisa mit den Worten beendet:

L.: »Jetzt tauschen wir, du bist die Ärztin und ich bin krank.« (Lisa legt sich in die Kissen und ruft mich an.)

SH: »Hier ist die Ärztin, wie kann ich Ihnen helfen?«

L.: »Ich habe mir den Fuß gestaucht, hab Bauchweh und Kopfweh. Sie müssen schnell kommen.«

SH: »Klar, da komme ich ganz schnell. Geben Sie mir Ihre Adresse. … Bin ich richtig hier, haben Sie die Ärztin gerufen?«

L.: »Ja, ich bin schwer krank. Können Sie mir helfen?«

SH: »Ich sehe, dass es dir nicht gut geht – wir schauen mal, was ich machen kann. Erst muss ich dich untersuchen, darf ich dich am Fuß anfassen?«

L.: »Ja, das musst du ja, sonst kannst du mich nicht heilmachen.«

Ich untersuche den Fuß, streiche mit Gerätschaften darüber, »creme« ein, verbinde, gebe Medizin. (*Das Spiel ermöglicht mitfühlende Berührung, die Halt, Sicherheit und Geborgenheit vermittelt.*)

SH: »Jetzt kannst du ein bisschen ausruhen, nachdem alles so anstrengend für dich war. Wenn du magst, kannst du dir dazu noch vorstellen, dass du an einem wunderschönen Ort bist, wo es dir nur gut geht und wo alles Böse draußen bleibt – wie in deinem Krankenhaus, weißt du noch? Du bist da, du hast genügend zu essen und zu trinken, es sind liebe Wesen da, die sich um dich kümmern, vielleicht gibt es auch jemanden, der mit dir spielt … Du bist ganz geborgen und sicher und rundum gut versorgt …«

L.: schließt die Augen und entspannt sich sichtlich. (Ich lasse sie in der Imagination, bis sie sich wieder regt).

SH: »Wie geht es dir jetzt?«
L.: »Gut. Jetzt bin ich wieder gesund. Spielen wir nächstes Mal wieder?«

Lisa hat uns beide sowohl mit dem Trauma als auch mit einem Täterintrojekt konfrontiert. Dabei ist sie in eine beobachtende Haltung gegangen, hat mir Handlungsanweisungen gegeben und mich zum Opfer gemacht, sodass die entwertende Vernachlässigung deutlich erkennbar wurde. Gleichzeitig hat sich Lisa immer wieder mit der Täterärztin identifiziert, signalisiert, dass das Opfer es verdient hat, so behandelt zu werden. Mit dem Hinweis, dass Lisa gut spürt, wann sie bedürftig ist, wurde versucht, der Täterärztin eine andere, positive Aufgabe zu geben, die zudem zum aktuellen Spiel passt – nämlich erkennen, wann (Selbst-)Fürsorge notwendig ist. Durch den Rollentausch – im Vertrauen darauf, dass sie selbst im therapeutischen Setting gut behandelt wird – konnte Lisa diese fürsorgliche Seite bei sich selbst erleben und sich wieder stabilisieren – unterstützt durch den Hinweis auf den geborgenen Ort am Ende der Spieleinheit.

Welche Möglichkeiten es bei der Arbeit mit Täterintrojekten mittels Reframing (Bandler & Grinder 1988, Erickson & Rossi 2016) von verletzenden Anteilen gibt, soll am Fall der 7-jährigen Sarah aufgezeigt werden.

Fallvignette Sarah (SH)

Sarah wuchs in einer Vielkinderfamilie mit einer psychisch kranken Mutter und einem Gamer-Vater auf. Krankheitsbedingt konnte sich die Mutter über lange Phasen immer nur wenig um die Kinder kümmern, der Vater sorgte vor allem für Nahrung. Sarah hielt sich meist auf der Straße in einem problematischen Wohngebiet auf. Sie hatte im Hort berichtet, sie müsse auf Anweisung von mehreren Jugendlichen Dreck und Kot essen und »Muschi-machen«. Zudem zeige sie auffälliges Verhalten, wenn sie z.B. mitspielen wolle, fasse sie den Jungs in den Schritt, bekomme einen starren Blick, ziehe ihre Hose aus und sage Dinge wie »Komm Muschi-machen, dann darf ich mitspielen«. Die Eltern erstatteten Anzeige gegen unbekannt, diese wurde eingestellt. Verletzungen im Genitalbereich wurden festgestellt. Sarah zeigte sich sehr distanzlos, fragte, ob sie sich ausziehen soll. Auch war sie sehr unruhig und verfügte über einen nur relativ kleinen Wortschatz. Meist spielte sie mit Handpuppen und Stofftieren.

S.: »Heute kommt der Bär und beißt zuerst dich und dann mich, weil wir böse sind … wenn wir nicht Muschi-machen, müssen wir Kacke essen und sterben. Der Bär kann uns auch totschlagen, wenn er aufsteht. Der hasst Feiglinge … grrr … Kennst du auch den Film mit den Zombies, die Menschen totbeißen? Und die großen Jungs und Mädchen werden auch totgebissen, aber zuerst tu ich ihnen ganz arg weh … Ah, da ist ja mein Häschen. Das ist aber ein Angsthase … Angsthasen müssen Dreck essen … wenn sie Mut haben, machen sie Muschi …, dann müssen sie nix essen … Angsthasen, die nicht Muschi-machen sind auch böse … dann spielt niemand mit ihnen.«

SH: »Da ist aber viel passiert – darf ich die Tiere denn vielleicht mit dir zusammen anschauen und genauer kennenlernen?« (*Interesse an den Anteilen zeigen, wertschätzen und würdigen*)

S.: »… Ja, wenn du lieb zu ihnen bist …« (*Sie versichert sich der Zugewandtheit, Fürsorge und Sicherheit.*)

SH: »Wen haben wir denn da? Ja, hallo Häschen, du bist ja ein Netter und was für ein kuscheliges Fell du hast …« (*Ich wende mich als Erstes der Angst zu – hier scheint eine Ressource für Schutzverhalten zu liegen.*)

S.: »Ja, er ist ein Angsthase und rennt weg.«

SH: »Klar, Häschen können ja ganz schnell rennen … Sag mal, Kennst du jemanden, der schon mal einen Hasen gefangen hat?«

S.: »Neiin, bist du dumm? … Die sind … husch und weg …«

SH: »Genau … husch und weg … und das Häschen kriegt keiner und dann ist es in Sicherheit … Und weißt du Sarah, dass die Angst etwas sehr Wichtiges auch für uns Menschen ist? Die kann uns nämlich beschützen … Sie kommt und sagt ›Hallo, jetzt wird es gefährlich‹ und dann müssen wir blitzschnell entscheiden, ob wir kämpfen oder weglaufen oder tun, als ob wir nicht da wären.«

S.: »Die Jugendlichen sind so groß …«

SH: »Was würde denn das Häschen machen?«

S.: »Weglaufen natürlich, es hat ja Angst!«

SH: »Genau … und was wäre, wenn du auch wegläufst, wenn die Jugendlichen kommen – dahin, wo andere Menschen sind? … Würden dort die Jugendlichen dich auch so quälen?«

S.: »Nee, da erkennt man sie ja und weiß dann, wer sie sind, und kann die Polizei holen.«

SH: »Eben … Was meinst du, wäre es nicht eine gute Idee, wenn du wie das Häschen weglaufen würdest?«

S.: »Ja, aber wann?«

SH: »Wann würde denn der Hase weglaufen?«

S.: »Gleich, wenn er sie sieht … oder wenn er sie hört … manchmal schreien die auch so laut … (überlegt) … Die Tiere sagen mir, was ich tun soll.«

SH: »Genau, die Tiere wissen das – und du eigentlich auch … und weißt du was? … Du kannst doch bestimmt ganz genau fühlen, wie sich das Fell von dem Häschen anfühlt … Wie wäre es, wenn wir uns ein Stück Fell besorgen … Das kannst du dann in deine Tasche stecken und anfassen und dich dann erinnern, dass du weglaufen und dich so wie das Häschen schützen kannst … Sobald du die Großen kommen siehst oder kommen hörst …«

S.: »Dann lauf ich weg … dahin, wo unser Haus ist, da kennen mich Leute … die können dann vielleicht auch aufpassen.«

SH: »Genau … und du bist in Sicherheit.«

In dieser Spieleinheit wurden von der jungen Patientin verletzende Anteile gezeigt, welche sie verletzen oder dafür sorgen, dass sie verletzt wird. Sarah gerät zudem in Situationen oder sucht geradezu immer wieder Situationen auf, in denen sie misshandelt oder übergriffig behandelt wird (Reinszenierung). Dies gilt es, zu korrigieren. Zunächst wird hier der Angsthase thematisiert, da er für Sarah mit der Reaktion des Weglaufens relativ rasch im Alltag schützende Funktion übernehmen kann. Das, was von ihr als negativ übernommen wurde (Wer Angst hat, hat es verdient, Dreck zu essen, wer mutig ist, macht Muschi und bekommt Freunde), bekommt im Laufe der Spieleinheit – die sich in mehreren Behandlungsstunden in Variation wiederholt hat – eine andere Bedeutung und der Angst wird eine hilfreiche Aufgabe zugeordnet. Der ursprüngliche Schädiger Angst wird ein Helfer, wenn sich Sarah dieser Ressourcen bewusstwird und auf sie zurückgreifen kann. Das alles kann natürlich nach einer einzelnen Sitzung nicht umfassend in den Alltag transferiert werden. Wenn die Anregungen für Kinder jedoch hilfreich waren, ist davon auszugehen, dass ähnliche Spieleinheiten im Laufe der Behandlung so oft auftauchen, bis das Kind die passende Lösung gefunden, im Spiel geübt und schließlich integriert hat. Beim nächsten Termin bekam Sarah ein Stück Fellimitatstoff für ihre Tasche, um einen taktilen Reiz gegen die Erstarrung und zur Aktivierung des Weglaufens zur Verfügung zu stellen. Sarah schaffte es auch unter Anwendung dieses Ankers nach und nach, die Orte, an denen sich die delinquenten Jugendlichen aufhielten, zu meiden. Auch ist sie weggelaufen und konnte somit eine weitere Selbstwirksamkeitserfahrung machen. Die Mitarbeitenden der Kinderbetreuung wurden darüber informiert und erinnerten Sarah auch dort daran, das »Fell« in die Hand zu nehmen. Damit wurden die dort auftretenden dissoziativen Zustände mit dem übergriffigen Verhalten gegenüber anderen Kindern deutlich reduziert. Parallel lernte das Mädchen im strukturierten Rollenspiel, sich wie ihr innerer Bär groß zu machen; ohne jedoch jemand zu verletzen, sondern selbstbewusst hinzustehen und zu fragen, ob sie z. B. mitspielen darf.

Ein Spiel mit dem Aufdecken der »anderen« Seite der Anteile ist Ausgangspunkt für weiteres Bewusstwerden von Stärken. Positive Selbstwahrnehmung und Selbstwirksamkeit kann entstehen. Darüber hinaus wurde in der weiteren therapeutischen Arbeit daran gearbeitet, Sarahs Wahrnehmung für gefährliche und riskante Situationen zu schärfen, ihr Mut zu machen, Hilfe zu holen, aber auch dazu, Nein zu sagen. Ein Spüren von und Wissen um eigene Grenzen konnte in kleinen Schritten aufgebaut werden. Insofern wurde hier die Arbeit mit verletzenden Anteilen gekoppelt mit weiterer Stabilisierung.

Verletzende Anteile können bei Jungs und Mädchen, die in der Therapie spielen, jedoch auch im intrusiven Spiel erscheinen. Dabei ist es dann häufig nicht mehr möglich, den Anteilen eine andere Aufgabe zu geben, das schädigende Spiel kann nicht spielimmanent aufgelöst werden. Es sollte unterbrochen werden (z. B. »Ich glaube, dieses Spiel tut dir gerade nicht gut. Lass uns stoppen und zusammen was anderes machen«), um die Kinder aus dem Hochstress herauszuführen und ihnen wieder Affektregulation und Impulskontrolle zu ermöglichen.

Fallvignette Stefan: Kurze Szene aus einem Kaufladenspiel des Viertklässlers (SH)

Stefan wurde wegen Aggressionen in und außerhalb der Familie sowie Schulverweigerung vorgestellt. Biographisch ist von Anbeginn an von emotionaler Vernachlässigung auszugehen. Laut Eltern war er ein ungewolltes, ungeliebtes und wegen seiner Unruhe lästiges Kind. Schon mit Schuleintritt war er für die Zubereitung seiner Mahlzeiten selbst zuständig, da beide Eltern bis abends außer Haus waren. Bei Stefan gelang es im ersten Viertel der Behandlung mehrmals nicht, das intrusive Spiel zu verhindern, sodass es aktiv unterbrochen und Stefan mit lauter Ansprache (»Sag mir: Welche Farbe hat die Bausteinkiste – welcher Tag ist heute – wann hast du Geburtstag? …«) zurückorientiert und das Spiel gewechselt werden musste.

S.: »Ich bin Verkäufer und du musst einkaufen …«

SH: »Okay, kann ich einfach kommen oder soll ich mich anmelden?«

S.: (ruft an) »Du sollst jetzt kommen und Mittagessen einkaufen.«

SH: »Also gut, dann komm ich jetzt … Hallo, kann ich bei dir einkaufen?«

S.: »Können Sie nicht richtig sehen? … Bin ich ein Laden oder nicht?«

SH: »Also gut, … dann hätte ich gern ein Brot.«

S.: »Ha, ha, ha (lacht sehr gehässig) … Das gibt's hier nicht, ich bin die Tankstelle … Du kriegst kein Brot … Da wirst du lange suchen müssen.« (Aggression und Spannung ist spürbar)

SH: »Oh …, wo muss ich dann hin?«

S.: »Jetzt bist du richtig … Ich bin der Verkäufer … Das blöde Brot kostet 1 Million … Du sollst es nicht bezahlen können … Außerdem ist es verschimmelt … Ich bin kein Laden, ich bin eine Pizzeria … Die ist zu … Ich bin eine Tankstelle … ha, ha, ha … Du bist bescheuert, blöd … Ich bin kein Laden, … doch, ich bin ein Verkäufer … Du sollst einkaufen … Du kriegst nix … Hier, guck, ich hab doch alles, … aber nicht für dich.« (Die Stimme wird laut, überschlägt sich, Stefan wird in den Wechseln immer schneller.)

Stefan war teils mit mir, teils mit dem Verkäufer identifiziert, konnte zu beiden Rollen keine angemessene Distanz mehr herstellen. Er kam in Hochstress, Hochspannung, wurde immer schneller, immer lauter, immer agitierter. Das Spiel wurde von mir unterbrochen. Stefan war total erschöpft. Wir haben die Lichtstrahlübung – bzw. bei ihm wegen des besseren Vorstellens die Lichtdusche – durchgeführt. Danach brauchte er noch eine Zeit lang ruhigen Da-Seins und konnte dann noch etwas anderes machen. Die Imagination der Lichtdusche hat der Junge als entlastend und angenehm empfunden und konnte sie nach und nach auch in seinen Alltag integrieren. Einen geborgenen Ort konnte Stefan bis zum Schluss nicht imaginieren. Nachdem Ähnliches noch einmal vorkam, haben wir besprochen, dass Stefan erst einmal nicht mehr mit dem Kaufladen spielt, da ihn die Thematik »Essen besorgen« und Fürsorge scheinbar antriggert. Er wandte sich in den folgenden Wochen dem Sand und dem Puppenhaus zu. Beides ermöglichte ihm, eine gut distanzierte Beobachterposition einzunehmen, und verhinderte das Abrutschen in den intrusiven Kontrollverlust.

Typisch ist für solch eine Situation, dass sich der Junge sowohl mit dem guten Verkäufer als auch mit dem quälenden Verkäufer identifiziert hat. Dabei war die Verstrickung so eng, dass er nicht mehr differenzieren konnte und in der Ambivalenz gefangen war. Gleichzeitig identifizierte er sich mit der Situation der Therapeutin, welche etwas zu essen möchte, aber nichts bekommt und auch nichts besorgen kann. Letztlich war er im selben Zustand wie zu Hause, als er keine Fürsorge erfuhr. Die Auflösung dieses Spiels war später möglich, nachdem er einige Erfahrung mit der beobachtenden Haltung (dritte Person) im Spiel mit Material und im Sand gesammelt hatte. Unterstützt wurde dies auf der therapeutischen Interventionsebene dadurch, dass ich als Einkäuferin nach mehreren Versuchen die Möglichkeit erhielt zu telefonieren und mir woanders etwas zum Essen besorgen durfte. Damit gab es für die traumatische Situation einen Ausweg. Für den Alltag war dies der Einstieg dazu, dass sich Stefan bereiterklärte, tatsächlich in der Schulmensa eine warme Mahlzeit einzunehmen. Auch diese Versorgung hatte verletzende innere Anteile über längere Zeit verhindert.

Im therapeutischen Spiel tauchen Traumamaterial oder traumarelevante Elemente unvermittelt und sozusagen ungeordnet auf und müssen aufgegriffen werden. Würden wir diese Inhalte übergehen, weil wir z.B. noch in der Phase der ersten Stabilisierung stecken, bestünde die Gefahr, dass der Flow und damit das Spiel unterbrochen werden würde und wirkungslos bliebe. Darüber hinaus wäre ein Nichtaufgreifen für das Kind möglicherweise ein Ignorieren wichtiger Anliegen. Deshalb lässt sich das klassische 3-Phasen-Modell von »Stabilisierung – Traumabegegnung – Integration« mit Spieltherapie-Kindern oft nicht in dieser festen Reihenfolge aufrechterhalten. Stattdessen kommt es durchaus häufiger vor, dass die Kinder mehrere Spieleinheiten für ihre innerpsychische Arbeit benötigen, was durchaus mehrere Male Traumakonfrontation beinhalten kann. Auch ist es keine Seltenheit, dass während einer Spieleinheit in der ersten Sequenz zum Beispiel eine traumatisierende Situation im Spiel gezeigt und bearbeitet wird und das Kind sich in einer folgenden Sequenz, jedoch in derselben Spieleinheit, wieder ausführlich mit stabilisierender Selbstfürsorge beschäftigt.

5.4 Schonende Traumakonfrontation

Bedeutung der Traumakonfrontation in der PITT: »Sich mit etwas konfrontieren«, auch im therapeutischen Rahmen, ist nicht gleichbedeutend mit Traumakonfrontation als therapeutische Intervention. Im ersten Fall geht es darum, Gedächtnisinhalte zu betrachten, auf die wir bewusst oder zumindest vorbewusst zugreifen können. Bei der Intervention einer Traumakonfrontation werden hingegen aktiv Gedächtnisinhalte hervorgeholt, die zum Zeitpunkt ihres Entstehens »unaushaltbar« waren und deshalb implizit (unbewusst, am Rande des Vergessens) abgespeichert werden mussten. Beide Wege haben das Ziel, etwas neu (ein-)zuordnen. Auch Nachhallerinnerungen und Reinszenierungen (Flashbacks) sind im Grunde (unkontrollierte) Versuche des Gehirns, das »Nichteinzuordnende« neu einzuordnen. Diese Versuche scheitern jedoch i. d. R. daran, dass der dabei erneut entstehende innere Stress zu hoch wird und die gut eingeübten (meist dissoziativen) Schutzbarrieren wieder aktiviert werden müssen.

Das Vorgehen bei der Traumakonfrontation zeichnet sich, in nahezu allen *trauma*therapeutischen Verfahren, grundsätzlich durch folgende Merkmale aus:

- eine (halb-)strukturierte, intensive und detaillierte Auseinandersetzung
- mit einer traumatischen Situation mit definiertem Anfang und Ende
- mit den Zielen:
  - alle Wahrnehmungsfragmente der Erinnerung zusammenzuführen,
  - sie zeitlich und örtlich einzuordnen,
  - eine biographische Akzeptanz zu ermöglichen.

Doch bedeutet dieses Vorgehen auch, dass alle belastenden Gefühle und der Schmerz aus der damaligen Situation – mehr oder weniger ausgeprägt – noch einmal durchlebt werden müssen und das bis dahin (vielleicht gnädig) verborgene Wissen zugänglich wird.

Aus unserer Sicht ist für ein Gelingen einer Traumakonfrontation unbedingte Voraussetzung, dass sie *aushaltbar* ist bzw. so schonend wie möglich durchgeführt wird. Die Patient*innen (mit Unterstützung ihrer Therapeut*innen) sollten während einer Traumakonfrontation möglichst immer in der Lage sein, den inneren Stresspegel im (oder nahe am) *Fenster der optimalen Erregung* halten zu können. Nur so sind die inneren Voraussetzungen für klares Denken und Handlungsfreiheit erfüllt und so wird (Neu-)Einsortieren und Lernen möglich. Heilsame Auseinandersetzung mit traumatisierenden Situationen kann in der Weise stattfinden, dass die Patient*innen nicht zwangsweise erneuten großen psychischen Schmerz aushalten müssen. Haben sie in der Behandlung mittels Versorgung von verletzten Anteilen und Arbeit mit verletzenden Anteilen eine gute Stabilität erreicht, bereitet die Traumakonfrontation zwar inneren Schmerz, er bleibt jedoch aushaltbar. »Die klinische Arbeit hat eindeutig gezeigt, dass eine Konfrontation mit hohem Erregungsniveau nicht machtvoller ist als eine schonende Traumabearbeitung« (Reddemann 2011, S. 213).

Für die Beantwortung der Frage »Wann ist eine Traumakonfrontation indiziert?« könnte folgende Faustformel gelten:

- *Oft:* Bei *einfacher PTBS nach Monotrauma*, bei ausreichender Stabilität und ohne weitere Traumavorgeschichte oder aktuelle Belastungsfaktoren (Vorsicht! Muss beides sehr sorgfältig erfragt werden).
- *Selten:* Bei *komplexer PTBS*, wenn weiterhin störende mit *einer* traumatischen Erfahrung assoziierte Symptome bestehen, obwohl ausreichende Alltagsstabilität erreicht wurde (d. h. ausreichende Impulskontrolle und Emotionsregulation, deutliche und nachhaltige Reduktion der aus der Traumafolge resultierenden dysfunktionalen Verhaltensweisen sowie deutliche Verbesserung der Gesamtlebensqualität).
- *Fast nie:* Bei chronisch komplexen Traumafolgestörungen ohne PTBS.

Luise Redemann schreibt: »Traumakonfrontation ist ein massiv in das Schutzsystem von PatientInnen eingreifendes Vorgehen. Es kann Sinn machen – aber auch viel Schaden anrichten« (2011, S. 202). In der PITT ist die Intervention der Wahl die *Traumakonfrontation mit der Beobachtertechnik.* Diese hat sich in Jahrzehnten der Praxiserfahrung als besonders schonend bewährt (seltener kommt auch die Bildschirmtechnik zur Anwendung). Diese Vorgehensweise wird den Patient*innen angeboten und erklärt, und dann kommt das Verfahren zum Einsatz, das der/die gut informierte Patient*in selbst für sich wählt.

Für die Durchführung der *Traumakonfrontation mit der Beobachterübung* gelten grundsätzlich die Voraussetzungen und Kontraindikationen, die in der Tabelle auf der nächsten Seite dargestellt sind.

Die Durchführung der *Traumakonfrontation mit der Beobachtertechnik* ist darunter tabellarisch zur Verfügung gestellt; an manchen Stellen an die Behandlung von (Kindern und) Jugendlichen angepasst.

Vorbereitung und Konfrontation können in zwei verschiedenen Sitzungen erfolgen. Wichtig ist, dass Durcharbeitung und die Trostphase zusammen in einer Sitzung erfolgen und dass hierfür ausreichend Zeit v. a. für die Trostphase (insgesamt mindestens zwei Therapiesitzungen) eingeplant ist.

Kontraindikationen:

- Psychose
- Suizidalität
- unkontrolliertes autoaggressives Verhalten
- unkontrolliertes dissoziatives Verhalten
- schwere körperliche Erkrankung

Voraussetzungen:

- Äußere Sicherheit:
  - Es findet **keine** Schädigung mehr statt (!)
  - Es besteht **kein** »Täter«-Kontakt (!)
  - Wohnsituation und Versorgung durch ausreichend feinfühlige Erwachsene sind hinreichend gesichert
  - Arbeitsfähigkeit gegeben/Schulbesuch möglich
- Innere Sicherheit
  - Aufklärung über Technik ist erfolgt und an positivem Ereignis geübt
  - Einverständnis der Patienten (und der Sorgeberechtigten) ist erteilt
  - Schwierige Gefühle können ausgehalten und reguliert werden
  - Distanzierungstechniken stehen eingeübt zur Verfügung
  - Fähigkeit zu innerem Trost und Selbstberuhigung stehen zur Verfügung
  - Unterschiede zwischen »traumaverbundenen« (-assoziierten) und traumaverarbeitenden Gefühlen sind klar
- *Therapeutische Beziehung* zwischen Patient:in und Therapeut*in ist sicher (!)

Vorbereitung:

- Traumaszene benennen
- *Anfang* und voraussichtliches *Ende* definieren
- Stoppzeichen vereinbaren
- Belastungsgrad (Subjective Units of Distress, SUD von 0–10) bestimmen
- Bodycheck
- *(negative) Kognition* das Trauma betreffend formulieren
- positive Kognition finden
- heutiger *Wahrheitsgehalt* der positiven Kognition (*Validity of Cognition*, VoC von 1–7)
- Ressourcen und Selbsttröstungsmaßnahmen noch einmal kurz benennen
- Selbsttröstungsmaßnahmen für das traumatisierte *und* das heutige Ich vorbereiten
- klären, was das heutige Ich *im Anschluss* an die Traumakonfrontation konkret zur Stärkung und zum Trost für sich tun kann

Ablauf Konfrontation:

- *kompetentes Ich von heute* auf allen BASK-Ebenen spüren
- Traumaszene noch einmal benennen
- Anfang und voraussichtliches Ende noch einmal benennen
- Belastungsgrad erneut klären (SUD von 10–0)
- erneuter Bodycheck
- (negative) Kognition das Trauma betreffend benennen
- positive Kognition benennen
- momentanen Wahrheitsgehalt bestimmen (VoC 1–7)
- Ressourcen und Selbsttröstungsmaßnahmen noch einmal kurz benennen
- klären, ob andere (jüngere oder ältere Ichs) betroffen sind, wenn das heutige Ich dieses Trauma bearbeitet (Sind alle einverstanden oder hat jemand etwas dagegen?)
- *alle* erlebenden Anteile (auch den erlebenden Teil von heute) an den Geborgenheitsort einladen (ggf. schaut das damals betroffene jüngere Ich aus der Ferne zu)
- an das Stoppzeichen erinnern und klären, ob unter Umständen eine Berührung erwünscht ist und wenn ja, wo
- *Durcharbeiten* der festgelegten Traumaszene, vom festgelegten Anfang zum vorläufigen Ende, in kleinen Abschnitten (wie Salami- oder Gurkenscheiben). Patient*in und Therapeut*in haben folgende Aufgaben:

  - Patient*in:
    - *der beobachtende Teil und das handelnde, erzählende Ich von heute arbeiten zusammen*, d. h., der beobachtende Teil »berichtet« dem handelnden, erzählenden Ich von heute in kleinen Schritten, was in der Situation in der Vergangenheit zu beobachten ist
    - immer auf den vier Ebenen des BASK-Modells (Was passiert in der Situation, was *macht* das damalige jüngere Ich, was *denkt* und was *fühlt* es und was *erlebt es im Körper*?)
  - Therapeut*in:
    - begleitet, damit das handelnde, erzählende Ich von heute mithilfe des beobachtenden Teils *alle* Bereiche des seelischen Erlebens (BASK) wahrnehmen kann (ohne dabei zwanghaft vorzugehen)
    - achtet darauf, dass alle erlebenden Teile am Geborgenheitsort bzw. in Sicherheit bleiben bzw. wieder in Sicherheit gebracht werden, wenn sie sich zeigen (Physiologie beachten!)
    - fördert vorsichtig traumaverarbeitende Trauer- oder Wutreaktionen (auch körperlich, z. B. Zittern)
    - hält eigene mitfühlende Äußerungen während der Durcharbeitung zurück und merkt sie sich für die Trostphase
    - unterlässt jegliche Deutung
    - am voraussichtlichen Ende angekommen, klären, ob es wirklich das Ende ist, ggf. weitermachen bis zum »wirklichen« Ende (Achtung: dieser Situation, nicht der gesamten Traumageschichte!)

- Trostphase:
  - sich noch einmal vergewissern, dass es wirklich das Ende ist
  - das verletze Ich von damals fragen, was es jetzt noch braucht (weil damals nicht erhalten), und überlegen, wer diese Bedürfnisse

heute imaginativ stillen kann (Ich von heute, Helfer, ideale Eltern). Zeit lassen!
- Würdigung des erfahrenen Leids, *vor allem Trost* und imaginative Nachbeelterung (auf allen Ebenen des BASK) – und alles, was eben noch nötig ist. Zeit lassen!
- Wiederholen, was das heutige Ich nach der Sitzung noch vorhat
- SUD neu einschätzen
- VoC der positiven Kognition neu einschätzen
- erneuter Bodycheck
- evtl. Lichtdusche

Im Anschluss an eine Traumakonfrontation sollte man für die Patientin oder den Patienten erreichbar sein.

Schonende Traumakonfrontation mit Jugendlichen

In der Arbeit mit Jugendlichen gelten für die Durchführung einer *Traumakonfrontation mit der Beobachtertechnik* im Wesentlichen dieselben Indikationen, Kontraindikationen und Voraussetzungen wie für Erwachsene. Allerdings sollten diese vielleicht noch sorgfältiger geprüft werden, wegen der schnelleren Folge von Schwellensituationen und Entwicklungsschritten, der immer bestehenden realen und emotionalen Abhängigkeiten von wichtigen anderen und dadurch häufigen Mitbelastungen (bei belasteten Bezugspersonen). Ähnlich wie bei einem medizinischen Eingriff, müssen/sollten bei der Entscheidung, eine Traumakonfrontation durchzuführen, auch die gesetzlich verantwortliche Bezugsperson einbezogen werden. Auch die Durchführung kann im Wesentlichen genauso erfolgen wie im Erwachsenenalter. Für manche Jugendliche ist es einfacher, die verschiedenen Ebenen (heutiges Ich, Beobachter*in und damaliges Ich) zu sortieren, wenn mit einer Kombination aus Beobachter- und Bildschirmtechnik gearbeitet wird. Hierbei berichtet der innere Beobachter dem *kompetentesten Ich von heute*, was das *damalige Ich* »in dem alten Film« auf einem imaginären (oder gebastelten) Bildschirm sieht, während alle *erlebenden Ichs* am Geborgenheitsort in Sicherheit sind. Der sonstige Ablauf der Durchführung bleibt dabei unverändert.

Fallvignette Alienor (FS)

Alienor, 16 Jahre alt, lebt seit ihrem dreizehnten Lebensjahr in einer Wohngruppe, ca. 300 km von ihrem Heimatort entfernt. Sie fühlt sich dort größtenteils verstanden und aufgehoben. Sie wird die zehnte Realschulklasse wiederholen, hat aber nach einem erfolgreichen Praktikum bereits eine Lehrstelle in Aussicht. Ihre Bezugserzieher (Tom und Susanne) sind ihr sehr wichtig, sie haben einiges mit ihr »durchgemacht und ausgehalten«. Mit einem Betreuer, »dem Peter«, kommt sie nicht so gut klar. Der erinnert Alienor an ihren Vater, der die Familie verlassen hatte und ins Ausland gegangen war, als Alienor fünf Jahre alt war. Es besteht seither keinerlei Kontakt zu ihm. Zur Mutter und deren Familie hat Alienor seit einem Dreivierteljahr den Kontakt abgebrochen. Sie wünscht sich langfristig wieder Kontakt zu einer Tante mütterlicherseits, die ihr – mehr schlecht als recht – immer wieder eine Art Überlebenshilfe war.

In den letzten zwei Jahren Therapie konnten eine recht gute Beruhigung in Alienors Innen- und Außenwelt stattfinden. Alienor lernte ihre innere Beobachterin kennen und verwendete sie: als innere »Achtsamkeitstrainerin«, die ihr hilft, weniger im Dort und Damals und mehr im Hier und Jetzt sein zu können; als »Detektivin«, die ihr hilft, sich selbst im Hier und Jetzt und Heute immer besser kennenzulernen und zu schützen, sowie zuletzt als »Meisterin des Zoomens«, die ihr hilft, Abstand zu schwierigen Gefühlen im Alltag zu bekommen und so in den jeweiligen Situationen einen kühlen Kopf zu bewahren und überlegter handeln zu können. Zwei Atem- und verschiedene Körperwahrnehmungsübungen und eine imaginierte Absauganlage, welche innere Probleme oder unangenehme Zustände mit der Bitte um Problemlösung an die entsprechende Abteilung des Universums leitet (mit einem Tresor, konnte sie nichts anfangen), helfen vor allem bei dissoziativen Zuständen, aber auch sonst im Alltag, wie bei Klassenarbeiten oder Referaten.

Die »Verwechslungen« im Kontakt mit Peter kann Alienor inzwischen gut als solche erkennen und eigentlich auch »ganz o. k.« damit umgehen. Dennoch machen sie ihr im Alltag immer mal wieder zu schaffen. Alienor hatte schon früher in der Therapie berichtet, wenn Peter auf eine bestimmte Art die Stimme hebe, habe sie eine unerklärliche Angst, die sie »wie erstarren« lasse. Früher hatte sie in solchen Situationen das starke Verlangen, sich im Kleiderschrank zu verstecken. Sie hatte sich sehr geschämt zu erzählen, dass sie, die Große, dann oft tatsächlich in den Schrank geklettert sei. Aber dort sei die Angst nur noch schlimmer geworden und sie habe »Zeit verloren«. Ihr war dazu die kleine 4-jährige Alienor eingefallen, die sich tatsächlich bei einem schlimmen elterlichen Streit im Schrank versteckt hatte. Gemeinsam war es gelungen, dass sie das Leid ihres jüngeren Anteils damals im Schrank anerkennen und die 4-Jährige am Geborgenheitsort trösten und versorgen konnte, wie es bereits zuvor mit einigen jüngeren Anteilen gelungen war. Alienor hat einen sehr vielseitigen Geborgenheitsort und inzwischen mehrere innere Helfer. Nach diesen »Versorgungen« war i. d. R. im Alltag etwas besser geworden, vor allem die Regulierung von Impulsen und Gefühlen gelang inzwischen ziemlich gut. »Überhaupt ist ganz vieles viel besser!«

Aber »die Angst, wenn Peter so komisch redet« blieb trotz allem »lähmend«. Ich überlegte, dass hier eine Traumakonfrontation, im Sinne eines ganz genauen Hinsehens, sinnvoll sein könnte, zumal gerade alle Voraussetzungen und die Umgebungsbedingungen dafür günstig waren (was in der Behandlung von Kindern und Jugendlichen selten genug der Fall ist).

Ich erzählte Alienor von meiner Idee, erklärte ihr noch einmal jeweils das Vorgehen der *Traumakonfrontation mit der inneren Beobachterin* sowie dasjenige mit der *Bildschirmtechnik*. Alienor entschied sich für die Version der »Meisterin des Zooms«. In der *Vorbereitung* (über mehrere Sitzungen) sprachen wir über die vier Ebenen des *BASK-Modells* (Verhalten, Gefühle, Körpererleben und Gedanken), die sie auch schon gut aus unserer Arbeit kannte, und übten damit die Beobachtertechnik an einer positiven Sequenz aus der letzten Wohngruppenfreizeit. Dabei mussten wir immer wieder lachen, aber Alienor wurde der Unterschied zwischen assoziiertem und beobachtendem Berichten sehr deutlich.

Außerdem sprachen wir über mögliche traumaverarbeitende Körperreaktionen sowie über die (absolute, überflutende, bodenlose, immer gleichbleibende) Qualität von traumaassoziierten Gefühlen, im Gegensatz zu der (eher erträglichen, kontrollierbaren und letztendlich erleichternden Qualität) von traumaverarbeitender Trauer oder Wut. Und darüber, dass es wichtig sein kann, die traumaverarbeitenden Gefühle oder Körperreaktionen zulassen zu können, es aber ebenso wichtig ist, dass sie aushaltbar bleiben. Alienor hatte bereits erfahren, wie hilfreich die distanzierende Wirkung der inneren Beobachterin ist, und sie wusste auch, dass es nicht darum geht, krampfhaft einen (guten) Zustand zu halten, sondern ein gesundes Pendeln zu ermöglichen. Zuletzt hatten wir die Szene benannt, Anfang und voraussichtliches Ende sowie den Belastungsgrad bestimmt, die negative und die positive Kognition gefunden und deren heutige Stimmigkeit eingeschätzt. Sie hatte sich ihre heutigen Ressourcen und Selbsttröstungsmaßnahmen vergegenwärtigt und überlegt, wie sie nach der Konfrontationssitzung gut würde für sich sorgen können.

Die eigentliche Konfrontationssitzung:

FS: »Wir hatten überlegt, uns eine Szene aus deiner Vergangenheit genauer anzuschauen. Passt das noch für dich? (Alienor nickt) Gut, dann schauen wir noch mal auf unserem ›Spickzettel‹. Darf ich dich einladen, die Körperhaltung einzunehmen, die du mit deinen heutigen Kompetenzen verbindest und hinzuspüren und zu fühlen, welches Körpererleben dazugehört und welche Gedanken und Gefühle du damit verbindest.« (*kompetentes Ich von heute auf allen BASK-Ebenen spüren*)

Alienor nickt wieder, richtet sich auf, stellt beide Füße auf den Boden und faltet ihre Hände, die auf den Oberschenkeln ruhen. Sie hat Übung darin, ich kann sehen, wie sie innerlich den verschiedenen Qualitäten nachspürt.

FS: »Prima, danke! Wir haben uns heute verabredet, um eine Situation aus deiner Vergangenheit genau anzusehen, nämlich: Die vier Jahre alte Alienor versteckt sich im Schrank, als ihre Eltern schlimm streiten, und im Schrank passiert noch etwas, an das du dich heute nicht erinnerst. (*Traumaszene noch einmal benennen*) Stimmt das so? (Alienor nickt konzentriert.) Der Anfang der Situation war: Die 4-jährige Alienor ist in ihrem Kinderzimmer. Die Eltern streiten fürchterlich. Vor allem die Stimme des Vaters ist laut und böse, die der Mutter klingt verzweifelt. Und das voraussichtliche Ende ist, wenn die Tante kommt. Oder?« (*Anfang und voraussichtliches Ende noch einmal benennen*) Passt das noch für dich?

A.: (konzentriert) »Ja, ich glaube schon.«

FS: »Wie belastend fühlt sich diese Situation für dich, heute, als 16-Jährige an, wenn 10 maximal belastet bedeutet und 0 gar nicht belastet?« (*Belastungsgrad mit SUD erneut einschätzen*)

A.: »Das ist jetzt eher eine 9?« (Ich nehme wahr, dass sie etwas in sich zusammensinkt und die Füße übereinander kreuzt.)

FS: »Wo im Körper spürst du die Belastung?« (*erneuter Bodycheck*)

A.: »Immer noch im Bauch, da ist ein kalter und harter Klumpen.« (Sie richtet sich wieder auf und atmet tief durch.)

FS: »Wenn du, die 16-Jährige von heute, an die Situation damals denkst, passen dann die Gedanken »Ich falle« und »Ich werde sterben« noch für die Situation?« (*negative Kognition benennen*)

A.: »Ja das passt, ich frage mich wirklich, was in dem Schrank passiert. Warum denke ich, ich muss sterben?«

FS: »Das habe ich mich auch schon gefragt, aber ich denke, wir können deiner Intuition vertrauen. Es hat seinen Sinn, dass dir das so einfällt. Passt denn der Gedanke ›es ist vorbei‹ noch?« (*positive Kognition benennen*)

A.: »Irgendwie muss ich jetzt denken, ›Ich habe es überlebt‹, können wir das ändern?«

FS: »Na klar! Lass uns das mal einschätzen, wie wahr fühlt sich ›Ich habe es überlebt‹ für dich als heute 16-Jährige an, wenn 1 ›gar nicht wahr‹ bedeutet und 7 ›vollkommen wahr‹?« (*Stimmigkeit mit VoC einschätzen*)

A.: »Das ist spannend, das ist eine 2, ich sitze hier, also habe ich es überlebt, aber es fühlt sich eben auch nicht wahr an.«

FS: »Es ist, wie es ist. Jetzt erinnere ich dich noch einmal an ein paar Hilfsmittel, die du dir noch mal kurz ins Gedächtnis rufen kannst: In deinem Inneren hast du: die Beobachterin, die ganz wertfrei beobachtet und dir jederzeit hilft, dich zu distanzieren, dich »rauszuzoomen« – du hast einen wunderbaren Geborgenheitsort, an den du schon viele deiner jüngeren Anteile mit Helfern getröstet und gut versorgt hast – dann ist da noch die weise Frau im Wäldchen – die gute Köchin – die Jägerin mit dem schwarzen Hund – und natürlich deine Problemlösemaschine. Äußerlich hast du deine ›kompetente‹ Körperhaltung und jederzeit die Möglichkeit, dich im Hier und Jetzt zu orientieren, indem du dich umschaust (Ich lächle und sage etwas neckend) und vielleicht mich anschaust, schließlich bin ich der Beweis dafür, dass du nicht mehr im Dort und Damals sein kannst, denn da kanntest du mich ja noch gar nicht (Alienor lächelt). Dann gibt es noch deine Atem- und Körperwahrnehmungsübungen. Und natürlich werde ich dir helfen, dich an alle deine sonstigen Superkräfte zu erinnern. (*Ressourcen und Selbsttröstungsmaßnahmen noch einmal kurz benennen*) Jetzt ist wichtig, dass wir schauen, *ob noch andere jünger Ichs von der Situation betroffen sind.* Du erinnerst dich bestimmt an die Panoramaversorgung, die wir mal gemacht haben, oder? (Alienor nickt) Wenn du magst, stellst du dir wieder dein Leben von der Geburt bis heute als Horizontlinie vor. Dann lädst du alle jüngeren oder auch älteren Ichs ein, die von der Bearbeitung der Situation betroffen sein könnten. (Alienor konzentriert und nickt schließlich) Nun erzählst du ihnen kurz, was du heute mit mir vorhast und fragst, ob sie damit einverstanden sind? (Wieder konzentriert sich Alienor und nickt dann) Wenn alle einverstanden sind, lade sie alle ein, sich für die Zeit der Arbeit am Geborgenheitsort in Sicherheit zu bringen.«

A.: »Ja, da gibt es in der Nähe der weisen Frau im Wäldchen eine

Art Sommercamp mit verschiedenen Bereichen für die verschiedenen Altersstufen mit Betreuern, die genau wissen, was wann dran ist.«

FS: »Das klingt gut! Ist auch die 4-Jährige dabei?«

A.: »Nein, die bringe ich zur Jägerin mit dem schwarzen Hund!«

FS: »Sehr gut. Nun ist es wichtig, dass du dich erinnerst, dass du als 16-Jährige von heute dich aufteilen kannst: in deinen beobachtenden Teil, dein handelndes, erzählendes Ich und dein erlebendes, fühlendes Ich.«

A.: »Ja, das geht. Und mein fühlendes Ich von heute geht jetzt auch an den Geborgenheitsort, und zwar auch zur Jägerin mit dem schwarzen Hund!« (alle *erlebenden Anteile, an den Geborgenheitsort einladen*)

FS: »Vielleicht fragst du sie und die 4-Jährige, ob sie mit der Jägerin aus der Ferne zusehen wollen.«

A.: »Nein, das passt schon.«

FS: »Prima, jetzt will ich dich noch erinnern, dass du jederzeit unterbrechen oder abbrechen kannst. Ist das Heben der rechten Hand als Stoppzeichen noch in Ordnung? (Alienor nickt) Wenn es nötig sein sollte, darf ich dich dann so wie sonst an der linken Schulter von oben berühren?« (*an das Stoppzeichen erinnern und klären, ob unter Umständen eine Berührung erwünscht ist und wenn ja, wo*)

A.: »Ja, das passt.« (Ich merke, dass sie angespannt ist und lächle sie aufmunternd an, daraufhin setzt sie sich wieder aufrechter und atmet noch einmal tief ein und aus.)

FS: »Deine Aufgabe ist nun, Gurkenscheibe für Gurkenscheibe (Alineor lächelt über diesen Witz, der zwischen uns entstanden war, als wir über die Vorgehensweise bei einer Traumakonfrontation sprachen) durch die Erfahrung zu gehen, und dabei berichtet dein beobachtender Teil deinem handelnden, erzählenden Ich von heute, was in der Vergangenheit geschieht. Und zwar berichtet er dir zu jeder Gurkenscheibe immer: was *macht* die 4-Jährige, was *denkt* sie, was *fühlt* sie und *was erlebt sie im Körper*. Bei alldem bleiben alle betroffenen Ichs am Geborgenheitsort, auch der erlebende Teil von heute. Ich begleite dich dabei und helfe, wo ich kann. (Mit einem Schmunzeln füge ich hinzu:) Du merkst schon, es ist wie immer, du machst die ganze Arbeit und ich sitze rum. (Alienor lacht) Bist du bereit?« (sie nickt) Okay, die 4-Jährige Alienor ist in ihrem Kinderzimmer. Die Eltern streiten mal wieder fürchterlich. Was berichtet deine Beobachterin?«

A.: (richtet ihren Blick auf einen Punkt auf dem Boden vor ihr) »Die Kleine denkt, dass sie der Mutter helfen möchte, aber sie hat zu viel Angst vor dem Vater, von dem sie selbst schon angeschrien wurde – sie möchte weglaufen, aber die Eltern streiten im Flur und wo sollte sie auch hin? Ihr Blick fällt auf den Kleiderschrank und sie beschießt, sich dort zu verstecken.«

FS: »Warte mal, was weiß die Beobachterin, was die Kleine im Körper wahrnimmt?«

A.: »Sie ist angespannt und hin- und hergerissen.«

FS: »Dann fällt ihr Blick auf den Kleiderschrank, was weiß die Beobachterin, was sie denkt, fühlt und im Körper erlebt?«

A.: »Sie ist immer noch sehr angespannt und hat Angst. Sie denkt ›Da kann ich mich verstecken‹ und dann öffnet sie die Schranktür und krabbelt hinein, auf das Regalbrett unter die hängenden Kleider – sie schließt die Tür von innen, es ist dunkel, aber man hört auch die Stimmen nicht mehr. Die Kleine denkt ›Hier kann mich niemand finden‹, sie freut sich fast ein bisschen, die Angst wird weniger und ihr Körper entspannt sich langsam (Alienor schaut mich an und lächelt). Eigentlich klug von ihr, oder?«

FS: »Ja, das finde ich auch! Das können wir uns merken und es ihr später noch mal sagen. Was weiß die Beobachterin, was als Nächstes passiert?«

A.: (setzt sich aufrecht hin und atmet tief ein und aus, bevor sie ihren Blick wieder senkt. Es dauert eine kleine Weile, dann macht sie ein erstauntes Gesicht) »Uff, die Beobachterin erzählt mir, dass das Regalbrett unter der Kleinen runtersackt und der Schrank mit der Kleinen drin umkippt! Boa, das ist ja krass, das wusste ich gar nicht mehr!« (Alienor wirkt aufgewühlt)

FS: »Alienor, vielleicht können wir bei dieser Neuigkeit kurz innehalten. Du als handelnde, erzählende 16-Jährige (sie schaut zu mir auf und ich kann erkennen, dass sie sich im Hier und Jetzt orientiert), deine Beobachterin und ich, wir sollten überlegen, was die nächste Gurkenscheibe der Erfahrung ist. Ist es das Wegsacken des Brettes, das Umkippen des Schrankes oder beides zusammen?«

A.: (spricht schnell weiter) »Ich denke, es ist beides zusammen. Die Beobachterin sagt, es geht alles ganz schnell. Es ist dunkel im Schrank. Die Kleine hat sich eben noch sicher gefühlt, dann hört sie ein lautes Knacken und spürt, wie sie fällt und herumgeschleudert wird. Sie bekommt einen riesigen Schreck und denkt ›Jetzt sterbe ich‹ (während Alienor das erzählt, bekommt sie hektische Flecken am Hals, ihr Rücken ist rund geworden und sie zieht ihre Beine so hoch, dass ihr Füße auf den Zehenspitzen stehen) – und dann ist es dunkel! Ich weiß nicht, was dann passiert.«

FS: »Vielleicht überprüfst du einmal, ob alle erlebenden Ichs noch am Geborgenheitsort sind. Ist das möglich?«

A.: »Ja, danke, sie haben Recht! (setzt sich wieder aufrecht hin und atmet auf ihre typische Art, dann lächelt sie schief) Mein erlebender Teil war so aufgeregt über die neue Information, dass er zusammen mit der Kleinen plötzlich hier war. Ich habe sie gebeten, wieder zur Jägerin zu gehen. Sie wollen jetzt doch zusehen, geht das?«

FS: »Na klar! Hast du eine Idee, wie es gut gehen könnte, dass sie alles mitbekommen können, aber vor allem die 4-Jährige sicher am Geborgenheitsort bleibt?«

A.: (lächelt erleichtert) »Die Jägerin hat ein Fernglas für die Große und die kann der Kleinen erzählen, was sie sieht. Und der schwarze Hund bleibt ganz nah bei der Kleinen, die sich in sein Fell kuscheln kann.«

FS: »Das klingt gut! Wollen wir sehen, wie es weiterging? Was weiß die Beobachterin, was als Nächstes passiert?«

A.: »Die 4-Jährige ist unter dem Schrank gefangen, es ist dunkel, sie kann sich nicht bewegen – sie schreit wie am Spieß. Ich weiß nicht, sie ist nicht ganz da, kann nicht denken.«

FS: »Weiß die Beobachterin, was sie denkt, fühlt und im Körper spürt?«

A.: »Ah, Moment – die Beobachterin weiß, dass die Kleine ihren Körper nicht spürt und auch nichts fühlt. Sie denkt ›ich bin tot‹ – dann wird es plötzlich hell und der Vater steht vor ihr und schreit sie an.«

FS: »Moment, ich komme nicht mit, bitte einen Schritt zurück. (Alienor schaut mich an) Die 4-Jährige liegt unter dem umgefallenen Schrank und schreit. Frage bitte noch einmal die Beobachterin, was sie glaubt, was die Kleine fühlt.«

A.: »Sie hat entsetzliche Angst«

FS: »Und was weiß die Beobachterin, was die Kleine in ihrem Körper erlebt?«

A.: (schaut erstaunt) »Sie ist nicht in ihrem Körper – sie ist in ihrem Schreien. Das klingt jetzt komisch, aber so ist es, sie ist mit ihrer Stimme aus ihrem Körper gegangen.«

FS: »Was weiß die Beobachterin, was dann als Nächstes passiert ist?«

A.: »Die Eltern haben wohl trotz ihrer Schreierei den Lärm im Kinderzimmer gehört. Sie kommen gelaufen, der Vater hebt den Schrank auf, stellt ihn wieder an die Wand, reißt die Tür auf und schreit: »Was machst du denn, du blödes Kind? Hör auf zu schreien, sonst fängst du sie!«

FS: »Können wir noch einen kleinen Schritt zurück machen? Was weiß die Beobachterin, wie es der Kleinen ergeht, als der Vater den Schrank wieder aufrichtet?«

A.: »Die Kleine bekommt das gar nicht richtig mit, sie ist ja immer noch in ihrem Schreien.«

FS: »Und als der Vater die Tür aufmacht? Was weiß die Beobachterin, wie es der Kleinen da ergeht?«

A.: »Die Beobachterin sagt, die Kleine hat schon gemerkt, dass es wieder hell wird, und sie erkennt auch den Vater, aber sie bleibt lieber in ihrem Schrei. Der Körper ist leicht und es tut nicht weh. Ich glaube, sie denkt so was wie: ›Tot sein ist vielleicht besser.‹«

FS: »Was weiß die Beobachterin, was dann als Nächstes passiert?«

A.: »Der Vater wird immer wütender, schlägt mit der Faust gegen die Schranktür. Die Mutter schiebt sich an ihm vorbei, stellt die Kleine auf die Füße.«

FS: »Was weiß die Beobachterin, wie es der Kleinen dabei geht?«

A.: »Sie bleibt in ihrem Schreien.«

FS: »Und was passiert dann?«

A.: (macht ein betroffenes Gesicht, Tränen steigen in ihre Augen) »Die Mutter sagt laut: ›Hör auf zu schreien‹ und schlägt der Kleinen dann ins Gesicht.« (nun laufen die Tränen, ich reiche ihr ein Taschentuch).

FS: (ich warte eine kleine Weile, weil ich glaube zu erkennen, dass es keine traumaassozierten Tränen sind) »Nur zur Sicherheit, wer weint gerade?«

A.: (putzt sich die Nase) »Die 16-Jährige, das wusste ich nicht mehr – wieso hat meine Mutter das gemacht?«

FS: »Vielleicht können wir später noch mal gemeinsam drüber nachdenken, warum die Mutter das damals gemacht hat. Jetzt möchte ich dich einladen, noch einmal die Beobachterin zu befragen, was sie weiß, wie es der 4-Jährigen geht. Passt das für dich?«

A.: (setzt sich auf und nickt) »Ja, mit der Ohrfeige hört die Kleine schlagartig mit dem Schreien auf und ist wieder in ihrem Körper. – Sie ist benommen und angespannt zugleich, hat Angst vor dem Vater und der Mutter. Ich glaube, sie denkt nichts, sie wartet ab.«

FS: »Was weiß die Beobachterin, was dann als Nächstes passiert?«

A.: »Der Vater verlässt das Zimmer, die Mutter eilt ihm hinterher. Die Kleine bleibt allein im Zimmer. Sie steht da und rührt sich nicht. In ihrem Körper ist immer noch diese komische Mischung aus Benommensein und Angespanntsein – aber die Angst wird weniger. Sie denkt: ›Immerhin schreien die Eltern nicht mehr.‹ Der Vater scheint weg zu sein. Sie hört die Mutter am Telefon sprechen und weinen.«

FS: »Was passiert als Nächstes?«

A.: »Die Tante kommt und drückt die Kleine kurz an sich – und fordert sie dann etwas ruppig auf, ihr zu helfen, die Kleider in den Schrank räumen. Die Kleine beginnt, sich langsam zu bewegen, und hilft dann mit.«

FS: »Was weiß die Beobachterin, was in der Kleinen vorgeht?«

A.: »Sie konzentriert sich auf das Aufräumen, auf das, was ihre Hände tun. Es tut gut, etwas Normales zu tun, und dass die Tante da ist, fühlt sich sicherer an.«

FS: »Jetzt sind wir da angekommen, wo du das Ende der Erfahrung vermutet hast. Was meinst du, können wir es so lassen?«

A.: »Es gibt natürlich noch vieles, was wir anschauen könnten, aber für diese eine Situation – ich frage einfach noch mal die Beobachterin – ja – da, mit der Tante und der Aufgabe, die Kleider einzuräumen, ist es in Ordnung.«

FS: »Gut, dann ist es jetzt an der Zeit, am Geborgenheitsort nach der 4-Jährigen zu schauen und mit ihr zu überlegen, was sie jetzt noch braucht, was sie damals nicht erhalten hat.« (*Beginn der Trostphase*)

A.: (nickt ernst) »Ja, die tut mir so leid, erst hatte sie die gute Idee, sich zu verstecken, und dann verliert sie den Boden unter den Füßen – und dass die Mutter sie schlägt, das begreife ich nicht. Warum hat sie das gemacht?«

FS: »Was ist gerade für dich dringlicher? Möchtest du dich erst mit dieser Frage beschäftigen oder willst du die Kleine zuerst trösten?«

A.: (schaut mich irritiert an) »Na, erst trösten natürlich! Die Tante war ja gar nicht so feinfühlig. Ich habe die Kleine schon in den Arm und auf den Schoß genommen. Der Hund und die Jägerin sind bei uns. Ich sage der Kleinen, dass es nicht o.k. war von den Eltern, dass sie immer gestritten haben und dass ich es total klug von ihr fand, sich im Schrank zu verstecken. – Sie fragt, ob sie nicht doch was falsch gemacht hat, weil die Welt auseinandergefallen ist, und ob sie wirklich tot war.«

FS: »Das muss wirklich schlimm für sie gewesen sein. Sie muss Todesangst gehabt haben. Was willst du ihr sagen?«

A.: (ist eine ganze Weile still. Ich kenne das schon von ihr und warte) »Hm, ich habe ihr erzählt, dass sie nix falsch gemacht hat. Wahrscheinlich war das Brett, auf dem sie im Schrank saß, nicht richtig festgemacht und der Schrank war nicht an der Wand festgemacht, deshalb ist er umgefallen, als das Brett runtergekracht ist. Sie hat aber einen ziemlich schlimmen Schreck bekommen. Und da hat sie sich in ihrem Schreien versteckt. Das war eigentlich wieder total klug. Leider hat es sich für sie wie tot sein angefühlt. Aber sie war nicht tot, nur in ihrem Schreien versteckt. Und sie hat es überlebt. Sie muss es nie wieder erleben, jetzt ist sie hier, für immer in Sicherheit. Sie hat aufmerksam zugehört, ›Danke‹ gemurmelt. Dann hat sie sich an mich gekuschelt und ist eingeschlafen. (Alienor hat Tränen in den Augen) Ich glaube, das war alles sehr anstrengend für sie, damals und irgendwie eben bis heute immer noch. Danke, dass wir uns das zusammen angeschaut haben.«

FS: (berührt) »Ja, das ist gut! Da hast du Recht! – Braucht die 4-Jährige noch etwas?«

A.: »Ja, ich übergebe sie jetzt erst mal der Jägerin, damit sie sich ausschlafen kann. Ich werde regelmäßig nach ihr schauen und wenn sie aufwacht, finden wir noch gemeinsam gute Eltern für sie. Ich habe da schon so eine Vorstellung, aber das mache ich lieber mit ihr zusammen.«

FS: »Was brauchst du jetzt?«

A.: »Ich bin total geplättet, dass ich mich da gar nicht dran erinnern konnte. Aber jetzt macht so einiges Sinn für mich. Ich mochte nie dunkle enge Räume und bewegliche Untergründe haben mich total gestresst. Ich konnte z.B. gar nicht verstehen, was die alle am Trampolin so toll finden. Das muss ich unbedingt ausprobieren, ob das jetzt anders ist. Es sieht bei den anderen immer nach so viel Freude aus.«

FS: »Gleich heute Nachmittag?«

A.: »Nee, heute werde ich was Ruhiges machen, Musik hören und basteln, und wenn die Kleine wach wird, kümmere ich mich noch ein bisschen um sie. Vielleicht gibt's noch 'ne heiße Schokolade oder so.«

FS: »Das klingt gut. – Möchtest du noch über die Reaktion der Mutter im Damals nachdenken?«

A.: »Nein, das nächste Mal. (sie schielt auf unsere Checkliste) Jetzt will ich wissen, ob die Arbeit erfolgreich war.«

FS: (lachend) »Okay, also, wenn du, die 16-Jährige von heute, an die Situation von damals denkst und an »Ich falle« und »Ich werde sterben«, wie belastend fühlt sich diese Situation für dich heute als 16-Jährige an, wenn 10 maximal belastet bedeutet und 0 gar nicht belastet?« (*SUD erneut einschätzen*)

A.: »Hm, eine 2, (überlegt) mit der Tendenz zur 1.«

FS: »Und wie wahr fühlt sich der Gedanke ›Ich habe es überlebt‹ für dich als heute 16-Jährige an, wenn 1 ›gar nicht wahr‹ bedeutet und 7 ›vollkommen wahr‹?« (*VoC erneut einschätzen*)

A.: (mit leuchtenden Augen) »Das ist krass! Eine 6 bis 7! Ich weiß, dass ich es überlebt habe und dass es vorbei ist, aber vor allem jetzt *fühlt* es sich auch so an!«

FS: (lächelnd) »Wie ist es im Körper, spürst du da noch irgendwo eine Belastung?« (*erneuter Bodycheck*)

A.: »Nö, der Bauch ist jetzt warm und weich – vielleicht habe ich etwas Hunger. Mann, das war heute wirklich harte Arbeit!«

FS: »Stimmt, und du hast dich ganz wundervoll geschlagen! Willst du noch eine Lichtdusche?

A.: »Nein danke, ich will nach Hause und was essen.«

In der Folgesitzung danach befragt, wie es ihr ergangen sei, berichtet Alienor zunächst, wie sie an dem Nachmittag noch für sich gesorgt hatte: »Ich war dann doch gleich, nachdem ich etwas gegessen hatte, mit Tamara auf dem Trampolin – es war super!« Vor dem Schlafen habe sie die Lichtdusche gemacht und dann die Kleine am Geborgenheitsort besucht. Sie erzählt von den imaginären Eltern, die sie gemeinsam dort für die 4-Jährige gefunden haben. Vor allem sei sie aber »ganz schön müde« gewesen: »Das war echt krass anstrengend, was wir das letzte Mal gemacht haben!« Es war Alienor wichtig, noch einmal genauer über ihre neuen Erkenntnisse zu sprechen. Sie war sehr bewegt von derErinnerung, dass die Mutter die Kleine geschlagen hat. Es war hilfreich für sie zu vermuten, dass die Mutter die Kleine damit womöglich vor schlimmerer Erfahrung mit dem wütenden Vater geschützt hat. Die Erinnerung an das Schroffe der Tante konnte als ein »mit der Gesamtsituation überfordert sein« der Tante eingeordnet werden. »Das Wichtigste ist aber, dass ich verstanden habe, dass das Erstarren meines Körpers in der Situation früher gut war und ich gar kein blödes Kind bin. Und, dass es jetzt vorbei ist.«

Aus dieser idealtypisch verlaufenen Fallgeschichte wird vielleicht noch einmal klar, wie viel Vorarbeit von Patient*innen und Therapeut*innen geleistet werden sollte, bevor sie sich an das heiße Eisen einer Traumakonfrontation wagen.

Für Kinder oder jüngere Jugendliche, welche nicht so gut imaginieren können und/oder ihre Schwierigkeiten haben, innere Bilder beschreibend in Worte fassen, ist es oft schwierig, sich das Traumageschehen (als einen Film) vorzustellen. Auch das Aufteilen in einzelne Abschnitte bzw. das Steuern der Bilder (Abfolge) vor dem inneren Auge fällt dann schwer. Als Therapeut*in sehen wir uns dann der Situation gegenüber, dass die jungen Patient*innen zwar innere Bilder oder einen Film vor Augen haben, diese/n jedoch nicht so mitteilen oder portioniert steuern können, dass wir damit hilfreich arbeiten können. Hier hat Dorothea Weinberg (Weinberg 2006) mit ihrer gemalten Methode der STI (Strukturierte Traumaintervention) einen hilfreichen Anstoß gegeben, der dazu beiträgt, dass die Traumakonfrontation auch mit Kindern portioniert und geplant durchgeführt werden kann. Auf der Basis des in der PITT angewendeten BASK-Modells kann die von Luise Reddemann beschriebene Beobachtertechnik (oder auch die Bildschirmtechnik) mit der malenden Vorgehensweise von Dorothea Weinberg verknüpft werden. Dies ermöglicht uns, die Beobachter-/Bildschirmtechnik auch für jüngere Kinder zu adaptieren. Wichtig hierbei ist wieder die PITT-spezifische Grundhaltung gegenüber den jungen Patient*innen. Mitgefühl, Wertschätzung, Achten der Würde und des Tempos des Kindes sowie Einverständnis des Kindes (und der Sorgeberechtigten) für diese Intervention sind gleichsam die Leitplanken für die Traumakonfrontation mittels der »gemalten« Beobachter-/Bildschirmtechnik. Und selbstverständlich gilt auch hier, dass die Konfrontation in eine PITT-Behandlung an sich eingebettet gehört und so schonend wie möglich durchzuführen ist. Es wird explizit nicht mit Habituation gearbeitet. Vielmehr wird darauf geachtet, dass die Betroffenen durch die erneute Begegnung mit dem ausgewählten Element bzw. den ausgewählten Elementen des Traumageschehens nicht überflutet werden und zu jedem Zeitpunkt Möglichkeiten haben und therapeutisch darin unterstützt werden, sich (herunter) zu regulieren. Wichtiges Element ist ebenfalls, immer wieder den Bezug zu heute – im Vergleich und in Abgrenzung zu damals – herzustellen und damit Zukunftsoptimismus und positive Perspektiven zu vermitteln. Die Arbeit findet auch nicht – wie dies z. B. bei der Arbeit mit Traumanarrativen durch Lesen zu Hause teilweise der Fall ist – im häuslichen Rahmen statt, sondern ausschließlich in der Therapiestunde und in einem Umfang, der für die Kinder/Jugendlichen gut auszuhalten ist. Wenn also ein junger Mensch mehrere Traumata erlebt hat (Gewalt, lebensbedrohliche Krise einer wichtigen Bezugsperson, Trennung von der Bezugsperson, eigener schwerer Unfall, Tod der Großeltern), dann wird nur eines oder vielleicht auch nur ein Teilaspekt eines Ereignisses ausgesucht und gemeinsam angeschaut und bearbeitet. Alles in einem einzigen »Lebensfilm« anzuschauen wäre eine Überforderung mit anzunehmender Überflutung und im schlimmsten Fall mit einer Retraumatisierung.

Schonende Traumakonfrontation in der Arbeit im Spiel

Die PITT bietet uns neben der Bildschirmtechnik auch für die Arbeit mit noch jungen Kindern gute Möglichkeiten, eine möglichst schonende Traumakonfrontation durchzuführen. Haben die Kinder in der Behandlung mittels Versorgung von verletzten Anteilen und Arbeit mit verletzenden Anteilen eine gute Stabilität erreicht, bereitet die Traumakonfrontation zwar inneren Schmerz, er bleibt jedoch aushaltbar.

Im spieltherapeutischen Setting speziell mit (jüngeren) Kindern ist die Traumakonfrontation oft ins Spiel integriert. Dies ist deshalb der Fall, weil sich die jungen Patient*innen oft selbst konfrontieren.

Damit möchten sie sich zum einen mitteilen und uns ihr Erlebtes konkret zeigen. Zum anderen suchen die Kinder im Spielprozess und in den Spielsequenzen Möglichkeiten, wie die ursprünglich schreckliche Situation besser oder gar gut ausgehen oder aufgelöst werden kann. Dabei handelt es sich um eine imaginativ-kognitive Auflösung der Situation, welche sich ergänzend in der Spielhandlung wiederfindet. Das Spiel ist von Kognitionen getragen, beinhaltet eine imaginierte Situation, aktiviert Emotionen und bedient sich der Handlung als einer weiteren Möglichkeit der Affektregulation. Da Spielen ein ganzheitlicher Vorgang ist und nicht ausschließlich kognitiv, sondern auch emotional und körperlich (taktil, haptisch, motorisch) stattfindet, ist bei der Auflösung der durchgespielten traumatischen Situation das Gehirn umfassend beteiligt, sodass sich das Stresssystem in allen Bereichen beruhigen kann und das Traumanetzwerk schrittweise aufgelöst werden kann.

Das traumafokussierte Spiel, welches vom Kind ausgeht, findet im Tempo der Kinder statt, um erneute Kontrollverluste zu vermeiden. Dies bedeutet, unsere Interventionen bei der Traumakonfrontation – Erfragen der beteiligten Wahrnehmungsebenen, Anbieten alternativer Kognitionen, Erfragen, was sonst noch wahrgenommen wurde, um den traumaeingeengten Wahrnehmungsstil zu erweitern, sowie die Suche nach vorhandenen Ressourcen – folgen einem achtsamen Wechsel von *pacing* und *leading* (Mrochen et al. 2014, Olness & Cohen 2006). Luise Reddemann spricht hier von achtsamem, mitfühlendem und das Erlebte und die bisherigen Bewältigungsstrategien würdigendem Arbeiten. Nur mit dieser Haltung sind wir in der Lage, die traumatisierten Kinder zu verstehen, ihnen emotional und kognitiv zu folgen. Ohne Mitgefühl und Würdigung sowie kindorientierter Umsetzung wird es uns nicht gelingen, das Kind erfolgreich und vor allem heilsam durch die Begegnung mit dem traumatisch Erlebten zu begleiten und zu führen. Sind wir zu stark an der technisch-methodischen Anwendung ausgerichtet, laufen wir Gefahr, am Kind vorbei zu agieren. Bei unsicher-verängstigten und überangepassten Kindern besteht bei zu großer Fokussierung auf eine unflexible Anwendung spezifischer Methoden sogar die Gefahr, dass sie einen erneuten Kontrollverlust und eine Retraumatisierung erleben, weil sie zu schnell oder zu hart in die traumatische Situation hineingeführt werden. Hier unterstützt uns das emotionale und kognitive Mitgehen im Kindtempo (*pacing*) im Wechsel mit an den Bedürfnissen des Kindes und der Heilung ausgerichtetem Führen (*leading*), so wie wir es aus der klinischen Arbeit mit Trance kennen. Jedoch soll verbal nicht erzieherisch gewirkt werden, sondern eher »weich« mit einem an den Ressourcen des Kindes ausgerichteten Dialog.

Hierzu gehört auch, dass sich die Therapiekinder selbst aussuchen, mit welchem Spielmaterial oder in welcher Rollenverteilung sie uns die belastenden Situationen zeigen möchten. Zu erwähnen ist in diesem Zusammenhang, dass traumafokussiertes Spielen mit Material oder traumafokussiertes Bauen im therapeutischen Sandspiel für das Kind eine behutsamere, da distanziertere Form der Konfrontation darstellt. Geht ein Kind ins direkte Rollenspiel, gibt es weniger Distanz, da hier eine unmittelbare Identifikation und ein quasi komplettes Hineinschlüpfen stattfindet, ohne die beobachtende Distanz. Insofern kann das traumafokussierte Spielen mit Material/im Sandkasten vermutlich mit der Wirkung der Bildschirmtechnik bei Erwachsenen verglichen werden. Die Kinder kommen als Spielende, welche zur Verbalisierung in der dritten Person angeregt und angeleitet werden, in die beobachtende Funktion. Als Therapeut*innen begleiten wir fragend, unterstützend und je nach Situation auf konkrete PITT-Möglichkeiten, z. B. der Selbstfürsorge oder der Versorgung innerer Anteile, hinweisend bzw. diese direkt einwebend. Auch hier soll die praktische Vorgehensweise an einem Fall verdeutlicht werden.

Fallvignette Conrad (SH)

Zunächst soll die PITT-Arbeit mit einem Unfall- und Behandlungstrauma eines Kindergartenkindes beschrieben werden. Wir sehen Conrad, der während des Spielens von einem rückwärtsfahrenden Auto überfahren wurde. Von einer Traumatisierung der Mutter, die in der Nähe war und den Unfall nicht verhindern konnte, ist auszugehen. Fremde haben Notarzt und Sanitäter gerufen, welche ungewöhnlich lang brauchten, bis sie am Einsatzort waren. Das Kind musste schwer verletzt in eine weiter entfernte Fachklinik gebracht werden. Es war bei Bewusstsein und hat die zerquetschten Körperbereiche ebenso gesehen wie die schreiende und traumatisiert umherirrende Mutter. Sowohl die Erstversorgung am Unfallort wie auch einzelne weitere Behandlungen waren für das Kind sehr schmerzhaft und ebenfalls traumatisierend, zumal die Hauptbezugsperson zunächst nicht begleiten konnte. Als der Junge in Behandlung kam, formulierte er neben den bekannten PTBS-Symptomen, welche die Eltern benannt haben, auch große Schuldgefühle: Er habe nicht aufgepasst, er mache seinen Eltern nur Sorgen.

Conrad brachte aufgrund seiner stabilen Herkunftsbedingungen gute Ressourcen mit und suchte aktiv Hilfe. Er wolle wieder schlafen, keine Alpträume mehr haben und auch tagsüber nicht immer »dran denken« müssen; die tägliche Angst solle weggehen, sodass er wieder spielen könne. Conrad erfuhr über eine altersgerechte Geschichte, dass er einen großen Unfallschreck erlitten habe und welche Folgen solch ein Schreck haben könne. Er malte einen geborgenen und sicheren Ort, den er liebevoll ausstattete, inklusive liebevoller und fürsorglicher Wesen und beschützender Tiere. Die Eltern wurden angeleitet, Conrad immer wieder zum Aufsuchen dieses Ortes zu ermuntern. Vorrangig besuchte der Junge den guten Ort abends und die Eltern stellten fest, dass er so besser in einen ruhigeren Schlaf kam. Da Conrad häufig unter Intrusionen litt, wurde mit den Eltern besprochen, dass wir, sobald es sich im Spielprozess ergebe, die Traumakonfrontation wagen könnten. Conrad leitete dies selbst ein. Er spielte relativ rasch bevorzugt mit einem großen Boot, das er mit »seiner Mannschaft« (er war der Kapitän) bestückte. Die Begegnung mit dem Trauma intensivierend musste das Schiff von Stunde zu Stunde schwierigere Prüfungen bestehen (vom Wind über Nebel und Untiefen bis hin zum Orkan und drohenden Sinken des Schiffs). Die Mannschaftsmitglieder bekamen dann von Conrad immer neue, den Schwierigkeiten angepasste Fähigkeiten – bis es zum Orkan kam:

C.: »Achtung, Achtung, ein Orkan ist angesagt … Hilfe, das

Schiff schlingert …« (*nähert sich der traumtischen Situation an*)

SH: »Schnell, wir müssen jetzt schauen, wer dem Kapitän helfen kann …«

C.: »Segel runter …, komm aus dem Ausguck runter, sonst fällst du raus …«

SH: »Wer kann mit steuern? Gibt es einen guten Steuermann?«

C.: »Steuermann, kommen! … Alle Mann an die Segel! … Hilfe, der Mast bricht und fällt auf uns drauf!« (baut den Mast ab)

SH: »Mannschaft, bringt euch in Sicherheit, sucht euren Geborgenheitsort auf …«

C.: (wirft den Mast auf das Boot) »Jetzt kommt eine Monsterwelle …«

SH: »Haltet euch fest an eurem sicheren Ort … Kann noch jemand helfen? Was ist mit dem Kapitän und dem Offizier? … Kommt her!«

C.: »Käpt'n ist zur Stelle, ich halte das Schiff … Offizier, hilf mir!«

SH: »Ich komme und helfe dir, gemeinsam schaffen wir das.« (Ich schlüpfe in die Rolle des Offiziers.)

C.: »Ich höre die Wasserpolizei … Tatü-tatü …«

SH: »Ah ja, sie kommen … jetzt kommt Hilfe …«

C.: »Endlich … hier sind wir … hier!«

Der Kapitän hilft den Wasserpolizisten an Bord. Sie entfernen den Mast. Ein Arzt kommt dazu und versorgt die Verletzten.

C.: »Jetzt schnell ins Krankenhaus … hier, in den Krankenwagen.«

Conrad baut schnell ein Krankenbett auf, ein Verletzter wird dort hineingelegt.

C.: »Jetzt ist er da … jetzt ist es vorbei.«

SH: »Ja, jetzt ist es vorbei, das Schlimme ist vorüber – sie haben es geschafft – der Kapitän und seine Mannschaft, du hast es geschafft, ganz, ganz toll gemacht.« (es folgt eine kleine Pause und gemeinsames Ausruhen)

SH: »Magst du etwas trinken? Oder einen Keks essen?«

Conrad trinkt durstig und erschöpft. Wir machen die Lichtstrahlübung und Conrad schläft ein.

Wir sehen an diesem Fallbeispiel, dass die Spielsituation nicht unbedingt der konkreten Traumasituation entsprechen muss. Kinder sind gut in der Lage, in Methaphern zu denken und zu agieren. Emotional wird dies auf das ursprüngliche reale Erlebnis transferiert. Wir sehen in dieser Sequenz ein Unglück kommen. Conrad kann Spannung und Angst – beides war da – gut aussteuern; er rutscht nicht in die Intrusion. Das Unglück passiert, die Menschen werden unter dem Mast begraben. Zuvor kommt die Intervention mit dem geborgenen Ort, den Conrad ja schon als wohltuende Übung kannte. So konnte er ggf. seine verletzten jüngeren Anteile in Sicherheit bringen, sodass er mit dem älteren Ich (Kapitän) und einem Helfer (Offizier) die Situation bewältigt. Nach dem Höhepunkt des Dramas kommt die wichtige Botschaft »Es ist vorbei« – die zeitliche Einordnung des Geschehens in die Vergangenheit. Schließlich kommt die Auflösung, das erste gute Ende, die Notfallversorgung und das Ankommen in der Klinik.

Was Conrad hier wie auch in weiteren Sequenzen wunderbar gesteuert hat, ist der Umstand, dass er nur einen Teil des Traumas durchgearbeitet hat – also sich portioniert in die Exposition begab. Auch hat er prima in der beobachtenden dritten Person wie bei der Bildschirmarbeit verbalisiert und die Situation in angemessener Distanz gemeistert. Diese beobachtende Position im Spiel ist nicht nur für das Kind ein wichtiger Aspekt, um die Exposition gut aushalten zu können. Auch wir Therapeut*innen profitieren, wenn wir das traumafokussierte und traumabegegnende Spiel beobachtend begleiten und uns in der Position des inneren Zeugen (Reddemann 2020) befinden. Dies erhält unsere Handlungsfähigkeit und trägt zudem zur eigenen Psychohygiene bei, da im therapeutischen Spiel schon immer wieder heftige Situationen durchgespielt werden. Ein Verschmelzen mit der uns zugeordneten Rolle wäre kontraproduktiv. Die weitere Traumatisierung durch die OPs und auch die noch anstehenden perspektivisch ebenfalls sehr belastenden Folgebehandlungen waren in diesem Spieltherapieabschnitt noch nicht Thema. Aus diesem Grund wird als Verbalisierung auch nicht gegeben »Es ist wieder gut«, sondern »Es ist vorbei«. Insgesamt konnte in dieser Spieleinheit gut beobachtet werden, wie bei dem Jungen Spannung und Angst zum Höhepunkt anstiegen und dann mit dem Geborgenheitsort sowie der imaginierten Hilfe (Kapitän und Offizier) in erträglichem Maß gehalten werden konnten, bis sich die traumatische Situation durch das Erscheinen der auch real gekommenen Hilfspersonen zum ersten Mal auflöste. Was dabei internal kognitiv abgelaufen war, müssen wir in der Spielsituation nicht unbedingt wissen. Ein Erfragen während des Spiels würde das Kind aus der Spieltrance und aus seinem Bearbeitungsflow herausreißen. Im Traumafall könnte dann die kritische Situation nicht gut aufgelöst werden. Insofern vertrauen wir auf die internalen Prozesse, solange wir keine Hinweise auf ein Aufploppen von Intrusion oder Dissoziation sehen.

Wenn insbesondere jüngere Kinder mit der Traumabegegnung in der Stunde fertig sind, sind sie oft sehr erschöpft. Sie brauchen Zeit, bis sie wieder in den Alltag zurückkommen können. Deshalb ist es sinnvoll, für solche Einheiten mehr Zeit als eine Behandlungsstunde zu planen oder ggf. etwas zu überziehen. Da nach der Arbeit die Vitalfunktionen wieder einsetzen, dürfen die Kinder bei uns in der Praxis, wenn sie möchten, etwas trinken oder ein paar Salzbrezelchen essen. Immer wieder ist es der Fall, dass ein Kind nach der Arbeit eine Weile schläft. Erfahrungsgemäß sind die Folgestunden nicht so intensiv; das während der Konfrontation Erlebte und Erarbeitete braucht Zeit, um weiter verarbeitet zu werden.

5.5 Integration des Erlebten

Die Vorgehensweise der PITT würdigt das erfahrene Leid, stärkt schrittweise Selbstwirksamkeit und fördert achtsam Selbstverständnis sowie Selbstmitgefühl. Die vorhandenen Ressourcen im Blick, mit Respekt vor der Überlebensleistung wird behutsam der Prozess gefördert, sich den belastenden Erfahrungen aus der Vergangenheit ebenso zu stellen wie den Folgen im Hier und Jetzt. Dies geschieht mit dem Ziel, Alltagstabilität, Lebenszufriedenheit und innere Beruhigung zu erreichen und so traumabedingte Hemmungen der Handlungsfähigkeit abzubauen, damit störungsfreie Psychotherapie und gesunde Entwicklung möglich werden.

Integrationsarbeit mit Kindern im Spielsetting

Im therapeutischen Spielsetting folgen die Kinder, wie wir bereits gesehen haben, ihrem eigenen Tempo und ihren eigenen inhaltlichen Abläufen. Dies impliziert, dass die für ältere Kinder, Jugendliche und Erwachsene konzipierte Reihenfolge der Behandlungsphasen »Stabilisierung – Traumabegegnung – Integration« nicht unbedingt eingehalten wird. Vielmehr wechseln die Kinder auch hier nach ihrer Bedürfnislage. Insofern können Integrationseinheiten durchaus schon früh in der Behandlung oder mitten im Behandlungsprozess auftauchen. Kinder integrieren das Erlebte sozusagen portioniert, so wie sie auch die Konfrontation mit dem Traumamaterial in für sie passenden Umfängen in ihren Spieleinheiten aufnehmen. Dies bedeutet in der Praxis, dass die Integrationsarbeit individuell bedingt so kleinschrittig sein kann wie die Traumabegegnung. Auf Therapeut*innenseite erfordert dies zum einen Geduld hinsichtlich der zeitlichen Dauer, aber auch genaues Hinschauen, ob wirklich alle bzw. die zu dem Behandlungszeitpunkt erforderlichen Aspekte der Traumatisierung integriert sind. Entwicklungsbedingt – v. a. vor dem Hintergrund der kognitiven Entwicklung und Entwicklung von Abstraktionsfähigkeit und umfassendem Verstehen und Einordnenkönnen – ist es nicht immer möglich, alle Erfahrungen abschließend zu bearbeiten und zu integrieren. In diesen Fällen ist es sinnvoll, eine Intervallbehandlung anzubieten. Dies bedeutet, dass das Kind nach seinem nächsten Entwicklungsschritt, also wenn es mehr verstehen und in seine Zusammenhänge oder ein großes Ganzes einordnen kann, noch einmal zur Behandlung kommt. Hier kann dann »nachgearbeitet« und nachjustiert werden; es ist nicht notwendig, mit der Traumaarbeit nochmals von vorne zu beginnen. Die Kinder knüpfen erfahrungsgemäß an relevanten Ereignissen, Belastungen und Integrationsaufgaben an. Auch hier gilt es im Sinne der PITT, sich an den Klient*innen zu orientieren, respektvoll mit ihren Anliegen umzugehen und nur soweit mit ihnen zu arbeiten, wie sie einverstanden sind. Wenn wir die praktische Erfahrung als Messlatte nehmen, kann man konstatieren, dass diese Intervalle in etwa mit den Altersstufen der Kinder zusammenfallen: Kindergartenalter – Grundschulalter – Pubertät – junges Erwachsenenalter. Im Rahmen dieser weiteren

Integrationsarbeit kann es dann durchaus sein, dass weiteres Traumamaterial erinnert und aktualisiert wird und traumatherapeutisch noch einmal nachjustiert und bearbeitet werden kann bzw. muss – je nachdem, ob die Betroffenen dies möchten. Die erforderliche Stabilität, um schwere Traumainhalte mittels Konfrontation zu bearbeiten, ist jedoch oft erst im Erwachsenenalter vorhanden. Wurde aber schon im Kindesalter mit PITT gearbeitet, ist dies eine gute Basis, um dort mit den dann erwachsenen Menschen anzuknüpfen.

Integrationseinheiten im Spielsetting können recht vielfältig sein. Integriert werden kann in der Phantasie, aber auch ganz realitätsbezogen. Welche Möglichkeit der Integration ein Kind im therapeutischen Spiel nutzt, ist sehr individuell. Schauen wir eine solche Einheit bei Conrad (Kindergartenalter), den wir oben schon kennengelernt haben, an.

Fallvignette Conrad (SH)

Conrad hatte sich mit dem traumatischen Ereignis des Unfalls anhand einer Monsterwelle, die über ein Boot kommt, konfrontiert. Zuvor hatten wir mehrmals »Phantasiereisen« (in seinem Sprachgebrauch) an den geborgenen Ort sowie »Luftballonatmen« zur Beruhigung durchgeführt. Während der Konfrontation im Spiel wurde er angehalten, an den geborgenen Ort zu gehen, um die Belastung regulieren zu können. In einer von mehreren Integrationsspieleinheiten kam es zu folgendem Dialog:

C.: »Heute fahren die Piraten wieder auf das Meer. Ob wieder ein schwerer Sturm kommt, weiß ich nicht.«

SH: »Ah ja, du lässt die Piraten wieder aufs Meer fahren und sie schauen, was kommt.« Conrad baut seine Szene auf und »fährt« übers Meer. (*Ich formuliere bewusst ›du* lässt *…‹, um Conrad deutlich zu machen, dass er sich für diese Fahrt entscheidet.*)

C.: »Ich glaube, heute kommt kein Orkan. Es passiert nichts, den Piraten geht es heute gut.«

SH: »Es hat sich alles beruhigt. Geht es dir auch gut?« (*Offene Formulierung, sodass sie sowohl auf die Piraten als auch auf Conrad passt*)

C.: »Ja. Ich habe nicht mehr schlecht geträumt und musste auch nicht mehr zu Mama ins Bett. Der Sturm war schlimm, vor allem, als der Mast abgebrochen ist und die Leute drunterlagen ...«

SH: »Ja, das war ein schlimmer Unfall.«

C.: »Ich habe auch so einen schlimmen Unfall gehabt. Meine Mama hat bestimmt alles erzählt.«

SH: »Ja, ich weiß von deinem Unfall und von den großen Schmerzen, auch im Krankenhaus. Du hast das alles super gut gemacht.«

C.: »Hm. ... Ja, ... aber jetzt geht es mir wieder gut. Ich kann auch wieder allein in den Kindi gehen und allein schlafen.«

SH: »Du hast keine Angst mehr.«

C.: »Nein, ich weiß jetzt, dass ich aufpassen muss. Ich bin schon größer.«

SH: »Genau, du bist größer als damals und du weißt ganz viel. Du weißt wahrscheinlich auch, worauf du bei Autos und Lastwagen aufpassen musst.« (*Zum einen Formulieren von adäquatem Verhalten im Verkehr, zum anderen Bewusstmachen, dass Conrad dies jetzt weiß und Handlungsmöglichkeiten hat – im Gegensatz zur Hilflosigkeit*)

C.: »Ja klar. Die Lastwagen haben einen Piepser und bei den Autos kann ich auf die Lichter schauen oder hören, ob der Motor angeht. Und dann kann ich auf die Seite springen.«

SH: »Genau, dann kannst du weggehen und warten, bis das Auto weggefahren ist. Fällt dir noch was ein?«

C.: »Ich kann einfach woanders spielen, nicht bei den Autos. Das ist sowieso schöner.«

SH: »Das ist natürlich die beste Idee, da merkt man einfach, dass du größer und klüger bist als damals.«

C.: »... die Piraten fahren noch im Meer – es kommt immer noch kein Orkan.«

SH: »Ja, die fahren da und es ist immer noch alles gut. So wie es bei dir auch wieder besser oder vielleicht sogar wieder ganz gut ist ...« (*Bezug vom Spiel zur Realität*)

C.: »Es ist wieder richtig gut. Früher das war schlimm. Aber es ist jetzt vorbei.«

SH: »Ja, das war schlimm damals – und gut, dass deine Mama mit dir im Krankenhaus war und dich ganz oft trösten konnte, und auch dein Papa ist jeden Tag zu Besuch gekommen, um bei dir zu sein … Du warst nicht allein, und auch heute sind deine Eltern für dich da … Wenn du magst, kannst du dir vorstellen, dass sie bei dir sind und du da gut aufgehoben bist …« Conrad versinkt in Gedanken. »O.k., so ist es gut … und der schlimme Unfall und die Behandlungen im Krankenhaus sind vorbei. Der schlimme Unfall war früher und jetzt ist es wieder gut. Und nach dem Unfall und im Krankenhaus und dann daheim hast du alles super toll gemacht. Ganz, ganz klasse. … Und du hast ja vorhin gesagt, dass du jetzt auch weißt, worauf du achten musst, damit du dich sicher verhältst.«

C.: »Ja, ich hab viel weinen müssen und hab mich nichts getraut. Aber jetzt bin ich mutig. Das andere war früher.«

SH: »Ja, das andere ist vorbei. Es ist für dich noch eine Erinnerung von früher. Und du kannst dir immer vorstellen und sicher sein, dass deine Eltern sich kümmern und dich trösten und dich in den Arm nehmen, wenn du es brauchst.«

C.: »Aber ich muss nicht mehr weinen, weil es mir gut geht.«

SH: »Genau, die Erinnerung ist da, aber die Schmerzen sind weg, du musst nicht mehr weinen und traust dich wieder ganz viele Sachen – sogar allein in den Kindi zu gehen.«

C.: »Wie die Piraten. Die fahren auch immer aufs Meer. Aber die wissen, was man bei Sturm macht.«

SH: »So wie du, Conrad. Du weißt jetzt, wo du groß bist, auch, was man macht – vor allem bei Autos und Lastwagen. Das ist ganz, ganz toll.« (*Die Betonung auf Großsein deshalb, um mögliche Selbstvorwürfe bezüglich des Unfalls auszuschließen – wenn man klein ist, kann man solche Sachen noch nicht wissen*)

C.: »Ja, ich fahr noch … Haben wir noch Zeit? Dann fahren sie in den Hafen und wir können noch ein Spiel machen.«

SH: »Genau, such dir noch ein Spiel aus, das ist eine gute Idee.« (*Das andere Spiel kann eine Möglichkeit sein, wieder Distanz zu dem Traumathema und dem für Conrad anstrengenden Spiel zu bekommen.*)

Eine andere Form von schrittweiser Integration im Spiel hat Hanne (9 Jahre alt) gezeigt.

Fallvignette Hanne (SH)

Hanne war wegen multipler Gewalterfahrung im häuslichen Umfeld und damit verbundenem Rückzug, gepaart mit verbaler und körperlicher Aggression, vorgestellt worden. Der Vater war sowohl den Kindern als auch der Kindsmutter gegenüber schwer gewalttätig gewesen. Es kam zu Klinikbehandlungen und Polizeieinsätzen, bis es die Mutter schließlich geschafft hatte, in ein Frauenhaus zu ziehen. Hanne spielt eine Familienszene, zunächst ist unklar, ob der Mann lieb oder böse ist – laut Hanne kann er beides sein. Schließlich schlägt der Täter doch brutal zu, die Polizei kommt zwar, kann aber nicht helfen. Dies ist die Traumabegegnung mit dem Ausgeliefertsein. Danach kommt in derselben Spieleinheit – also in der gleichen Behandlungsstunde – eine neue Spielsequenz mit der integrierenden Auflösung. Eine Helferfigur wird von Hanne gesucht, die den Täter schließlich überwältigt und ins Gefängnis steckt. Die Mutter fährt mit den Kindern zusammen weg. Hanne spielt anschließend in einer dritten Spielsequenz Café und versorgt sich und die Therapeutin mit Getränk und Essbarem (s. Abbildung 4, nächste Seite).

Die Integration besteht nun darin, dass der Täter im Erleben des Kindes unschädlich gemacht wird (Überwältigung und Gefängnis). Wie differenziert so eine Szene angeschaut werden muss, wird nun darin erkennbar, dass Hanne in ihrer Auflösung beide Täteraspekte – das zugeschriebene Gute und das Böse – berücksichtigt: Im Gefängnis lebt man nämlich weiter. Wenn Kinder Rollenträger als ausschließlich böse erleben und belegen, werden diese im Verlauf oft

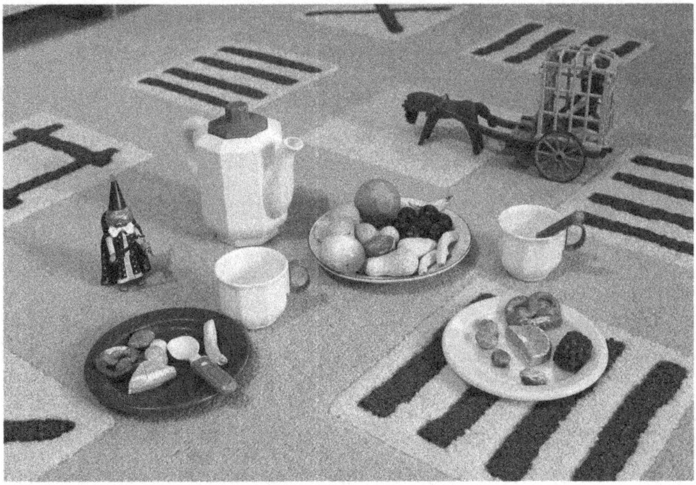

Bild 4: Hanne

getötet – dies hat Hanne nicht gemacht. Sie hat weiterhin die Option, die guten Anteile wahrzunehmen und zu integrieren. Trotzdem fahren die Kinder mit der Mutter weg, sind also nicht mehr in der Nähe des Täters und somit geschützt. Dies ist der Realitätsbezug im Spiel. Damit gibt es ein individuelles integrierendes Erklärungsmodell dafür, wie sich die Situation endgültig auflöst, wie der böse Anteil des Vaters bestraft wird, und eine Verortung des Geschehens im Damals, in die Zeit, bevor Mutter und Kinder in Sicherheit gefahren sind. Zur Selbstfürsorge nach den anstrengenden beiden ersten Spielsequenzen »versorgt« Hanne sich mit Nahrungsmitteln. Dies hat neben der selbstfürsorgenden Funktion auch die neurale Wirkung, dass sich das Stresssystem nach dem Hochfahren während der Konfrontation und der Integrationsarbeit wieder beruhigen kann.

Integrationsarbeit mit Jugendlichen

Auch die Integrationsarbeit mit Jugendlichen geschieht in verdünnter Form während des ganzen Therapieprozesses. Symptome als »normale« Folge auf verrückte Erfahrungen bzw. als Reaktionen auf die Folgen von schwierigen Erfahrungen zu verstehen, hat einen ordnenden und beruhigenden Effekt. Sich selbst wertfrei beobachtend besser kennen und steuern zu lernen, ordnet. Die Versorgung verletzter jüngerer Anteile mündet in deren innerer Integration. Die resultierenden Effekte werden dabei über den imaginativen Transfer in den Alltag in die Abläufe des Lebens integriert und dann konkret erprobt. Die Begegnung mit verletzenden Anteilen zielt auf die imaginative Umwandelung der destruktiven Anteile in Helfende und letztlich auf eine innere Integration derselben oder zumindest ihrer Kraft. Auch hier ist der zunächst imaginative und dann tatsächliche Transfer in den Alltag fester Bestanteil der Intervention. Auch die Trostphase bei der Traumakonfrontation hat diese konkret integrativen Aspekte. Aber es braucht oft zusätzlich einige Gespräche, um die hinzugekommenen Informationen zu den schlimmen Erfahrungen und den gefundenen Lösungen zu beleuchten und in das Selbstkonzept aufzunehmen. Insgesamt stellt sich bei Beruhigung des traumabedingten Stresses in der gemeinsamen Arbeit eine Atmosphäre ein, in der Heilsames (wieder) möglich wird und oft mühelos geschieht. Entwicklungsschritte werden möglich – oft wachsen Therapiekinder ganz konkret körperlich. Ein Zitat von Diana (S. 228) verdeutlicht es vielleicht recht gut.

Fallvignette Diana (FS)

Ich begleitete Diana im Rahmen einer langjährigeren Leid-würdigenden, psychoedukativen, mitfühlenden therapeutischen Behandlung auf Augenhöhe mit Fokus auf Stärkung der Selbstwahrnehmung, des Selbstmitgefühls und der Selbstwirksamkeit (das Konzept der Ego-States lehnte Diana ab, es erfolgte keine Traumakonfrontation). Gegen Ende der Behandlung sagte sie: »Wissen Sie, es ist merkwürdig, ich habe aufgehört, mich ständig abzulenken. Ich schlafe viel, sitze oft am Spielplatz vor unserer neuen Wohnung und beobachte die normalen Familien. Ich denke viel und merke, wie surreal mein Leben vorher war. Ich erlebe Zeit anders als vorher. Es gab immer ein *Vor* der Sache mit Vater und ein *Danach*, und dann noch mal, ein *Vor* der Sache mit meinem Bruder und ein *Danach*. Aber es war immer präsent, ich wollte es ungeschehen machen und doch hat es meinen ganzen Alltag geprägt; ich habe es immer wiederholt. – Jetzt ist es eine Geschichte, es gehört zu mir, und es ist vorbei. Mein Freundeskreis hat sich verändert und ich weiß jetzt, wovon die Frauen in der Arbeit sprechen, ich fange an zu verstehen, was normales Leben bedeutet. Trotzdem hilft es mir, wenn ich manchmal mit Martin oder Katja unterwegs bin; an ihrem Verhalten und dem, was sie sagen, erkenne ich mich wieder, wie ich früher war und auch, wo ich noch so denke und handle. Das hilft mir, denn dann kann ich dran arbeiten. – Früher habe ich Sie immer und immer wieder gefragt, ob Sie glauben, dass ich irgendwann ein normales Leben haben werde – jetzt weiß ich, dass ich ein normales Leben haben kann. – Danke, dass Sie das alles mit mir durchgestanden haben!«

KAPITEL 6

Bezugspersonenarbeit und Arbeit mit dem Umfeld

Als Kinder- und Jugendlichenpsychotherapeut*innen und -psychiater*innen arbeiten wir mit jungen Menschen, die zumeist noch der fürsorglichen und verantwortungsbewussten Betreuung und Begleitung bedürfen, da sie sich in lebensnotwendigen Entwicklungsprozessen befinden und darüber hinaus noch nicht volljährig sind. Dies bedeutet, dass wir in der Regel die Eltern der Patient*innen mit in unserem therapeutischen Boot haben. Von ihnen als Sorgeberechtigten brauchen wir die Zustimmung für die psychotherapeutische Heilbehandlung und für die eventuelle Kooperation mit weiteren außerfamiliären Bezugspersonen oder Helfersystemen. Zudem ist die Mitarbeit im häuslichen Umfeld von zentraler Bedeutung für die Heilung der Kinder und Jugendlichen.

Bei Klient*innen, die im Rahmen einer Jugendhilfemaßnahme betreut werden, sind Ansprechpartner*innen Mitarbeitende von Wohngruppen oder von ambulanten Jugendhilfemaßnahmen. Adoptiveltern wie auch Erziehungsstelleneltern oder Pflegeeltern sind Hauptansprechpartner*innen, wenn die leiblichen Eltern nicht zur Verfügung stehen. Sind bei Fremdunterbringungen/Adoptionen die leiblichen Eltern in die Maßnahme eingebunden, finden gemeinsame Absprachen mit beiden Parteien statt. Darüber hinaus gehören zu den Bezugspersonen einer kinderpsychotherapeutischen oder kinderpsychiatrischen Praxis auch z.B. Mitarbeitende von Kindergärten, Kitas, Schulen, Horteinrichtungen, pädagogischen Tagesgruppen oder Jugendämtern. Die Kooperation mit behandelnden Kinder- oder Hausärzt*innen ist genauso selbstverständlich, wie mit Kolleg*innen aus beteiligten beratenden Einrichtungen, sofern die Sorgeberechtigten eine Schweigepflichtentbindung erteilt haben. Nicht vergessen werden dürfen die sorgeberechtigten Elternteile, die nach einer elterlichen Trennung nicht mit dem Kind zusammenleben, aber Recht auf Umgang oder das Sorgerecht haben.

6.1 Abhängigkeiten und Bezugspersonenarbeit

Je jünger Kinder sind, um so abhängiger sind sie von ihren erwachsenen Bezugspersonen. Von der Bindungsqualität zu Bezugspersonen ist in vielen Fällen auch die Heilungsprognose von posttraumatischen Folgestörungen bei Kindern und Jugendlichen abhängig. Bezugspersonen sorgen mit für die äußere Sicherheit der Patient*innen. Die Spezifika der einzelnen Symptome müssen von der/den Bezugsperson(en) im erzieherischen Handeln immer mitbedacht werden. Expansives Verhalten ist nicht zwangsläufig einfach Aggression, oder Rückzug nicht automatisch ein zurückhaltendes Temperament. Vielmehr kann das eine ein Ausdruck aktivierter verletzender oder verletzter Innenanteile sein, die der Versorgung bedürfen; das andere kann dissoziatives Verhalten sein, aus welchem der/die junge Patient*in herausfinden muss und dazu Unterstützung braucht.

Insofern liegt es nahe, dass positive Bindungspersonen der Kinder und Jugendlichen im Idealfall hilfreiche Co-Therapeutenfunktionen übernehmen können sollten, welche die Behandlung unterstützen und die Anwendung von Übungen, die die Kinder und Jugendlichen lernen, im Alltag ermöglichen.

Damit dies gelingt und eine fruchtbare Kooperation zwischen Bezugspersonen und Therapeut*in entstehen kann, müssen wir diese Menschen für diese Aufgaben gewinnen und entsprechend anleiten oder schulen. Steht von Elternseite niemand zur Verfügung, können weitere Verwandte, vertraute Nachbarn, evtl. sogar Erzieher*innen aus KiGa oder Hort oder Lehrer*innen einbezogen werden. Für Jugendliche sind es nicht selten auch Freunde oder Freundinnen, welche als »Traumacoach« situationsbezogen helfen können.

Für die Anleitung von Bezugspersonen stehen uns in der Behandlung Bezugspersonenstunden zur Verfügung. Zu jeder Kinder- oder

Jugendlichenpsychotherapie können Bezugspersonenstunden bei der Krankenkasse beantragt werden – meist im Schlüssel 4:1 oder 3:1. Seitens des Gesetzgebers ist allerdings nicht vorgesehen, dass zur Kinder- und Jugendlichenpsychotherapie auch die Therapie der Eltern gehört. Bezugspersonenarbeit in der Kinder- und Jugendlichenpsychotherapie hat insofern lediglich beratenden, ggf. anleitenden, jedoch keinen therapeutischen Charakter.

Bei der Arbeit mit Bezugspersonen ist wichtig zu bedenken, dass das Kind bzw. der/die Jugendliche einen eigenen therapeutischen »Raum« braucht. Gerade bei Man-made-Traumatisierten betrifft dies immer wieder das Zimmer, in dem die Behandlung stattfindet. Insofern sollte gut geschaut werden, in welcher Räumlichkeit Bezugspersonengespräche stattfinden. Es sollte auch darauf geachtet werden, dass Eltern/Bezugspersonen nicht einfach z.B. Spielaufbauten oder Sandkastenbilder anschauen dürfen. Hierzu braucht es das explizite Einverständnis des jungen Menschen (wir stehen ihm/ihr gegenüber unter Schweigepflicht) und fachliche Vorüberlegungen des/der Therapeut*in, ob es hilfreich ist, einen bestimmten Aufbau Außenstehenden zu zeigen. Ehe Erwachsene solche Szenen anschauen, sollten sie unbedingt darüber aufgeklärt worden sein, wie sie darauf reagieren können. Bewertungen oder Beurteilungen der Szenen können triggern oder anderweitig schädigend sein.

6.2 Unmittelbar betreuende Bezugspersonen als wichtige Ressource

Unmittelbar betreuende und emotional positiv besetzte Bezugspersonen stellen für Therapiekinder und -jugendliche eine wichtige Ressource dar. Sie können als Co-Therapeut*innen für den Behandlungsprozess sehr förderlich sein. Sind sie und das Kind/die Jugendlichen einverstanden, werden sie in die Behandlung mit dem Ziel, beim Alltagstransfer zu unterstützen, integriert. Die psychotherapeutischen Aufgaben in der Bezugspersonenarbeit bestehen folglich neben der Psychoedukation zum Erscheinungsbild der Traumafolgen v.a. darin, die Erwachsenen, teils auch die Geschwister oder weitere Personen, mit denen der junge Mensch zusammenlebt, im Umgang mit der posttraumatischen Symptomatik zu beraten. Andererseits werden Eltern/Bezugspersonen auch immer wieder zu Co-Therapeut*innen, indem sie angeleitet werden, das Kind in der Anwendung z.B. stabilisierender Übungen, Distanzierungstechniken oder in der Selbstfürsorge anzuleiten oder dazu zu motivieren. Auch Trost spenden und Mitgefühl zeigen ist gegenüber traumatisierten Menschen wichtig. Gerade jüngere Kinder sind noch sehr auf Trost und Mitgefühl von außen angewiesen. Auf diese Weise tragen Bezugspersonen erheblich dazu bei, dass traumatisierte Kinder und Jugendliche heilende Selbstwirksamkeitserfahrungen machen können und somit wieder stabilisierend Kontrolle gewinnen. Ein zugewandtes, liebevolles und wertschätzendes Beistehen der Bezugspersonen geht zudem mit einer stärkenden und damit auch heilsamen positiven Bindungserfahrung einher (Bowlby 2008)

Darüber hinaus gewährleisten die unmittelbaren Bezugspersonen die äußere Basissicherheit, welche Voraussetzung für die Traumabehandlung an sich darstellt. Des Weiteren sind die Menschen, die mit dem erkrankten Kind zusammenleben, auch diejenigen, welche mit den Besonderheiten traumaindizierten Verhaltens leben müssen. Dies erfordert neben viel Geduld und Gelassenheit die Bereitschaft, sich mit der Problematik aktiv auseinanderzusetzen, sie als geschehen anzunehmen und zu integrieren. Gerade für Eltern ist es Schwerarbeit, damit leben zu müssen, was ihrem Kind angetan wurde. Auch polizeiliche und staatsanwaltschaftliche Arbeit sowie der juristische Umgang wollen erst einmal ausgehalten sein. Eltern bzw. Bezugspersonen müssen genauso wie das betroffene Kind oder der Jugendliche lernen, Dinge aus der beobachtenden Distanz zu betrachten und sich nicht verwickeln zu lassen.

Aufgaben der Bezugspersonen

Schauen wir die Aufgaben von Bezugspersonen an, so sind sie zunächst für uns wichtige Informationsquelle und Feedbackgeber bezüglich des Verhaltens ihres Kindes im Alltag. Von ihnen erfahren wir, ob die therapeutische Arbeit zu einer Besserung des psychischen Zustands führt, ob sich etwas verändert und was sich verändert. Je jünger unsere Patient*innen sind, umso wichtiger sind dabei die Bezugspersonen als Informationsquelle.

Des Weiteren haben Eltern oder Bezugsbetreuer*innen Mittlerfunktion zu eventuell zur Verfügung stehenden weiteren Helferpersonen, die in die Behandlung eingebunden werden sollten. So muss zum Beispiel die Kooperation mit Schule oder Vorschuleinrichtung u.Ä. mit dem häuslichen Umfeld idealerweise verzahnt werden, sodass das Kind das in der Therapie Erlernte umfassend anzuwenden lernt. Vor allem bei konstantem Transfer in den Alltag sind Behandlungsprognosen positiv. Zudem brauchen die jungen Menschen dafür viel zustimmende und stärkende Unterstützung und fürsorgliche Verstärkung, da dies alles psychische Schwerarbeit ist.

Insgesamt lernen nicht nur die Patient*innen, selbstfürsorglich mit sich umzugehen; auch die Bezugspersonen lernen, ihr beschädigtes Kind zur Selbstfürsorge anzuregen, ihm Trost zu spenden und Mitgefühl zu geben.

In der Co-Therapeutenfunktion können Kinder von Bezugspersonen bei ihren Übungen begleitet werden. Bei sehr jungen Kindern werden sichere Bindungspersonen durchaus auch in die Traumakonfrontation dahin gehend mit einbezogen, dass sie der Therapiestunde beiwohnen, das Kind ggf. auf den Schoß nehmen und Ähnliches.

Was ist bei Bezugspersonen außerhalb der Familie oder bei Fremdunterbringung zu beachten?

Arbeiten wir mit Bezugspersonen zusammen, die außerhalb der Familie leben oder das Kind fremdbetreuen, ist zunächst Voraussetzung, dass wir mit ihnen kooperieren dürfen, dass uns also die Schweigepflichtentbindung der Sorgeberechtigten vorliegt. Ist das geklärt, müssen wir gut darauf achten, was ihnen an Aufgaben übertragen werden kann. Qua Position zum Kind haben sie häufig trotz guter Bindung eine größere Distanz als die leiblichen Eltern oder Pflege- bzw. Erziehungsstellen- oder Adoptiveltern. Das bedeutet meist, dass sie im Rahmen von Dienstplänen arbeiten und dem jungen Menschen bei Weitem nicht so umfassend begleitend zur Verfügung stehen wie Personen, die im selben Haushalt wohnen.

Co-therapeutische Aufgaben müssen also reduziert werden – die Patient*innen müssen mehr eigenständig arbeiten – oder es müssen mehrere erwachsene Personen in die Kooperation einbezogen werden. Dies ist mitunter wesentlich zeitaufwendiger als die Arbeit mit Eltern. Es bedeutet z. B., dass wir an Fallbesprechungen teilnehmen, um möglichst alle Mitarbeitenden für den Austausch oder die Anleitung zu erreichen. Zudem muss der Lebensrahmen einer Wohngruppe mitberücksichtigt werden. Dort leben noch andere, ebenfalls beschädigte Jungen und Mädchen. Dies bedeutet, dass der/die junge Patient*in keine Exklusivstellung hat und vermutlich auch nicht so viel Rücksicht auf den psychischen Zustand genommen werden kann wie in einer Kleinfamilie. Zudem können die Probleme der Mitbewohner*innen triggernd wirken. Hier ist es von Vorteil, wenn professionelle Erziehungspersonen eine traumapädagogische Ausbildung oder Supervision haben. Gegebenenfalls kann die Einrichtung dazu angeregt werden.

Anleitung von Bezugspersonen zu PITT-kompatiblem Erziehungsverhalten und innerer Haltung zum Kind

Die Arbeit mit Bezugspersonen beinhaltet im Wesentlichen zwei Aspekte. Der eine ist das Vermitteln konkreter Möglichkeiten für Erziehung und Begleitung des traumatisierten Menschen. Der andere Aspekt, mit dem wir häufig konfrontiert sind, ist, zu beachten, mit welchen inneren Anteilen der Erwachsenen wir aktuell in Kontakt sind. Bezugspersonen von traumatisierten Kindern und Jugendlichen sind häufig sehr belastet, wenn nicht selbst traumatisiert – sekundär durch den Patienten/die Patientin in der Familie oder pädagogischen Gruppe oder primär durch Ereignisse in der eigenen Biographie.

In der Arbeit mit Bezugspersonen berücksichtigen wir deren jüngere Ich-Anteile

Auch in der Arbeit mit Bezugspersonen können jüngere verletzte Anteile in behandlungsrelevanter Weise auftauchen. Hierfür ist es sinnvoll, sich vier Interaktionsmöglichkeiten zwischen Bezugsperson und Kind/Jugendlicher zu verdeutlichen:

	Bezugsperson	Kind/Jugendliche
(1)	kompetentes Ich heute	kompetentes Ich heute
(2)	kompetentes Ich heute	jüngeres Ich
(3)	jüngeres Ich	kompetentes Ich heute
(4)	jüngeres Ich	jüngeres Ich

1. Beide Seiten interagieren mit ihren kompetenten Alltags-Ichs: Dies ist eine wünschenswerte, »normale« Konstellation, die i.d.R. nicht oder nur in Ausnahmefällen in der Praxis aufscheint.
2. Die Bezugsperson hat mehrheitlich ihr kompetentes Alltags-Ich zur Verfügung und das Kind/die Jugendliche (re)agiert mehrheitlich mit einem jüngeren Ich: Dies ist eine häufige Konstellation, die wir oft in der Praxis sehen. Hier hat das Kind »Symptome« und die Bezugsperson wendet sich hilfesuchend an eine Beratungsstelle oder Kinder- und Jugendlichenpsychotherapeutin. In diesem Fall sind Arbeit und Beratung i.d.R. unkompliziert und heilungsorientiert möglich.
3. Das Kind/die Jugendliche hat mehrheitlich ihr (anscheinend) kompetentes Alltags-Ich zur Verfügung und die Bezugsperson (re) agiert in bestimmten Situationen (oder generalisiert) als jüngeres Ich. Situativ kommt dies »wohl in den besten Familien vor« und ist in milder Form eine normale Interaktionsvariable. Kommt es jedoch häufig vor und in Kombination mit emotionaler oder körperlicher Vernachlässigung oder auch Gewalt gegen die Kinder, dann ist es eine sehr ungünstige bis schädliche Konstellation für die seelische Entwicklung eines Kindes. Aufgrund der tatsächlichen äußeren Machtverhältnisse (Erwachsene haben das Sagen), wird das Kind an sich und seinen Kompetenzen zweifeln und es kann zur Bildung maligner Introjekte oder zur Identifikation mit dem Aggressor kommen. Diese Konstellation kann im kinder- und jugendpsychotherapeutischen Behandlungskontext übersehen werden, da ja das Kind mit seinen Symptomen zur Behandlung gebracht wird und die Bezugspersonen per Definition nicht die Patienten sind. Wenn dies aber (gemeinsam) erkannt wird und alle

Beteiligten zur Behandlung gewonnen werden können, dann kann gut und lindernd bis heilungsorientiert daran gearbeitet werden. Ist die Konstellation generalisiert, wie es i.d.R. bei Familien der Fall ist, in denen mindestens eine Bezugsperson körperlich oder seelisch erkrankt ist, dann kommt es mehrheitlich zur Parentifizierung des Kindes und meist gar nicht zu einem Behandlungsauftrag für das Kind oder die/den Jugendliche*n.

4. Beide Seiten interagieren mit ihren jüngeren verletzen Anteilen: Diese Konstellation ist die ungünstigste, da sich hier pathologische Interaktionsmuster gegenseitig hochschaukeln und verstärken. Hier ist oft keine heilungsorientierte, sondern eher eine lindernde oder Schaden reduzierende Behandlung möglich, verbunden mit sozialpsychiatrisch bzw. sozialpsychotherapeutischem Arbeiten (s. Abschnitt 4.3 Wenn die Bedingungen für »Heilung« nicht gegeben sind: »Überleben im Dschungel«).

Diese möglichen Grundkonstellationen vor Augen, kann die Arbeit mit den Bezugspersonen grundsätzlich zwei Richtungen nehmen:

Entweder zwei Erwachsene (Bezugsperson und Therapeut*in) denken gemeinsam über mögliche Unterstützungen für die Gesundung des Kindes nach. Das bedeutet, die Bezugsperson ist stabil und berichtet von »kindischem« bzw. kindlichem Verhalten des Kindes oder die/der Therapeut*in erkennt im Bericht über das Verhalten des Kindes, dass es sich hier eventuell um einen jüngeren verletzten Anteil des Kindes handeln könnte. Dann ist es wichtig, dies der Bezugsperson deutlich zu machen und ihr dabei zu helfen, dass sie ihr Kind mitfühlend und angemessen begleitet. Dies mit möglichst konkreten Ideen und Aufgaben (s. nächsten Abschnitt).

Oder aber Bezugsperson und Therapeut*in denken über die Stabilisierung der Bezugsperson nach, damit diese in die Lage versetzt wird, das Kind in seiner Gesundung bestmöglich zu unterstützen. Das bedeutet, auch in Gesprächen mit Bezugspersonen kann es vorkommen, dass diese von eigenen »Eigentlich«-Situationen in der Interaktion mit ihren Kindern berichten. Dann sollte man hellhörig werden und mit viel Feingefühl versuchen herauszuarbeiten, ob sich hier vielleicht ein jüngerer verletzter Anteil der Bezugsperson zeigt.

Vor allem in emotional schwierigen Situationen ist so manche scheinbar »erwachsene« Reaktion im Grunde eine sehr »kindliche« und geprägt durch schwierige Erfahrungen aus der Biographie der Bezugsperson. Ist dies so, sollte an der Alltagsstabilität der Bezugsperson gearbeitet werden. Es geht also darum, gemeinsam ganz konkrete Ideen zu entwickeln, wie die Bezugsperson in kritischen Momenten »so erwachsen wie möglich« oder auch mit ihrem »kompetentesten State« (re)agieren kann. Wenn nötig sollte die Bezugsperson zu einer eigenen psychotherapeutischen Behandlung motiviert werden.

Nur wenn die Bezugsperson stabil ist, kann ernsthaft an einer heilungsorientierten Behandlung des Kindes gearbeitet werden. Weitere konkrete Vorschläge für die Stabilisierung von Bezugspersonen finden sich im nächsten Abschnitt.

Inhalte der Bezugspersonenarbeit

Die Elternarbeit und Arbeit mit anderen bzw. weiteren Bezugspersonen wird immer individuell und auf das Kind oder den/die Jugendliche*n und die Familie respektive den Lebenskontext abgestimmt. Zu dieser Anleitung gehört zunächst die individuell angepasste Psychoedukation zu Trauma und Traumafolgestörungen. Dieses Wissen ermöglicht den Erwachsenen, eine angemessene Haltung zur Symptomatik zu entwickeln. Des Weiteren lernen und üben sie, den jungen Menschen unter dem Blickwinkel seiner Ressourcen und Fähigkeiten zu betrachten, um eine defizitorientierte Sicht zu vermeiden. Dies ermöglicht den Bezugspersonen auch, die Symptomatik als Versuch wahrzunehmen, die für den Jungen oder das Mädchen schwierige Situation zu bewältigen. Wenn die Erwachsenen die Symptomatik besser verstehen, wird es ihnen möglich, dem Kind oder dem/der Jugendliche*n würdevoll und mit Wertschätzung zu begegnen. Sie werden damit zu aktiven Unterstützern des jungen Patienten oder der jungen Patientin.

Diese heilsame Unterstützung im Alltag ist ein wichtiges Moment in der Gesamtbehandlung, da unsere Patient*innen die Umsetzung der PITT-Anregungen alleine zu Hause nicht oder nicht unbedingt regelmäßig schaffen. Mithilfe der Eltern bzw. Bezugspersonen kann dies jedoch gelingen. Damit ist ein wesentlicher Schritt zur Stabilisierung, aber auch später zur Integration des Erlebten im Alltag möglich.

Hierzu wird mittels Information und therapeutischen Hausaufgaben auf traumakompatibles Erziehungsverhalten hingearbeitet. Eltern üben, mit dem Sonnen- oder Lobtagebuch den Blick auf Dinge zu richten, die beim Kind/Jugendlichen funktionieren. Somit wird der in belasteten Familien und pädagogischen Lebensfeldern so häufig verbreitete Problemfokus reduziert und wertschätzend sowie den Selbstwert stärkend auf das Gelingende geachtet. Kinder – und gerade sehr belastete junge Menschen – brauchen die Erfahrung, Privatsphäre zu haben. Dies dient zum einen der Erfahrung, dass eigene Grenzen aufgestellt werden dürfen und geachtet werden, zum anderen können in der privaten Zeit gut für die Stabilisierung und die Wiedererlangung von Alltagsfunktionalität hilfreiche PITT-Übungen durchgeführt werden. Gerade positive Zuwendungszeiten – und das muss nicht zwangsweise stundenlang oder halbe Tage lang sein – stärken positive, Sicherheit gebende Bindungserfahrungen beim traumatisierten Kind oder Jugendlichen. Hierzu gehört neben gemeinsamen angenehmen Freizeitaktivitäten, je nach Alter: In-den-Arm-Nehmen, Schaukeln, Wiegen, Kuschelzeiten, Zusammensein und Miteinander-Sprechen, Teetrinken, Eisessen u.Ä. Ebenso verhält es sich mit Komplimenten gegenüber den verletzten jungen Menschen. Komplimente heben positive Persönlichkeitsmerkmale sowie im Alltag Gelingendes hervor und tragen somit zum Erwerb eines stabilen positiven Selbstbildes bei, das wichtiger Resilienzfaktor sein kann. Die Erwachsenen lernen Verhalten erkennen, das im Sinne der Heilung wünschenswert ist, und üben, darauf mit warmer Zuneigung zu reagieren. Auf unerwünschte Situationen lernen sie, sich eher emotional neutral zu verhalten.

Worin Bezugspersonen ihr Kind zu Hause unterstützen können – eine kleine Zusammenschau

- Gewähren von Rückzugsmöglichkeiten und Ungestörtsein – z. B. im eigenen Zimmer (*somit Möglichkeiten zur Selbstfürsorge geben, selbstwirksam Selbstberuhigung bzw. Affektregulierung erleben*)
- Wenn sich Sohn oder Tochter z. B. mit Spiel oder altersadäquaten Beschäftigungen intensiv auseinandersetzen, dem Kind oder dem/der Jugendlichen diese Zeit lassen. Eher eine Spiele-/Beschäftigungszeit vereinbaren, sodass sich das Kind auf das Ende einstellen kann (*sich stabilisierend mit positiven Dingen im eigenen Tempo beschäftigen dürfen, dadurch Selbstwirksamkeit und Selbstregulation erleben*)
- Dafür sorgen bzw. das Kind darin unterstützen, dass Geschwisterkinder/andere betreute Kinder, nicht einfach ins Zimmer gehen. Auch wenn Freund*innen auf Besuch sind, sollten Geschwisterkinder nicht automatisch dabei sein. (*Dies ist eine Intervention zur Grenzsetzung und zum Respektieren von Grenzen und dient zudem dem Lernen und Üben, sich in der Altersgruppe entwicklungsgerecht und sozial kompetent zu verhalten. Stärkende Beziehungserfahrungen werden gemacht.*)
- Regelmäßige Komplimentedusche (*dient dem Aufzeigen von Stärken, Ressourcen; fördert Selbstwert, Selbstsicherheit, ist beziehungsförderlich, ist Grundlage für positive Perspektiven*)
- Exklusive Zeit mit Mama/Papa/Lieblingsbetreuer*in; dies können besondere Aktivitäten sein, genauso jedoch Vorlesen, Rückenmassage, gemeinsam kuscheln/Tee trinken/Musik hören u. Ä. (*wichtige, Selbstwert und Vertrauen stärkende Beziehungserfahrung*)
- Geben von Entscheidungsspielräumen – günstiger Weise mit 2 bis 3 Auswahlmöglichkeiten, sodass der Entscheidungsspielraum noch mit dem der Erwachsenen deckungsgleich bleibt und die Kinder einen Rahmen bekommen; z. B. was es zum Essen geben soll, ob man am WE Aktivität A oder B machen soll, welche Kleidung getragen werden möchte, was am Abend vorgelesen werden soll … Hier lohnt es sich, auch nach kleinen Dingen zu suchen, welche altersgemäß im Alltag von den Jungen und Mädchen entschieden werden können, ohne dass die Eltern Kompetenzen verlieren oder die Kinder überfordert werden. (*Dies stärkt das Empfinden der Kinder, im Alltag wieder Kontrolle zu gewinnen, und wirkt schrittweise dem traumabedingten Kontrollverlust entgegen; zudem wird im Bereich der Sozialkompetenz erlernt, Entscheidungsprozesse verantwortlich zu gestalten bzw. mit Grenzen von Entscheidungsmöglichkeiten adäquat umzugehen.*)
- Gestalten eines gemütlichen Zimmers, je nach Größe mit einem kleinen Arbeitsbereich und mit einem Rückzugsbereich, sodass Arbeiten und Ruhen/Erholen getrennt sind. (*Selbstfürsorge, erleben, ich bin es wert, es mir angenehm und gemütlich zu machen*)
- Mit dem jungen Menschen in die Natur gehen (das kann Spielplatz, Grillplatz sein, aber auch Wanderungen, Spaziergänge, Radausfahrten, Aufenthalte in Garten, Wald, Wiesen, am Wasser zu jeder Jahreszeit. (*Die beschädigten Kinder/Jugendlichen erfahren, dass sie in ein Größeres eingebunden sind, dass man aus der Natur Kraft, Zuversicht und Lebensmut schöpfen kann; sie können im wahrsten Sinne des Wortes spüren, wie es sich anfühlt »durchzuatmen«, können (neue) stärkende Erfahrung*

mit Bewegung und ihrem Körper sowie alternative Sinneserfahrungen machen oder sich mit Naturgegebenheiten und Naturmaterialien kreativ beschäftigen – dies alles dient der Selbstfürsorge, dem Wiedererstarken der Selbstwirksamkeit und des Kontrollgefühls und ist darüber hinaus mit einer schönen und stärkenden Beziehungserfahrung verknüpft.)

Darüber hinaus erlernen Bezugspersonen je nach Bedarf:

- die Zoomtechnik (*Abstand zu schwierigen Situationen bekommen, oder Situationen genauer anschauen und zum besseren Verständnis analysieren*)
- die PITT-Intervention des Beobachters (*um Abstand zu gewinnen und nicht in Problemdynamik verwickelt zu werden*)
- dass sie immer Modell für das Kind sind; aus diesem Grund lernen sie, selbstfürsorgliches Verhalten und (Selbst-)Mitgefühl zu praktizieren und zu zeigen
- sich selbst und der traumatisierten Person Trost zu spenden
- den Geborgenheitsort gemeinsam zu erarbeiten (*die Erwachsenen haben damit die Möglichkeit, eigene jüngere Anteile zu versorgen. Zudem können sie erspüren, wie wichtig es ist, wenn das traumatisierte Kind ebenfalls mit PITT-Übungen arbeitet*)
- sich mit uns gemeinsam auf die Suche nach möglichen inneren und äußeren Helfern zu machen (*Erleichterung erfahren; ggf. erleben, dass schwierige Lebensphasen/Alltagssituationen nicht alleine durchgestanden werden müssen bzw. dass wir selbst über einen inneren Helferpool verfügen, den wir individuell und situativ aktivieren können, was wiederum emotional sehr stärkend ist*)

Therapiehund als Bezugsperson:

- Manchmal kann für schwer dissoziative junge Patienten, die sich im dissoziativen Zustand massiv selbst gefährden, auch ein darauf geschulter Therapiehund hilfreich sein. Dieser durchläuft eine traumaspezifische Schulung, sodass er individuell angepasst auf erste Anzeichen von Dissoziation reagiert und die betroffene Person herausholen kann (z. B. durch Bellen, Lecken, andere hundespezifische Möglichkeiten). Aber Achtung – hierfür eignen sich nicht alle Hunderassen und die Schulung muss sehr gründlich und von Fachtrainern durchgeführt werden (die Trainerin/der Trainer gibt dem Hund eine Grundschulung, dann findet ein gemeinsames Kennenlernen und eine mehrwöchige Probezeit inklusive Zwischenerfassung mit dem Hund statt, ob sich Tier und Mensch aufeinander einlassen können. Erst danach kommt es zum über mehrere Wochen andauernde Dreiertraining zwischen Klient*in, Trainer*in und Hund, in dem der Hund lernt, genau auf das traumaspezifische Verhalten des Kindes/Jugendlichen lernt zu reagieren. Dies alles braucht ausreichend Zeit und der/die Trainer*in muss über Einzelheiten des symptomatischen Verhaltens informiert werden. Zudem ist ein so trainierter Hund auch nicht billig. Ich (SH) habe jedoch erlebt, dass es teils private Vereine/Fördergesellschaften u. Ä. gibt, welche die Anschaffung im Einzelfall finanziell unterstützen.

Um traumapädagogische und co-therapeutische Aufgaben bewältigen zu können, brauchen die Erwachsenen neben dem Wissen um die Symptomatik und zugewandtes Erziehungsverhalten auch ausreichend eigene psychische und physische Energie, um eine »Co-Therapeutenrolle« übernehmen zu können. Insofern bezieht sich der therapeutische ressourcenorientierte und fürsorgliche Blick ebenfalls auf die sie betreuenden und begleitenden Erwachsenen. Dabei ist die Leitfrage nicht nur, welche Ressourcen sind beobachtbar und schon aktiviert; vielmehr ist es oft notwendig zu schauen, was braucht es im Alltag an (Entlastungs-)Möglichkeiten, damit durch die Traumatisierung verschüttete Ressourcen und Stärken bei den betreuenden Personen (wieder) aktiviert werden können.

Selbstfürsorgemöglichkeiten für die Erwachsenen – einige Ideen

- Als Auszeit für sich selbst und die ganze Familie inklusive Kinder »Siesta«-Zeit einführen. Je nach Alter und Möglichkeit in der Zeitdauer ist die ganze Familie jeder für sich und beschäftigt sich alleine oder ruht sich aus (*zur Ruhe kommen, Reduktion des Alltagsstresses, Möglichkeit, PITT-Übungen in Ruhe zu machen, Abstand gewinnen, aber auch mit Langeweile und Ruhe umgehen lernen*)
- Als Familie eine feste Zeit einführen für die Komplimentendusche (*tut gut, von jedem mindestens ein Kompliment zu hören, ist zudem eine gemeinsame positive Zeit*)
- Einmal am Tag gemeinsam in Ruhe eine Essenszeit nehmen, ohne parallel über Probleme zu sprechen, sondern nur um das Essen zu genießen und friedlich beisammen zu sein (*positive Beziehungszeit, Genussmöglichkeit, gleichzeitig ein Beitrag zur guten Versorgung mit Nahrung, Heranführen der Kinder ans Essen als eine genussvolle Tätigkeit, die es lohnt, durch Kochen vorzubereiten, und die ein positives soziales Ereignis darstellt*)
- Vater- oder Mutterzeiten einführen (*der andere Elternteil kann sich seiner Selbstfürsorge widmen, in der Zeit Verantwortung abgeben und sich insgesamt entlastet fühlen*)
- Regelmäßig als Paar/Alleinerziehende*r eine Auszeit nehmen und Großeltern, Freunde, Kindersitter*in zur Betreuung aktivieren. Teilweise gibt es über Jugendämter die Möglichkeit, eine Auszeitenfamilie zu engagieren, in welche ein sehr schwieriges Kind z. B. ein Wochenende pro Monat gehen kann. (*Auszeit zur Kurzerholung, um Abstand zu gewinnen, Erfahrungen außerhalb der Familie machen, die Paarebene stärken, ggf. freundschaftliche Beziehungen stärken, insgesamt Selbstfürsorge*)
- Längere Auszeiten kann man versuchen zu organisieren, indem das Kind/die Kinder an Wochenendaktivitäten von Vereinen, Jugendgruppen u. Ä. mitdürfen oder zu Ferienfreizeiten oder zur Ferientagesbetreuung angemeldet werden

- Sich mit Familien aus der Schulklasse/dem Kindergarten in der Betreuung abwechseln, sodass regelmäßig pro Woche einige freie Stunden für sich selbst zur Verfügung stehen
- Wenn von der Symptomatik des Kindes möglich, sind auch Zeiten, in denen sich das Kind im Verein, in der Jugend- oder Kindergruppe, bei Pfadfindern u. Ä. aufhalten kann, für die Erwachsenen Auszeiten. (*Achtung! Bei allen Auszeiten darauf achten, dass sie wirklich als Auszeit genutzt und nicht mit Pflichterfüllung und Arbeiten assoziiert werden*)
- Sich ungeliebte Tätigkeiten z. B. im Haushalt »versüßen«, z. B. durch nebenher Musikhören, sich belohnen, wenn sie getan sind
- Freude- und (Selbst-)Lobtagebuch für sich selbst führen (*bestätigt werden als Gegenpol zu den vielen schwierigen Situationen, die im Alltag durchzustehen sind; sich einen positiven Blick in die Welt aneignen*)
- Mit dem Kind/ggf. dem/der Jugendlichen gemeinsam Infomaterial/Bücher lesen oder anschauen. Mittlerweile gibt es zum Thema Trauma, Selbstfürsorge, Trost usw. einiges an (Vorlese-)Bilderbüchern, die teils auch für Jugendliche noch eingesetzt werden können
- Auch in kurzen Auszeiten versuchen, Tätigkeiten bewusst zu tun und zu genießen, wie z. B. duschen, sich richten/schminken/frisieren/rasieren *(ist eine Art Genusstraining, selbststärkend, selbstfürsorglich)*
- Natürlich gibt es bei permanenter Überlastung auch die Möglichkeit, sich ans Jugendamt zu wenden und dort eine Hilfemöglichkeit zu erbitten und zu beantragen (Tagesmutter, Tagesgruppe, Hort, soziale Gruppen, Erziehungsbeistand, sozialpädagogische Familienhilfe u. Ä.)

Wenn es betroffenen Erwachsenen gelingt, sich immer wieder, im Idealfall regelmäßig, zu entlasten, wird dies die Entwicklung einer hilfsorientierten Haltung zum jungen Patienten/zur jungen Patientin erleichtern. Dann kann es gelingen, auch schwieriges (Beziehungs-)Verhalten des jungen Menschen vor dem Hintergrund der Traumatisierung wahrzunehmen und mit adäquater Distanz zu reagieren. Ein Verwickeln in die Problemdynamik und damit in immer wieder drohende Problemeskalationen werden damit verhindert.

6.3 Kindeswohlgefährdung

In der kindertherapeutischen und kinderpsychiatrischen Praxis sehen wir oft Kinder und Jugendliche aus Multiproblemfamilien. Damit stehen wir als Vertreter*innen helfender Berufe immer wieder der Frage gegenüber, ob eine Kindswohlgefährdung gemeldet werden muss. Ist vereinzeltes Schlagen ein Grund? Alkoholprobleme von einem oder beiden Erwachsenen der Familie? Psychische

Erkrankung eines Elternteils oder Geschwisterkinds? Ein negativistisches, entwertendes oder wenig fürsorgliches Familienklima? Überforderte und vernachlässigende Eltern? Dies alles sind für Kinder schädigende Faktoren und nach den Erkenntnissen der Bindungstheorie (Brisch 2006) traumatisierende Rahmenbedingungen. Viele Familien lassen sich, wenn ihr Kind sehr leidet, auf Veränderungen ein und schaffen es, die familialen Lebensbedingungen für ihr Kind zu verbessern. Es gibt jedoch auch Familien, die gern Veränderung hätten, jedoch zu schwach oder zu belastet sind, um sie herbeizuführen. Bei solchen Menschen würden wir viel an Motivation zerstören, wenn wir sofort mit der Kindswohlmeldung drohen würden. Hier ist es hilfreicher, auf Unterstützungsmöglichkeiten durch Maßnahmen des Jugendamts – je nach Region eines städtischen Amts – hinzuweisen und darauf hinzuarbeiten, dass diese ambulante Begleitung zeitnah beantragt und in Anspruch genommen wird. Dies schafft meist eine gute Arbeitsbasis mit der Familie für die weitere psychotherapeutische Begleitung des Kindes.

Keine Frage ist es natürlich, dass Anzeige nach § 1666 BGB (Kindswohlgefährdung) in Verbindung mit § 8b SGB VIII (Recht auf fachliche Beratung, ob Kindswohlgefährdung vorliegt) gemacht wird, wenn Elternteile sich sowohl weigern, ihren Umgang mit dem Kind zu verändern als auch sozialarbeiterische Hilfe anzunehmen. Dann bleibt nur der Weg, Kontakt zur »insofern erfahrenen Fachkraft« vom Amt aufzunehmen, abzuklären, ob es sich um einen Kindswohlfall handelt, und bei positivem Bescheid auf der Basis des § 34 StGB (rechtfertigender Notstand, d. h., die Schweigepflicht ist außer Kraft) Anzeige zu erstatten. Ehe wir – außerhalb der akuten Notsituation, welche eine sogenannte Inobhutnahme durch das Amt rechtfertigt und auch auf Basis des § 34 StGB beruht – diesen Weg gehen, müssen wir jedoch den Sorgeberechtigten die Möglichkeit geben, sich selbst beim Amt Hilfe zu holen. Wir müssen also den Sorgeberechtigten mitteilen, dass nach unserer Einschätzung das Wohl des Kindes gefährdet ist und wir beim Amt Meldung machen, sofern wir nicht vom Amt darüber informiert werden, dass die Sorgeberechtigten selbst um Hilfe gebeten haben. Hierfür kann eine gewisse Frist angemessen sein, da die zuständigen Mitarbeitenden der

Ämter nicht immer zeitnah zu erreichen sind. Auf jeden Fall ist es sinnvoll und wichtig, diesen Familien eine fixe zeitliche Grenze zu setzen.

Defizitäre Bezugspersonensysteme

Abklären, ob oder in welchen Fällen wir mit Täterbezugspersonen arbeiten, gehört bei komplex traumatisierten jungen Klient*innen immer wieder zum Alltag. Nicht selten gehen damit für uns als Fachleute Frustrationen einher, wenn z. B. Gerichtsurteile zu Umgängen oder Bestrafungen von Tätern nicht vorrangig das psychische Wohl unserer Patient*innen berücksichtigen (können). Schnell kommt die Frage auf, soll ein Kind, das sich nicht angemessen wehren kann und dem System ausgeliefert ist, ohne ärztliche oder therapeutische Begleitung bleiben, weil Täterkontakt die Behandlung verunmöglicht? Oder kann auch ein Kind mit Täterkontakt wenigstens niederschwellig stabilisiert werden und die Erfahrung machen, dass ihm jemand zur Seite steht? Dabei ist zu beachten, dass es – so makaber dies auch scheinen mag – Unterschiede zwischen Täter und Täter sowie Co-Täter gibt. So begegnen uns in der kinderpsychiatrischen und kindertherapeutischen Praxis die proaktiven Täter*innen, welche mit Absicht oder unabsichtlich, also ohne besseres Wissen, psychische oder physische Gewalt ausüben. Und es gibt Menschen, die in die Täterkategorie zählen, weil ihr Verhalten traumatisierend ist, ohne dass sie zunächst dafür etwas können – zum Beispiel psychisch kranke Eltern(teile). Und dann gibt es die Menschen, welche davon wissen, wie sehr ein Kind leidet und nicht korrigierend eingreifen – die Gruppe der Co-Täter*innen. Dabei ist zudem zu unterscheiden zwischen Co-Täter*innen, die von dem missbräuchlichen/gewaltausübenden Verhalten gegenüber dem Kind oder dem/der Jugendlichen wissen, dieses bewusst zulassen oder gar zuführende Funktion haben.

Nicht ausreichend schützende oder hilflose Bezugspersonen werden immer wieder zu Co-Täter*innen, ohne dies absichtsvoll zu wollen. Insbesondere Frauen, aber auch erwachsene Töchter und Söhne stehen über viele Jahre hilflos in einem für sie kaum zu lösenden emotionalen Abhängigkeitsverhältnis zu männlichen oder elterlichen (für das Kind großelterlichen) Tätern, welche gegenüber ihnen und/oder den Kindern psychische und physische Gewalt ausüben. Die Statistik des Bundeskriminalsamts (BKA: Partnerschaftsgewalt, Kriminalstatistische Auswertung 2020) spricht von 146 655 gemeldeten innerfamiliären Gewalttaten – von einer höheren Dunkelziffer ist auszugehen. Dabei geht es hier ausschließlich um erfasste Straftaten wie Mord, Totschlag, Körperverletzung, Vergewaltigung, Stalking, Nötigung, Zuhälterei, Freiheitsberaubung, Zwangsprostitution. Subtile oder psychische häusliche Gewalt bzw. häusliche Gewalt jedweder Art, welche nicht zur Anzeige kommt, ist hierin nicht erfasst. Das Bundesministerium für Familie, Senioren, Frauen und Jugend (BMFSFJ) geht im Dezember 2021 davon aus, dass jede dritte Frau Gewalterfahrung hat. Dies bedeutet für die Kinder, dass sie Gewalt mindestens beobachtend miterleben.

Es gibt Familien, in denen offene oder subtile Gewalt nur zwischen den Erwachsenen ausgeübt wird. Diese Eltern sind ebenfalls Tätereltern. Die Kinder sind zwar von direkter Gewalt nicht betroffen, leben jedoch ungeschützt in einem Klima von Gewalt, was ebenso traumatisierend wirken kann, wie wenn sie selbst direkter Gewalt ausgesetzt wären. Kinder können auch durch Zuschauen traumatisiert werden. Für viele verantwortliche Entscheidungsträger ist es jedoch leider immer noch ein zentrales Kriterium für die Herausnahme eines Kindes aus der Herkunftsfamilie, ob es sichtbare Verletzungen gibt. Und sind solche Verletzungen den Aufsichtsbehörden gemeldet, so zeigen Medienberichte wie auch die Erfahrungen in der Arbeit mit Kindern und Jugendlichen, wie langsam die Mühlen mitunter mahlen und mit welchen juristischen Verteidigungsfinessen die Kolleg*innen – auch bei den Jugendämtern – zu kämpfen haben. Das, was an Kindesmisshandlung und -missbrauch immer einmal wieder so spektakulär an die Öffentlichkeit kommt, dürfte nur die Spitze des Eisbergs sein.

Traumatisierende Bezugspersonen sind also nicht nur diejenigen, die Gewalt aktiv ausüben. Traumatisierung kann auch bei Kindern und Jugendlichen stattfinden, wenn sie über längere Zeit oder schon sehr früh mit psychisch kranken, unbehandelten Eltern(teilen) zusammenleben. Welche Folgen psychische Erkrankungen von Erwachsenen auf ihre Kinder haben können, ist in diversen Untersuchungen nachzulesen (Lenz & Wiegand-Grefe 2017; Lenz 2005). Und auch in diesen Fällen taucht immer wieder die Frage auf: Können oder müssen wir eine psychotherapeutische Behandlung solcher Kinder ablehnen, oder ist es für sie nicht zentral wichtig, eine ressourcenvolle Unterstützung außerhalb der kranken Familie zu haben? Dass eine solche Unterstützung die Erkrankungsrate, vor allem auch die Rate chronischer Erkrankungen bei den Kindern reduziert, kann in der einschlägigen Literatur nachgelesen werden (Lenz 2005). Stabilisierende Interventionen und Übungen sowie Anleitung zur Selbstfürsorge können nach unserer Erfahrung durchaus dazu beitragen, dass ihre Resilienz und auch ihr Mut steigt, sich von dem pathologischen System und den schädigenden Personen emotional zu lösen. Damit steigt ihre Chance, dass sie einigermaßen gesund aus dem zerstörerischen Dschungel herauskommen können. Zumindest ältere Kinder und Jugendliche haben dann eine Chance zu entfliehen, wenn sie sich trauen, selbst zum Jugendamt zu gehen, und um eine alternative Unterbringung bitten. Nicht wenige Jugendämter werden schneller aktiv, wenn sie das Leiden von den betroffenen jungen Menschen selbst berichtet bekommen. Auch wenn keine Herausnahme stattfinden sollte, gibt es doch immer wieder Täterpersonen, welche sich zurückhalten, wenn jemand von außen involviert ist.

Grenzen der Bezugspersonenarbeit

Leider gibt es in der Bezugspersonenarbeit Grenzen. Bei Fremdunterbringungen der Kinder bzw. Jugendlichen sind vom Jugendamt oder Gericht angeordnete Umgänge mit Tätereltern leider keine Seltenheit. Ebenso müssen immer wieder Elternteile nach Trennungen den Umgang des Kindes mit dem das Kind schädigenden anderen Elternteil akzeptieren, weil der Umgang eingeklagt worden war. Die Person, welche das Kind insofern zwangsweise den Umgängen aussetzen muss, wird somit zum Co-Täter bzw. zur Co-Täterin. Hierbei kommt zum Ausdruck, dass unser Jugendhilferecht, so wie es im Sozialgesetzbuch festgelegt ist, tendenziell Elternrecht ist, bei dem das Recht der Eltern in vielen Fällen über das Recht des Kindes auf psychische und physische Unversehrtheit gestellt wird. So kann ein Kind keinen Antrag auf Herausnahme aus der Familie stellen. Das Kind kann sich lediglich in eine zeitlich begrenzte Inobhutnahme nehmen lassen; danach muss es wieder nach Hause – den Antrag auf (dauerhafte) Unterbringung müssen die Sorgeberechtigten stellen. Auch der in jüngerer Zeit diskutierte Artikel über das ins Grundgesetz aufzunehmende Recht auf Kindswohl erfährt aktuell schon wieder Einschränkungen – das Kindswohl soll *angemessen* berücksichtigt werden, da das Elternrecht nicht geschwächt werden soll.

Neben Fällen von anhaltender Gewaltausübung gibt es auch Situationen, in denen Eltern der Meinung sind, alle Täterkontakte abgebrochen zu haben, und es stellt sich erst durch spätere Erkenntnisse heraus, dass ein weiteres Mitglied des Umfeldes an psychischer oder physischer Gewaltausübung beteiligt war, von dem man es bislang gar nicht erwartet hatte. Auch Kindergarten, Schule, sogar Praxen können traumatisch vergiftet sein. Es gibt Täter, die sich in perfider Weise z. B. als Erzieher*innen, Ärzt*innen, Märchengestalten u. Ä. verkleiden, wenn sie sich an dem Kind vergehen. Damit werden eigentlich helfende und unterstützende Institutionen und Personen zu Triggern. Auch gibt es im Netz einen Trend, jugendliche Mädchen dahingehend zu beeinflussen, das »Baby« eines »Daddy« (älteren väterlichen »Freunds«) zu sein. Dies wird in sarkastischer Weise als Selbstfürsorge bezeichnet.

Eine weitere mögliche Grenze der Bezugspersonenarbeit ergibt sich daraus, dass wir nicht davon ausgehen können, dass alle Familien, die unsere Praxen aufsuchen, eigenmotiviert kommen. Häufig legen Mitarbeitende von Schulen, Kindergärten, Kinderarztpraxen, Jugendämtern oder anderen Institutionen den Eltern oder auch professionell eingesetzten Bezugspersonen ernsthaft nahe, kinderpsychiatrische oder kindertherapeutische Hilfe in Anspruch zu nehmen. In solchen Fällen macht man leider immer wieder die Erfahrung, dass Bezugspersonen nicht oder nur schwer erreichbar sind, Gespräche nicht zuverlässig wahrnehmen oder sich nicht in der Lage sehen, ihren Sohn oder ihre Tochter in der notwendigen Weise zu unterstützen. Auch bei Trennungsfamilien kommt es immer wieder vor, dass ein Elternteil motiviert, der andere jedoch gegen die Behandlung eingestellt oder ihr gegenüber gleichgültig ist. Ebenso begegnen uns Trennungseltern, die viel zu sehr mit ihrem »Rosenkrieg« beschäftigt sind, um die Not ihres Kindes wahrnehmen zu können oder wahrnehmen zu wollen. Änderungsbereitschaft hinsichtlich des eigenen Verhaltens kann bei einer nicht unerheblichen Anzahl von Erwachsenen nicht vorausgesetzt werden. Entweder es besteht keine Einsicht in die Notwendigkeit oder die äußeren Rahmenbedingungen wie Arbeits- oder monetäre Situation, eigene Erkrankung und Belastung lassen wenig Spielraum dafür, Energie für Änderungen einzusetzen. Bei professionellen Bezugspersonen fehlt oft die Flexibilität innerhalb der Dienstgestaltung, um einen zu betreuenden jungen Menschen konstant zuverlässig zu unterstützen. Auch gibt es Erwachsene, die nicht verstehen oder nicht empathisch erspüren können, was wann an Unterstützung notwendig wäre. Auch kleinschrittiges Arbeiten und Anleiten führt hier nicht notwendig zum Erfolg. Die Therapiekinder bleiben mehr oder weniger auf sich allein gestellt. Manchmal führen solche Umstände sogar dazu, dass die Behandlung früher als geplant beendet werden muss, weil die Kinder beginnen, sich für die stagnierenden positiven Veränderungen verantwortlich zu fühlen. Dann ist es unabdingbar, diese Kinder und Jugendlichen alters- und entwicklungsgerecht aufzuklären, dass die Stagnation den Umständen geschuldet und nicht von ihnen persönlich abhängig ist. Haben wir es mit psychisch kranken Eltern zu tun, muss manchmal der Behandlung oder Fortführung der Behandlung der Kinder ein Vorab- oder Zwischenschritt mit Motivationsarbeit der Eltern für die eigene Behandlung oder Behandlung des/der Partner*in, inklusive oft notwendiger Medikamentengabe, vorausgehen.

Trotz manch frühzeitiger Behandlungsbeendigung ist es immer wieder zu erleben, dass die entsprechenden Familien oder Patient*innen sich zu einem späteren Zeitpunkt nochmals melden. Oft kann dann, wenn sich die jungen Menschen weiterentwickelt oder die Erwachsenen sich besonnen haben, an den früheren Behandlungserfolg angeknüpft werden, sodass weitere Entwicklungs- und Heilungsschritte in die Wege geleitet werden können. Um diese

Chance zu erhalten, ist es notwendig, sich auch eher schwierig erscheinenden Bezugspersonen gegenüber wertschätzend zu verhalten – immer das Kindswohl und eine möglichst gute Unterstützung für das Kind vor Augen.

Literaturverzeichnis

Aichhorn, A. (2005). Verwahrloste Jugend. Die Psychoanalyse in der Fürsorgeerziehung. Bern: Huber.

Balint, M. (2019). Der Arzt, sein Patient und die Krankheit. Stuttgart: Klett-Cotta. (Engl. Originalausgabe 1957)

Bandler, R. & Grinder, J. (1988). Reframing. Ein ökologischer Ansatz in der Psychotherapie. Paderborn: Junfermann.

Bauer, J. (2008). Warum ich fühle, was du fühlst. Intuitive Kommunikation und das Geheimnis der Spiegelneurone. München: Heyne (9. Auflage).

BGB, Zugriff: 28.07.2022 www.gesetze-im-internet/bgb/_106.html

Bittner, G. & Harms, E. (Hrsg.) (1985). Erziehung in früher Kindheit. Pädagogische, psychologische und psychoanalytische Texte. München: Piper.

Bowlby, J. (2008). Bindung als sichere Basis. Grundlagen und Anwendung der Bindungstheorie. München: Ernst Reinhardt.

Braun, B. G. (1988). The BASK model of dissociation. *Dissociation 1(2)*: 4–23

Brisch, K. H. & Hellbrügge, T. (Hrsg.) (2003). Bindung und Trauma. Risiko und Schutzfaktoren für die Entwicklung von Kindern. Stuttgart: Klett-Cotta.

Brisch, K. H. & Hellbrügge, T. (Hrsg.) (2006). Bindung und Trauma. Risiko und Schutzfaktoren für die Entwicklung von Kindern. Stuttgart: Klett-Cotta (2. Auflage).

Brisch, K. H. (2009). Bindungsstörungen. Von der Bindungsstörung zur Therapie. Stuttgart: Klett-Cotta.

Brooks, R. & Goldstein, S. (2017). Das Resilienz-Buch. Wie Eltern ihre Kinder fürs Leben stärken – das Geheimnis der inneren Widerstandskraft. Stuttgart: Klett-Cotta. (Engl. Originalausgabe 2001).

Bundeskriminalamt: Partnerschaftsgewalt. Kriminalstatistische Auswertung 2020. Zugriff: 16.06.2022. www.bka.de >JahresbericheUndLagebilderpdf

Bundesministerium für Familie, Senioren, Frauen und Jugend. Zugriff: 16.06.2022 www.bmfsfj/themen/gleichstellung/frauen-vor-gewalt-schuetzen/haeusliche-gewalt

Bundesministerium für Justiz und Bundesamt für Justiz, Das Grundgesetz für die Bundesrepublik Deutschland. Zugriff: 28.07.2022, www.gesetze-im-internet.de/gg/GG.pdf

Caspar, F. (2018). Beziehungen und Probleme verstehen: eine Einführung in die psychotherapeutische Plananalyse. Göttingen: Hogrefe.

Croos-Müller, C. & Pannen, K. (2014). Schlaf gut. Das kleine Überlebensbuch. München: Kösel.
Deutsches Kinderhilfswerk, UN-Konvention über die Rechte des Kindes. Zugriff: 28.07.22, www.kinderchte.de/kinderrechte/un-kinderrechts konvention-im-wortlaut/
Dürbeck, W. (2022). Jugendrecht: Rechtsstand 1.01.2022. Beck-Texte im dtv. München: dtv.
Egle, U.T., Joraschky, P., Lampe, A., Seiffge-Krenke, I. & Cierpka, M. (2016). Sexueller Missbrauch, Misshandlung, Vernachlässigung: Erkennung, Therapie und Prävention der Folgen früher Stresserfahrungen. Stuttgart: Schattauer (4., überarb. Aufl.).
Eife, G. (Hrsg.) (2010). Alfred Adler Studienausgabe, Band 3: Persönlichkeitstheorie, Psychopathologie, Psychotherapie (1913–1937). Göttingen: Vandenhoeck & Ruprecht.
Eliacheff, C. (2003). Das Kind, das eine Katze sein wollte. Psychoanalytische Arbeit mit Säuglingen und Kleinkindern. München: dtv (6. Aufl.).
Erickson, M.H. & Rossi, Ernest L. (2016). Hypnotherapie. Aufbau – Beispiele – Forschungen. Stuttgart: Klett-Cotta.
Erikson, Erik H. (1982). Kindheit und Gesellschaft. Stuttgart: Klett-Cotta.
Fischer, G. & Riedesser, P. (2009): Lehrbuch der Psychotraumatologie. München: Reinhard (4. Auflage).
Fürstenau, P. (2017). Psychoanalytisch verstehen, systemisch denken, suggestiv intervenieren. Stuttgart: Klett-Cotta.
Grawe, K. (2004). Neuropsychotherapie. Göttingen: Hogrefe.
Grossmann, K.E. & Grossmann, K. (2003). Bindung und menschliche Entwicklung. John Bowlby, Mary Ainsworth und die Grundlagen der Bindungstheorie. Stuttgart: Klett-Cotta.
Grossmann, K.E. (2005). Emmy Werner: Engagement für ein Lebenswerk zum Verständnis menschlicher Entwicklung über den Lebenslauf. In: Brisch, K.H. & Hellbrügge, T. (Hrsg.) Bindung und Trauma. Stuttgart: Klett-Cotta (5. Aufl.).
Gunnar, M.R. & van Dulmen, M.H.M. (2007). Behavior problems in post-institutionalized internationally adopted children. *Development and Psychopathology 19 (1)*: 129–148.
Gunnar, M.R. & van Dulmen, M.H.M. (2007). Behavior problems in post-institutionalized internationally adopted children. Development and Psychopathology 19: 129–148.
Götze, H. (1981). Personenzentrierte Spieltherapie. Göttingen: Hogrefe.
Hart, O. v.d., Nijenhuis, E.R.S. & Steele, K. (2008). Das verfolgte Selbst. Strukturelle Dissoziation und die Behandlung chronischer Traumatisierung. Paderborn: Jungfermann.
Horney, K. (1975). Neurose und menschliches Wachstum. Das Ringen um Selbstverwirklichung. München: Kindler. (Engl. Originalausgabe 1950).
Höfer, S. (2016). Spieltherapie. Das geleitete individuelle Spiel in der Verhaltenstherapie. Weinheim: Beltz.

Hüther, G. (2003). Die Auswirkungen traumatischer Erfahrungen im Kindesalter auf die Hirnentwicklung. In: Brisch, K. H. und Hellbrügge, T. (Hrsg.) *Bindung und Trauma*. Stuttgart: Klett-Cotta (5. Aufl. 2005).

Hüther, G. (2008): Die Macht der inneren Bilder. Wie Visionen das Gehirn, den Menschen und die Welt verändern. Göttingen: Vandenhoeck & Ruprecht (2. Auflage).

Hüther, G., Korittko, A., Wolfrum, G. & Besser, L. Neurobiologische Grundlagen der Herausbildung Psychotrauma-bedingter Symptomatiken. Zugriff 22.08.2016, www.adelante-beratungsstelle.de/bilder/huether.pdf.

Janet, P. (1889). L'automatisme psychologique: essai de psychologie expérimentale sur les formes inférieures de l'activité humaine. Paris: Alcan. Verfügbar unter: urn:oclc:record:1048245157 [17.09.2021]

Keilson, H. (1979). Sequenzielle Traumatisierung bei Kindern. Stuttgart: Enke.

Khan, M. M. R. (Hrsg.) (1963). The Privacy of the Self. London: Hogarth.

Kolk, B. v. d. (2007). Developmental Trauma Disorder. A new, rational diagnosis for children with complex trauma histories. Psychiatric Annals 35, (5): 401–408.

Konrad, K., Firk, Ch. & Uhlhaas, P. J. (2013). Hirnentwicklung in der Adoleszenz – Neurowissenschaftliche Befunde zum Verständnis dieser Entwicklungsphase. *Deutsches Ärzteblatt, Jg. 110 (25)*, 21. Juni 2013.

Krüger, A. & Barth-Musil, U. (2011). Powerbook – Erste Hilfe für die Seele. Hamburg: Elbe u. Krüger.

Krüger, A. (2011). Powerbook. Hamburg: Elbe & Krüger.

Lago, R. (1993) Babyjahre. München: Piper.

Lampe, A., Hoffmann, P., Gast, U., Reddemann, L. & Schüßler, G. (2014). Long-term course in female survivors of childhood abuse after psychodynamically oriented, trauma-specific inpatient treatment: a naturalistic two-year follow-up. *Zeitschrift für Psychosomatische Medizin und Psychotherapie 60 (3)*: 267–282.

Lampe, A., Mittmannsgruber, H., Gast, U., Schüßler, G. & Reddemann, L. (2008). Therapieevaluation der Psychodynamisch Imaginativen Traumatherapie im stationären Setting. *Neuropsychiatrie 3 (8)*: 189–198.

Lenz, A. & Wiegand-Grefe, S. (2017). Leitfaden Kinder- und Jugendpsychotherapie Bd. 23, Kinder psychisch kranker Eltern. Göttingen: Hogrefe.

Lenz, A. (2005). Kinder psychisch kranker Eltern, Göttingen: Hogrefe

Levine, P. & Kline, M. (2005/2020). Verwundete Kinderseelen heilen. München: Kösel (12. Aufl.).

Maslow, A. (1981). Motivation und Persönlichkeit. Reinbek bei Hamburg: Rowohlt.

Mogel, H. (2008). Psychologie des Kinderspiels. Heidelberg: Springer.

Montagu, A. (1971). Körperkontakt. Stuttgart: Klett-Cotta.

Mrochen, S., Holtz, K. L. & Trenkle, B. (Hrsg). (2014). Die Pupille des Bettnässers. Hypnotherapeutische Arbeit mit Kindern und Jugendlichen. Heidelberg: Carl Auer.

Oerter, R., & Montada. L. (2002). Entwicklungspsychologie. Weinheim: Beltz.

Olness, K. & Kohen, D. P. (2006). Lehrbuch der Kinderhypnose und Hypnotherapie. Heidelberg: Carl Auer.

Pfeiffer, E., De Haan, A. & Sachser, C. (2019). Klassifikation und Diagnostik der Posttraumatischen Belastungsstörung im Kindes- und Jugendalter. *Trauma und Gewalt 13*: 40–51.

Putnam, F. (1997). Dissociation in Children ans Adolescents: A Developmental Perspective. New York:Guilford

Pynoos, R. S., Steinberg, A. M., Layne, C. M., Briggs, E. C., Ostrowski, S. A. & Fairbank, J. A. (2009). DSM-V PTSD diagnostic criteria for children and adolescents: A developmental perspective and recommendations. *J of Traumatic Stress, 22(5)*: 391–398.

Rauber, L. (2006). Lebe ein besseres Leben als ich, mein Kind. Eine Analyse im Schatten von zwei Kulturen, Adoptiveltern und leibliche Eltern. In: Lehmkuhl, U. (Hrsg.) Instanzen im Schatten. Göttingen: Vandenhoeck & Ruprecht.

Reddemann, L. (2001/2022). Imagination als heilsame Kraft. Stuttgart: Klett-Cotta (23. Aufl.).

Reddemann, L. (2008/2021). Psychodynamisch Imaginative Traumatherapie: PITT – das Manual. Stuttgart: Klett-Cotta (11., vollst. überarb. und erw. Aufl. 2021).

Reddemann, L. (2008). Würde – Annäherungen an einen vergessenen Wert in der Psychotherapie. Stuttgart: Klett-Cotta (3. Aufl. 2016).

Reddemann, L., Hoffmann, A. & Gast, U. (Hrsg.) (2004). Psychotherapie der dissoziativen Störungen. Stuttgart: Thieme.

Reddemann L. & Dehner-Rau C. (2020). Trauma. Verstehen, Bearbeiten, Überwinden. Stuttgart: Trias.

Riedesser, P. (2003). Entwicklungspsychopathologie von Kindern mit traumatischen Erfahrungen. In: Brisch, K. H. & Hellbrügge, T. (Hrsg.) *Bindung und Trauma*. Stuttgart: Klett-Cotta (5. Aufl. 2005).

Rogers, C. (1983). Die klientenzentrierte Gesprächspsychotherapie. Frankfurt/Main: Fischer (20. Auflage).

Rogers, C. R. (2019). Der neue Mensch. Stuttgart: Klett-Cotta. (Engl. Originalausgabe 1980).

Roth, R. & Strüber, N. (2018). Wie das Gehirn die Seele macht. Stuttgart: Klett-Cotta (3., überarb. Aufl. 2020).

Rousseau, J.-J. (1978). Emil oder: Über die Erziehung. Paderborn: UTB.

Sachse, R. (2015). Therapeutische Beziehungsgestaltung. Göttingen: Hogrefe.

Salmon, K. & Bryant, R. A. (2002). Posttraumatic stress disorder in children: The influence of developmental factors. *Clinical Psychology. 22(2)*: 163–188.

Schulz v. Thun, F. (2013). Miteinander reden Bd. 1–3. Hamburg: Rowohlt.

Siegel, D. J. (1999). Wie wir werden, die wir sind. Paderborn: Junfermann.

Spitz, R. A. (1985). Hospitalismus I & II. In: Bittner, G. & Harms, E. (Hrsg). *Erziehung in früher Kindheit. Pädagogische, psychologische und psychoanalytische Texte.* München: Piper.

Spitz, R. A. (2005). Vom Säugling zum Kleinkind. Naturgeschichte der Mutter-Kind-Beziehung im ersten Lebensjahr. Stuttgart: Klett-Cotta.

Streeck-Fischer, A. (1999). Adoleszenz und Trauma. Göttingen: Vandenhoeck & Ruprecht.

Takesian, A. E. & Hensch, T. K. (2013). Balancing plasticity/stability across brain development. *Prog Brain Res* 207: 3–34.

Terr, L. C. (1981). Psychic trauma in children: Observations following the chowchilla school-bus kidnapping. *The American Journal of Psychiatry 138(1)*: 14–19.

Terr, L. C. (1991): Childhood traumas: An outline and overview. *Am J Psychiatry 148(1)*:10-20.

van der Rijt, H. & Plooij, F. X. (2019). »Oje, ich wachse«. München: Goldmann.

Walker, P. (2019). Posttraumatische Belastungsstörung – Vom Überleben zu neuem Leben. Narayana: Unimedica.

Wampold, B. E. (2017). Die Psychotherapie-Debatte. Was Psychotherapie wirksam macht. Göttingen: Hogrefe.

Wampold, B. E., Imel, Z. E., Laksa, K. M., Benish, S., Miller, S. D., Flückiger, Ch., Del Re, A. C., Baardseth, T. P. & Budge, S. (2010). Determining what works in the treatment of PTSD. *Clinical Psychological Review,* 39(8): 923–933. Verfügbar unter: https://www.scottdmiller.com/wp-content/uploads/Wampold%20ptsd%20what%20work%20cpr%202010.pdf [08.11.2022].

Watzlawick, P., Beavin, J. H. & Jackson, D. D. (1974). Menschliche Kommunikation. Bern: Huber (4. Auflage).

Weinberg, D. (2006). Traumatherapie mit Kindern. Strukturierte Trauma-Intervention und traumabezogene Spieltherapie. Stuttgart: Klett-Cotta.

Wieland, S. (Hrsg.) (2014). Dissoziation bei traumatisierten Kindern und Jugendlichen. Stuttgart: Klett-Cotta.

Winnicott, D. W. & Ermann, M. (2018). Vom Spiel zur Kreativität. Stuttgart: Klett-Cotta.

Zentralinstitut für seelische Gesundheit Mannheim. Zugriff: 28.07.2022, www.zi-mannheim.de/fileadmin/user_upload/downloads/lehre/vorlesungen/psm/2018/UaK_PTBS.pdf

www.klett-cotta.de/fachbuch

Dorothea Weinberg
Traumatherapie mit Kindern
Strukturierte Trauma-Intervention und trauma-bezogene Spieltherapie
272 Seiten, kartoniert
ISBN 978-3-608-89195-9

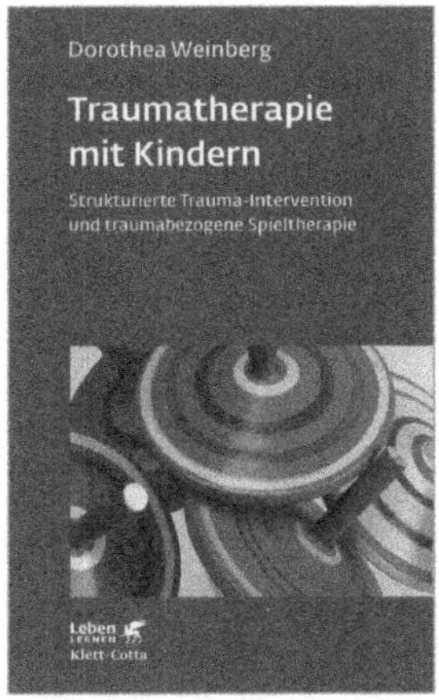

Die erste umfassende Veröffentlichung zur Traumatherapie mit Kindern

Dieses Buch widmet sich als erstes umfassend den speziellen kindertherapeutischen Vorgehensweisen bei akuten oder lang anhaltenden Traumatisierungen. Für beide diagnostische Grundsituationen hat die Autorin aus ihrem langjährigen Erfahrungswissen heraus therapeutische Interventionen entwickelt, die eine erfolgreiche Behandlung ermöglichen: Die »Strukturierte Trauma-Intervention« wird bei Traumata eingesetzt, die dem Kind bewußt sind. Für früh und anhaltend traumatisierte Kinder legt die Autorin ein spieltherapeutisches Konzept vor. Besonderes Gewicht liegt auf der Frage der Diagnostik, die gerade bei Patienten im Kindesalter oft große Probleme bereitet.